U0053057

大專用書

精神疾病與心理治療

張華葆　著

三民書局　印行

國家圖書館出版品預行編目資料

精神疾病與心理治療／張華葆著.－－初版一刷.－
－臺北市；三民，2002
面；　公分
參考書目：面
ISBN 957-14-3646-1　(平裝)

1.精神病　2.精神醫學　3.心理治療

415.95　　91015629

網路書店位址　http://www.sanmin.com.tw

著作人　張華葆
發行人　劉振強
著作財產權人　三民書局股份有限公司
臺北市復興北路三八六號
發行所　三民書局股份有限公司
地址／臺北市復興北路三八六號
電話／二五〇〇六六〇〇
郵撥／〇〇〇九九九八──五號
印刷所　三民書局股份有限公司
門市部　復北店／臺北市復興北路三八六號
重南店／臺北市重慶南路一段六十一號
初版一刷　西元二〇〇二年十月
編　號　S 17017
基本定價　柒　元
行政院新聞局登記證局版臺業字第〇二〇〇號

ISBN　957-14-3646-1　(平裝)

自序

生與死、健康與疾病皆生命之一體兩面。疾病又可分為生理疾病與精神疾病。雖然一般人較為重視生理疾病，然而精神疾病之重要性是不容忽視的。隨著科技不斷的演進，人類的生活日益機械化，許多人類精神賴以生存之條件，逐日式微。在缺乏親切關係、緊張而競爭激烈的生活中，人類精神健康遭受眾多的衝擊。當人把金錢、物質視為最高價值取向，自然而然地，許多人為了爭取金錢及物質，犧牲了精神生活，使得現代社會之精神疾病日益嚴重。根據1980年代紐約市所作的社區精神疾病調查，紐約市民中，75%左右具有精神疾病徵候。臺灣精神疾病之嚴重性也不下於西方社會。民國六十年代，臺北市所作之精神疾病研究調查顯示，臺北市民中，40%具精神疾病徵候。近幾十年，臺灣的生活環境日益惡化，相信臺灣之精神疾病數字亦隨而增加。

精神疾病既然如此普遍，對精神疾病之研究自然也日益重要。現代知識也應該包括精神疾病的常識。普通人也應能夠辨別精神疾病的徵候，瞭解自己及別人的精神狀況，以及具備防治精神疾病之知識。現代西方社會規定男女在結婚時須先作健康檢查，現代人也都定期作健康檢查，然而這些檢查都只及於生理健康。當世人逐漸感受精神健康之重要時，相信在不遠的未來，定期的精神健康檢查也會成為現代人生活的一部份。

現代社會中，精神疾病不僅日益普遍化，其對人類社會之危害亦日益嚴重，不下於其他天災人禍。以1997年臺灣發生的重大犯罪案件為例，罪犯陳進興在其一生中不知傷害多少人，耗費多少國家財富，其對國人心靈安定之震撼亦不下於一次強力地震。如果在其犯罪初期，經由精神醫生鑑定之為「人格病變」，施以精神醫療，不痊癒則不予釋放，則陳犯對社會人士之傷害可以降低。此外，憂鬱症及焦慮症，及因而衍生的各種生理及心理疾病，在現代社會中，更是普遍。失眠、食慾不振、缺乏生活樂趣、腰痠背痛也通常是憂鬱症之徵候，而吸毒、酗酒更是精神疾病之徵兆。因此，精神疾病之研究至為迫切，精神醫學知識可以降低犯罪、吸毒、酗酒，及一般人平時生活中之困擾。

筆者自1990年，在東海大學社會學研究所開設「心理分析學」課程，與同學討論佛洛依德理論。1995年以來，更在大學部開設「精神疾病與心理治療」課程。又自1983年以來，結識龍發堂住持釋開豐及心賢法師。龍發堂是一所中國民俗精神療養院，目前擁有七百多名嚴重精神病患。筆者自1983年以來，每年帶領社會學的學生前往參觀學習，獲取實地經驗。龍發堂在國際精神醫學界及中國大陸醫學界聲望很高，然而在臺灣不受重視，實在可惜。筆者以十餘年來累積的教學及實地觀察經驗所得，撰寫本書，其目的在於提供國人精神醫學常識。當現代精神醫學知識日益普遍，不僅西方國家廣泛研究，即使亞洲國家如日本、中國大陸、韓國、印尼及馬來西亞等，均設立精神醫學(Psychiatry)研究所，專門研究精神疾病，唯獨臺灣，由於過度重視實利，仍未設立精神醫學研究機構。從長遠的利益來看，臺灣必須從事這一方面的學術研究。最後，筆者請求學術界對本書錯誤之處，多所指正。

張華葆

2002年8月

謹識於洛杉磯城

※在撰寫本書過程中，東海大學陳妍如同學協助謄寫稿件，助益甚大，筆者深為感謝。

精神疾病與心理治療

目　次

第一章　現代精神醫學之興起

第一節　佛洛依德與心理分析學之創立

現代精神醫學(Psychiatry)以治療、研究精神疾病為標的，其前身乃心理分析學(Psychoanalysis)，始創於十九世紀末期，以佛洛依德(S. Freud)之理念為主體。其實，早在古埃及、古希臘時代，已具備粗略精神醫學觀念。

1886年，德國精神科醫生佛洛依德開始以「催眠」、「自由聯想」、「夢的解析」等方法治療精神疾病，開創了現代心理分析學。佛洛依德認為精神疾病出自於潛意識因素，源自於不良童年生活經驗，特別是兒童時期不良親子關係，造成子代不正常心理及人格。患者內心深處隱藏矛盾衝突、羞恥、憤怒等情緒，不能順利紓洩，乃以扭曲的方式呈現，是為精神疾病。佛洛依德認為治療精神疾病必須從探討患者之童年生活經驗、親子關係著手。患者在「自由聯想」過程中，揭露潛意識中深藏的病因。

佛洛依德是近二百年(1800–2000)中現代精神醫學界最有貢獻的人物，探討精神醫學理念都必須以佛洛依德的理論及概念為主體。為了要瞭解他的理念，我們必須陳述他一生行業過程，以及他的理念發展及演變。

佛洛依德誕生於1856年。1873年，佛氏就讀於維也納大學，專攻神經學及生理學。1886年，佛氏開始執業治療心理疾病。1902年，佛氏開始在維也納大學任教。1908年，佛氏與幾位心理醫生成立維也納心理分析協會。1910年，與榮格(Jung)、阿德勒(Adler)等在瑞士成立國際心理分析學會。從此，心理分析學迅速發展成長。

佛洛依德自1895出版《歇斯底里症研究》(*Studies on Hysteria*)，

至1900年出版《夢的解析》，他的研究工作以自我分析(self-analysis)為重心。早在1882年，在佛氏致其未婚妻的信函中，他表示：「我覺得很奇怪，為什麼我不能以瞭解別人的方式來瞭解自己。」1887年至1902年，佛氏與柏林富萊士醫生(Fliess)交往甚密，時時通信。富萊士去世後，二人之間的信函幾經轉折，最後出版，是為《心理分析學之起源：佛洛依德致富萊士信函(1887–1902)》。佛洛依德自我分析的最佳部份，發表於《夢的解析》一書中。

佛洛依德自我分析的成就是舉世著稱的，也充分展現他超越的智慧及才能。由於這一段時期的努力，佛氏得以打破生理學及神經學(Neurology)的限制，不再以生理因素解釋精神疾病，而強調後天生活環境因素，特別是個人童年生活經驗及家庭結構的因素。時至今日，「自我分析」仍是心理分析訓練重要課程。心理分析醫生在求學過程中，自我分析是衡量學生是否合格的主要標準。事實上，心理分析醫生既以治療心理疾病為主職，則瞭解自己的心理結構及心理問題應該是一項先決條件，否則如何能夠說服病人？如何驗證醫生的心理治療能力？

精神疾病與一般生理疾病不同，生理疾病是可見的，其病源是可尋的，精神疾病則不一樣。其次，精神疾病之治療是建立在特殊的病人與醫生的關係之上。佛洛依德在維也納大學講授心理分析學時，曾提出這樣的問題：「心理分析治療精神疾病是否可以相信呢?」他以歷史學作比喻，他說，在史學中，我們討論幾千年來人類的事蹟，例如古希臘時代、亞歷山大大帝的功績，我們怎麼能知道史學中的這些事蹟是真的呢？如果我們能夠相信歷史事蹟，則我們也可以相信心理分析學。當然，心理分析學之是否可信，是建立在許多邏輯推理及實證經驗基礎之上。

佛洛依德及早期（十九世紀）心理醫生，在臨床經驗中發現，當心理病患坦陳其童年往事中隱藏之痛苦感受之後，他的心理病徵候隨而消失。佛洛依德以「釋放」(abreaction)解釋此一現象，病人在陳述童年慘痛經驗之後，得以「釋放」潛意識中壓抑的情緒。情緒的自然紓散、潛意識因素之呈現於意識層面，使得原先與「自我」(ego)分離的情感，再次與個人之「自我」結合為一體。神經症之形成就是因為一些情緒被壓抑，與「自我」分離而形成，如果「自我」再度整合壓抑的情緒，則神經症及其徵候也就自然消失。

佛洛依德認為精神疾病與正常人之間的差異只是「量的差異」，而非「質的差異」。在精神醫學或是心理分析學的領域中，這一直是一項重大的爭議。目前，絕大多數的學者及精神醫學專業人員，都同意「量的觀點」(quantitative point of view)，認為精神疾病與正常人，或者各種精神疾病之間的差異，都只是程度上的差異，而非本質性的差異。事實上，精神疾病是錯綜複雜的現象，一般的分類學都只是抽象的概念，刻化精神疾病的特徵，過度簡化現實中的複雜現象。

1885、1886年，佛洛依德去巴黎，向法國的心理醫生沙可(Charcot)學習催眠術；之後，他又向布魯爾(Breuer)學習醫治歇斯底里症。布魯爾以催眠術治療歐安娜(Anna O)的歇斯底里症。在催眠之下，歐安娜透露她的童年隱事，而在她陳述之後，她的歇斯底里症亦隨而消失。

1895年，佛洛依德與布魯爾共同出版《歇斯底里症研究》，之後，二人因理念不同分手。1896年，佛氏的父親去世，對佛氏精神打擊甚大。當時佛氏正值三十九歲，他的事業正處於巔峰，擁有美滿的家庭、眾多子女，他的工作及人際關係都是正常的。然而，他卻患了神經症。當時他的內心情緒不定、憂心忡忡，對旅行恐懼，甚至不敢走過馬路，心中時時產生憤怒，更加以諸多生理病症。他也懷疑自己罹患了心臟病。然而如果以他的心理狀況與一般人比較，他只能說是一位「神經質」的人，不能說是「神經症」。佛氏由於其專業素養，決定對自己進行自我分析。他的自我分析成效顯彰，對心理分析學之發展影響重大。從此，在訓練心理分析醫生的過程中，自我分析形成主要的訓練項目，以及測量心理分析醫生是否合格的標準。他的自我分析分為兩部份，第一部份是對他童年經驗之分析，在分析過程中，他時時向他母親求證。第二部份是夢的分析，後者並成為他的重要著作《夢的解析》。

1895年，佛氏首次發現夢不僅具有意義，而且可以分析瞭解，他也瞭解其發現的重要性。在他致富萊士的信函中說，他希望在他的家門口樹立木牌，牌上說，「在1895年6月24日，佛氏發現了夢的意義」。

對於夢的詮釋也使佛氏瞭解他可以從事自我分析，同時他發覺夢中包含潛意識的願望。夢的結構與神經徵候類似。

在1897年至1898年之間，佛洛依德運用心理分析治療他自己的神經症。經過兩年的自我分析，佛洛依德恢復心理健康，其生理及心理徵候均消失。自此以後，佛洛依德不再使用催眠，而以「自由聯想」、「夢的分析」及「童年的記憶」來治療精神疾病。

1920年，佛洛依德向心理分析學界宣佈，心理分析學家必須先完成自我分析，乃能分析治療病人。佛洛依德的《夢的解析》一書就是他的自我分析。佛洛依德對於童年性心理之瞭解，源自於他對自己成長的分析。在佛洛依德的自我分析中，他創造了「潛意識」、「戀母情結」、「肛門期」、「嬰孩性心理」、「夢的解析」、「自由聯想」、「移情」、「抗拒」等重要理念，這些理念形成日後心理分析學之主流。佛洛依德對心理分析學，乃至於當代精神醫學貢獻至巨，然而他對嬰孩口腔期的發展卻不甚瞭解，也不瞭解母親排斥子女的心理及現象，這些概念直到1940年代才成為心理分析研究之主題。佛氏終其一生從事心理治療工作，然而他永遠是從「子女」的角度分析精神疾病，而未能從「父母」的角度著眼。因此他的分析中，忽略了戀母情結中，父母親扮演的角色。同時，在分析過程中，佛氏只重視個人之間的關係，未能考慮社會文化環境的影響。然而無論如何，佛洛依德對現代精神醫學的貢獻是空前的；現代精神醫學的理念是由佛洛依德創立的理念演繹而形成。

1930年代，心理分析學已形成西方國家一項熱門的學問，新人輩出，新的理論及觀念更是層出不窮。繼佛洛依德之後，佛氏之女兒安娜・佛洛依德、富洛姆、沙里文及荷尼等人逐漸形成心理分析學之新生代。1930年代，人類學及社會學之知識已相當發達，因此新的心理分析學能夠以文化的觀念來解釋許多精神疾病的現象。新人之中，又以荷尼(Karen Horney)最為突出，她的著作多，對神經症之分析透徹。在理論方面，她一方面肯定佛洛依德的貢獻，然而對於佛氏錯誤觀念之批判，也是不遺餘力。由於她對佛氏嚴厲的批判，使她遭受正統心理分析學派強烈的抵制。然而荷尼在北美洲的心理分析學界卻聲望日增，被推選為北美心理分析學會的會長。荷尼的理念中摻雜較多現代文化人類學的觀念。1939年，荷尼出版《新心理分析學》一書，這本書的命名顯示荷尼的意圖。然而這本書的內涵並無重要的貢獻或是突破。荷尼在1939年的著作中，頌揚佛洛依德對心理分析學之貢獻。

荷尼認為佛洛依德最主要的貢獻乃是他的「潛意識」觀念，強調人類的心態、行為受潛意識因素所取決。潛意識(unconsciousness)的內涵複雜，包含人類的天性本能，及受壓抑的經驗及情感。由於人類天性本能與社會文化之對立、矛盾，因此在個人成長的過程中，時時產生壓抑的現象。此外，生活經驗中許許多多的挫折、困擾所產生的情緒或是記憶，也都被壓抑至潛意識之中。

「潛意識之所以持續潛在，是因為當事人為了一己的利益，最好不去發掘其潛意識中的一些記憶。」當一個人或心理分析師去發掘病人的潛意識時，個人會產生反抗，因為個人的利益將受危害。此種反抗，是為「抗拒」(resistance)，具有深度心理醫療之意義。

佛洛依德的第二項貢獻是他提出的「人類心靈活動都有其根源」觀念(Psychic processes are determined)，夢、幻想、言行誤失等等都具有意義，其背後都有心理因素推動。荷尼以為佛氏的「心靈決定論」是心理分析學之一大發現，使心理分析可行。當一個病人過度強調其本身的重要性，而同時對周遭的世界產生敵意；因為別人不承認他的重要性時，病人對周遭的敵意展現「不現實感」(unreality)，這些不現實的、不真實的感覺表示病人對不可忍受的現實排斥、蔑視的態度。引用佛氏的心靈決定論，使我們瞭解在病人的這些情緒背後，必然有若干心理因素促成其特殊反應。

佛氏的第三項重要貢獻乃是其人格的動力觀念(dynamic concept of personality)。也就是說個人行為心態來自於情緒的動力(emotional forces)，因此，要瞭解一個人的人格結構，我們必須瞭解其內在衝突形成的情感動力。這一項觀念的價值遠超越一般心理學的理性動機、制約反應及習慣形成等觀念。如果我們以情感驅力(emotional drives)、衝動、需要、熱情(passion)等觀念代替佛氏的本能觀念，或是其「生命慾」觀念，將比較容易瞭解。

心靈內在衝突是瞭解神經症的主要觀念，佛洛依德以為此衝突出自於「本我」與「自我」之間；荷尼則認為佛洛依德之本能理論是一項限制，批判佛氏將問題重點由「衝突」轉移至「本能」。

佛洛依德不僅建議「潛意識過程」在形成性格及神經症之中的重要性，他同時也解釋這些潛意識過程之動力現象；佛氏以「壓抑」觀念解釋個人埋藏一項情感或衝動，好似一隻鴕鳥遭遇危險時，埋頭在沙中。然而受壓抑的情感及衝動仍潛在活動，在「壓抑」時，我們主觀的否定了這一項衝動(impulse)。然而如果這一項受壓抑的「驅力」，不論是慾望或是衝動，是相當重要的，則僅只是壓抑至無知覺的層面，是沒有用的，因為它會導致緊張、焦慮，或是透過其他心態行為展現。

荷尼劃分「自我防禦」為兩大類別，第一類是改變驅力本身，第二類是改變驅力的方向。「壓抑」又是由二種自我防禦建構而成，其一是「投射」，其二是「反向作用」。「反向作用」具補償性，例如一個人具殘暴的個性，在「反向作用」之下，表現為過度的仁慈；一個人慣於利用別人的習性，在反向作用之下，則變成為過度的謙虛、過度的膽小(timid)。受壓抑的「敵意」(hostility)，在自我防禦之下變成為「無所謂」。

受壓抑的驅力也可以透過「投射」而展現。如果一位患者卑視自己，他可以透過投射，認為是醫生卑視他。當我們認為別人有某種意圖或情感時，常是出自潛意識的投射。例如，一位先生有外遇的慾望，他可能將之投射至其妻子身上，認為太太有外遇，更進而以惡意、仇視對付後者。由於「投射」之諸多優點，因此一般人常常使用。然而，值得警告的是，在詮釋「投射」時，應有充分的證據。

另一組「自我防禦機制」不改變本能衝動的本質，而改變其方向。在這些自我防禦之中，受壓抑的不是情感(affect)本身，而是情感與對象之關係。個人對另一人或一情況的情緒被隔離了。下列幾種自我防禦足以例證：

首先是「轉移」(displacement)，個人原來對某人之情感轉移至別人身上。這種現象最常見的是「憤怒」的情緒。使用「轉移」的人，原來對甲憤怒，然而由於恐懼甲，或是必須依賴甲，或是感覺到對甲的憤怒並不恰當，因而個人將其憤怒轉移至：⑴他不恐懼的對象；⑵他不必依賴的對象；⑶他可以有正當理由生氣的對象。又個人如果對自己不滿，他也可以運用「轉移」轉而對其周遭的人物不滿。其次，個人的情緒也可以轉移至「物」、「動物」、「行動」及「情境」之上。這種現象平時是司空見慣，參與街頭運動的人，許多是發洩私人的情緒；暴力犯罪、飆車族傷人、虐待動物、摧毀公物等等，都是明顯「轉移」的現象。

第三種轉移，則為將對別人的情感轉向己身，例如對別人的指責轉為對自己的譴責。佛洛依德發現個人無法發洩憤怒或譴責別人者常是自責自怨。第四，個人對別人的情緒也可能泛化，成為一種廣泛性的情緒表現。例如公司職員受老闆的氣，而變得「情緒化」。個人對某一情境的焦慮也可以轉變成為普遍化的焦慮。

有關潛在的情緒如何發洩，佛洛依德認為有四種方式，第一是透過各種自我防禦機制，個人發洩其潛在的情緒。例如一位溺愛子女的母親，是以「反向作用」透過溺愛，發洩她的「仇視」及「敵意」。個人對外人的敵意或仇視也可以透過假想別人對他的仇視作反應而發洩。第二，壓抑的情感或慾望可以透過社會容許的行為模式發洩。個人權力的慾望會透過社會所容許的政治活動得到滿足。佔有慾可以「愛」的方式呈現，達到目的。我們不僅瞭解人類滿足個人慾望、發洩個人情緒的諸多自我防禦管道，也因此可以瞭解神經症患之根源問題。「合理化」(rationalization)是日常生活中最常見的自我防禦方式；然而值得注意的是，在「合理化」的背後，仍可能隱藏其他潛在的動機。第三，壓抑的情緒或是慾望可以透過平時無心的失言誤行而展現，在個人無意中展現的心態也透露他的潛意識情感及慾望。第四，壓抑的情緒及願望可以透過夢或是幻想的方式展現。病人之抗拒治療也可以解釋為他不願意放棄他的幻想。荷尼認為佛洛依德對夢的詮釋最特出的貢獻乃在於他的假設:「夢展現個人的願望」。對神經症患而言，夢的最大功能，一則為其焦慮尋求絕對的保證，或是對現實生活中的衝突尋求妥協解決之道。

佛洛依德對於人格個性及神經症人格的形成，強調童年生活經驗的重要性，或許他過於強調性經驗對於人格成長的影響。在治療神經症的過程中，病人對治療過程的反應、移情、抗拒，都可以作為瞭解病人人格結構及其情緒困擾之主要工具。瞭解人類的心理必須從人與人的關係著手，個人在人際關係中展現的特色，也就是他的人格結構的特色。病人抗拒治療之潛意識目的是希望阻止受壓抑的潛意識因素呈現於意識層面，病人一定有重要的原因，乃壓抑其願望、情緒，或是把往事投入其潛意識中。當我們研究分析其抗拒的方式，或可以幫助我們心理分析的工作。

病人使用「自由聯想」以透露其思想之一部份，而個人的思想總是出自於某些因素，而且思想具連貫性；因此，在病人與心理醫生之溝通互動過程中，「自由聯想」可以勾引起病人的思想路徑，朝著心理醫生指示的方向前進，以追溯病人疾病的根源。其他人對於「自由聯想」方法之批判，則認為對自由聯想的詮釋過於主觀，可能產生主觀的詮釋及誤導。

無可否認的，佛洛依德是一位天才，然而任何一位天才仍是受限於他當時的文化及思想。首先，佛洛依德早年的理論是建立在生物學觀念基礎之上，佛氏理論之生物學導向展現於三方面；一、佛洛依德企圖以生理學、生化的觀念解釋心理現象。二、佛氏企圖以遺傳及生理因素解釋心理。三、佛氏慣於以兩性及其生理結構解釋許多心理現象。佛氏的「生命慾」及「死亡慾」觀念皆出自於本能理論的基礎。其次，在佛洛依德人格理論中，他以為人格成長歷經一定的程序，由口腔期、而肛門期等等，都是遺傳先天因素決定的。他的「戀母情結」觀念也出自同一根源。第三，佛洛依德提出「解剖學乃是人類命運」(Anatomy is destiny)之原則，佛氏提出的許多心理分析原則，例如「閹割情結」、「戀陽具情結」等均出自於他對解剖學之執著。

在二十世紀，由於人類學及社會學的進步，使得我們瞭解文化的重要性；然而十九世紀的佛洛依德則缺乏這些現代知識。生長在十九世紀的佛洛依德，以當時西方文化的特性，視之為人類的共同特性，他不瞭解不同社會文化的差異。佛氏缺乏現代人類學及社會學的觀念，加以他執著於生物學觀念，使他的理念呈現某些無可避免的謬誤。

佛氏理論之第三項特色是他拒絕作「價值判斷」，不作道德性的批判。這項特色對心理分析學後日發展影響至巨。第四，佛洛依德慣於解釋心理因素為兩極性(pairs of opposites)，例如「本能」與「自我」的對立、「自我」與「超我」之對立等等。佛氏理論之第五項特色是演化論。根據機械演化論的觀念，佛洛依德相信現有的一切皆來自過去，正好似當時的心理學家詹姆士(W. James)一樣，執著於演化論，否定了「創新」之可能。以水與蒸汽之間的關係為例，機械演化論認為蒸汽出自於水，因此蒸汽的本質與水的本質是相同的。現代非演化論者則說，雖然蒸汽來自於水，然而在質及效應方面均不同於水。新的學說強調質與量之互變，而機械演化論則認為量的變化不會產生質的變化。

在心理學界，我們看見許多質量互變的現象，例如年齡的成長而產生的心理、生理現象，在質的方面異於童年。一個四十多歲的人不會再沈迷於他在十幾歲時的幻想。佛洛依德強調五歲以前的重要性，以及五歲以後的人格結構沒有重大變化，而日後的反應及經驗都一再重複童年的經驗及反應。在《圖騰與禁忌》一書中，佛洛依德以為原始民族的心態不僅類似童年，更與人類演化早期的心態相似。佛氏的「重複過去之強迫性」(repetition compulsion)、「膠著」(fixation)觀念，展現佛氏認為潛意識是無時間限制的，他的「退化」觀念，以及「移情」的觀念都展現他對演化論的執著。

第二節　現代精神醫學理論之演變

現代精神醫學理論始源自十九世紀佛洛依德以生物學為基礎之理念，歷經佛洛依德後期之「自我心理學」(Ego Psychology)理念，再而是1940年代以美國沙里文為代表之「人際關係理論」(Interpersonal-relation Theory)及英國克萊因(Klein)為代表之「親子關係理論」(Object-relation Theory)，最終是1950年代之後在美國學府出現之「心理動力理論」(Psychodynamic Theory)。一百多年來，現代精神醫學理念歷經四大發展階段，每一階段均各有其特色，在前三階段中，佛洛依德之理念一直是主流，然而到了1950年代之後，美國心理動力理論興起，佛洛依德之心理分析理念日漸沒落，代之而起的則是新的生物學、生理學理念。以下我們將分別討論這四期之演變發展及其特色。

一、佛洛依德早期的理論(1890–1914)

在十九世紀末，心理分析學發展之初，佛洛依德以神經科醫生的身份，診治心理病患。由於其生物學的教育背景，在佛氏行業初期，他慣以生物本能的概念及理論解釋精神疾病。佛氏創立「生命慾」(libido)的觀念，以解釋生命現象及精神疾病。所謂「生命慾」，就是一種廣泛的精神力量，該力量源自於生物之生理需求，例如「性」需要及「食」的需要，而以生命之主要需求為目標。在1890年代，佛洛依德開創「生命慾理論」之初，引用「水壓」(hydrodynamics)的理念以解釋生命慾之運作。他說:「生命慾就好像水一樣，在我們的思想中流動。」佛洛依德以生命慾的觀念解釋「歇斯底里症」。歇斯底里症(Hysteria)的徵候是強烈而急速的情緒變化及情緒激動的困擾，患者之中女性佔比例較大。早在古希臘時代已發現歇斯底里症現象，當時的醫生以為是女性胎盤移動所產生的現象，故以「胎盤移動」一詞命名。「歇斯底里」一字出自古希臘字源，其意義就是胎盤移動。佛洛依德認為歇斯底里症患的性慾未能滿足，因此以性慾為基礎的生命慾的能量充沛、四處流竄，流向各種器官，因而產生歇斯底里的徵候。根據其臨床經驗，歇斯底里症患平時精神正常，但是當一項他無法承受的意念出現於其意識層面時，患者就會產生情緒激動的歇斯底里徵候。佛洛依德解釋，歇斯底里症患過去曾經歷難忘的痛苦經驗，患者試圖去忘記這一項經驗，以消除此項痛苦的記憶。這一項經驗在記憶中又可以劃分為兩個層面，第一個層面是經驗的「意念」(idea)，是事實的陳述。第二個層面是這項經驗所產生的情緒反應，例如恐懼、羞恥，或是憤怒。歇斯底里患者應用「抑制」(repression)，試圖忘記這一項慘痛的經驗。但是，患者之努力只成功了一半，他忘記了過去經驗的意念，忘記了那一件事，然而卻未能擺脫那一項經驗的情緒反應。所以一旦當患者之意識觸及過去的那一事件時，雖然腦海中已忘卻了那一件事情，然而過去痛苦經驗所產生之情緒，不論是恐懼、悲傷或羞恥，仍舊積存在潛意識裡，一旦當過去的痛苦事件重現時，當事人會產生過去之情緒反應。多年前，筆者蓄養一隻小狗，不幸在街上受汽車輾過，一腿殘跛。從此之後，每當這隻狗看見汽車時，即全身發抖、不能動彈，這隻狗的這種反應，與許多神經病患及歇斯底里症患的神經症狀類似，所不同的是人類的反應更為抽象、更為複雜。

以下是佛洛依德所提出的一個案例：一位結婚已五年的少婦，患「偏執強迫行為神經症」(Obsessive-compulsive Disorder)。她有一子，少婦常有從窗口或陽臺跳下自殺的衝動，而且時時刻刻看見尖刀時，也有以刀刺殺其兒子的衝動。少婦與其丈夫之間的性關係稀疏，自認為對性無興趣，因此並不覺難受。然而當她看見男人時都會發生衝動。最後這位女士向醫生承認其婚姻關係破裂，而且時時有性需求的衝動。

佛洛依德在這項病例中解釋「偏執強迫行為神經症」之根源出自患者受壓抑的慾念(affect)，經過扭曲，以心理症狀出現。如果運用佛洛依德的「生命慾」及「水壓」的概念來解釋這位少婦的神經症狀，則她與其夫的不良關係及其受壓抑之性慾乃其偏執神經症之動力根源。這一項動力與少婦之人格特性及成長經驗相結合，形成她的特殊神經徵候。如果是另一位婦女，由於不同的性格、不同的成長經驗，同樣的生活經驗將會產生不同的後果。

佛洛依德又以「生命慾」概念解釋諸多種類之焦慮神經症(Anxiety Disorders)。焦慮有時出現於意識層面，有時則以非意識形態出現。後一種隱藏性的焦慮可能隨時出現而形成急性焦慮症狀(anxiety attack)。佛洛依德解釋焦慮為一種流動的「能量」(quantum)，隨時可以依附在一意念之上而出現。有時焦慮神經症似乎沒有根源可尋，在這種狀況下，遺傳因素可能是導因。如果焦慮是後天得來的，則仔細分析之後，都會發覺病人經過一連串與性相關的受傷和經驗。根據佛洛依德的詮釋，性中斷的性交方式即為構成「焦慮神經症」的原因之一；由於「性中斷」(coitus interruptus)的性交方式而累積許多能量無法發洩，形成焦慮神經症；由於性慾未能得到充分滿足，因而累積過多生理性的激動(excitation)未能發洩，而形成焦慮。此外，長期禁慾而未能滿足生命慾，累積過多的能量也形成焦慮。佛洛依德繼續解釋，在正常的性關係中，性高潮可以滿足精神性的刺激，中斷式性交則無法達成，禁慾更不能。在無法滿足的情況之下，心靈累積甚多的性意念，具有動能，造成生命慾的緊張狀態，更而形成瀰漫的緊張狀態及衝動。

依據佛洛依德的看法，歇斯底里症與焦慮神經症乃一體之兩面，二者之形成過程均涉及⑴累積之情緒激動、⑵不正常的生理過程，例如禁慾，而導致不正常的心理狀況。焦慮神經症出自生理因素，而歇斯底里症則出自心理因素，心理症是否出現則端賴累積「性激動」的能量是否超越個人神經之負荷，超越負荷時則以焦慮展現。除此之外，恐懼及疲倦都可能降低個人神經體系負荷的能力。因此，所有神經症包括歇斯底里症、偏執神經症、神經衰弱、焦慮神經症均出自於神經體系負荷過重，均出自於性生活受干擾。神經衰弱及焦慮神經症出自當前的性生活困擾。而歇斯底里症、偏執強迫行為神經症則出自早年性生活障礙、痛苦經驗及回憶。

佛洛依德強調「歇斯底里症」出自童年（青春期以前）之被動的性經驗(passive sexual experiences)，在病人的心靈尚未成熟之前（八至十歲之前）曾有過不良的非性交的性經驗。1890年代，佛氏與布魯爾合作研究歇斯底里症所得的心得中說明，病人腦海中記憶童年的性經驗及挫傷。在青春期，個人性驅力增強，個人記憶也隨而增強。潛意識之記憶增強動力，使之產生如身受的感覺。在青春期，過去的挫傷性經驗所產生的情感重新燃起，然而，過去經驗的記憶則被壓抑下去，情感與理念分離。過去痛苦經驗的理念由於背離道德及個人的超我，因而受壓抑不能顯現，這種狀況促發歇斯底里症，如果病人能夠記憶童年的性經驗及創傷，則不會產生歇斯底里症。後來佛洛依德發現許多神經症患所敘述的童年性經驗並非真實的經驗，只是他們的幻想，佛氏因而修正他的理論，過去他以為是童年性經驗造成歇斯底里症，或偏執強迫行為神經症；而今則認為遺傳或生理因素也可能導致，特別是性生理因素。任何足以妨礙個人性生活的生理因素均足以導致偏執強迫行為神經症或歇斯底里症。

對神經症的瞭解，佛洛依德的重要貢獻在於他發現童年生活經驗對個人人格成長影響重大，這項影響隱藏在潛意識中。歇斯底里症源自童年之性慾遭受強烈的禁制而形成。二十世紀以來，社會文化變遷，社會文化對性行為心態不再嚴厲禁止，歇斯底里症亦逐漸減少。佛氏忽視環境關係，而慣以生理因素解釋之，是其理論上之一缺陷。

大約在1900年左右，佛氏發覺病人陳述其童年慘痛經驗時，有許多是幻想捏造的，此一事實對心理分析學的發展影響甚大。學者開始重視童年的成長經驗。佛氏質疑病人為何編造童年性生活經驗的故事，也因而建立他的性心理成長理論。佛洛依德認為生命慾及性能(sexual energy)乃神經症之主要動力根源。佛氏的本能理論強調人類二大本能，一為保護自己，一為延續種族；他認為前者不會產生後遺症，而性本能則會。

根據臨床經驗，佛氏更發現兒童在三至五歲時都對其異性父或母產生性趣，而對同性之親人（父或母）則產生敵對感，而神經症多出自於此一情況，佛氏以古代希臘神話伊底帕斯(Oedipus)弒父娶母故事命名此種情結。佛氏認為神經症之出現不可能早於此一時期(三至五歲之間)，許多神經症患編造童年性經驗故事亦出自伊底帕斯情結。佛氏在後期發現神經症可能出現在更早時期（三至五歲之前)。

佛洛依德認為人的身體有三部門特別具有性的感覺，具有生命慾，是為口腔、肛門及性器，而三者之發展有一定的次序。首先是口腔期，生命慾（性慾）之對象乃母親的乳房，而嬰孩的手指則為乳房的幻想代替品。在一歲之末，嬰孩之生命慾興趣轉移至肛門，生命慾之發展到第三期則以性器為中心。根據以上的發展過程，佛氏又創設「膠著」(fixation)及「退化」(regression)二概念。「膠著」發生於以上任一個時期，由於慘痛經驗或是生理因素，使其生命慾發展停頓在某一階段。膠著產生之後，日後生命成長遭遇挫折時，個人有回歸至膠著期的傾向，是為「退化」。歇斯底里症為退化至性蕾期，而偏執強迫行為神經症則退化至肛門期。

二、對於佛洛依德「生命慾」理論之批判

佛氏理論之錯誤出自二大根源，第一，他常誤將文化現象視為生物現象；其次，他過度強調性。實際上許多生理現象並沒有性的意義。

根據佛洛依德的理論，神經症與性變態是相反的兩種性格，神

經症壓抑性變態的性慾，性變態則非出自於壓抑，而是出自兒童期感受性的樂趣所致。因此，佛氏認為性變態，包括同性戀在內，無法從事心理分析治療。然而在1911年以後，費倫茲(Ferenzi)提出不同的看法，以為同性戀也出自於神經症，費倫茲稱此種男性同性戀為「強迫性的神經症」(Compulsive-neurosis)。同理，佛氏以為所有顯性的性行為均非出自神經症，佛洛依德的錯誤在於他以為所有神經症均出於性慾受壓抑使然。

本能論的生命慾理念也使得佛洛依德對自戀症產生錯誤的詮釋，他以為自戀症也非屬心理治療的範圍。從臨床經驗中佛洛依德發現一些病人無法與人建立親密關係，佛氏以自戀症稱之。從生命慾之觀念解釋自戀症頗為容易，個人將生命慾（性慾）的能量投入己身，這些人無法與心理醫生建立轉移之關係，無法從事心理治療。自戀又可分為「基本型態的自戀」及「次級型態的自戀」。基本型態的自戀出自遺傳因素，而次級型態的自戀則出自個人在戀愛中受挫，而將生命慾能量轉投入本身。

富洛姆(Fromm)則以為一個人必須真正的自愛乃能愛別人；一個人因受別人愛而收獲甚多，對個人人格心靈滋潤，個人更能擴展其愛及於眾人，生命乃充滿活力。一個人無法愛別人者，亦無法愛自己，所謂自戀，只不過是隱藏個人的失敗及缺陷的現象。新的心理分析理論擺脫了生物學及物理學能量的觀念，富洛姆的愛的觀念與當代社會心理學之觀念相似，擺脫了傳統佛洛依德理論的限制。

佛洛依德的生命慾理論無法解釋人類攻擊行為。大約在1914年，佛氏開始注意神經症之中受壓抑的攻擊心理。過去，佛氏已注意及虐待狂的性格，以為是肛門期生命慾之展現，在肛門期，兒童開始展現殘酷的行為。佛洛依德以為是生理成長的自然現象，而以「自虐狂」為次級性的發展，認為是攻擊心理內化之結果。佛氏解釋，在肛門期一部份生命慾與男性性驅力結合形成虐待狂，而同期生命慾如果與女性性驅力結合則形成自虐狂。第一次世界大戰中出現許多戰爭神經症患，佛氏因而創造了「自我維護本能」(self-preservation instinct)之概念。「自我維護本能」乃「自我」的部份功能，因此佛洛依德推演一些神經症可能出自「自我維護的本能」驅力。最後佛洛依德提出新的理念，認為攻擊行為非出自於生命慾。

在戰爭神經症患中，佛洛依德發覺他們時時產生戰爭記憶的惡夢，然而這些惡夢並不具有滿足性慾之功能。因此他懷疑其早期的理論，早期他以為人類生命只是在於滿足慾望，特別是性慾。佛洛依德在1918年至1922年間創設新理論，認為人類有重複過去經驗的現象，是一種強迫性的心理，無論過去的經驗是痛苦的或是快樂的，也不論情況是如何，病人一再重複過去的行為，這種徵候的功能似乎是去除此一痛苦記憶，或是希望克服其恐懼。戰爭神經症患一再做惡夢，似乎是藉以克服戰爭悲慘經驗之恐懼及當時的無助心理。個人一再重複過去經驗似乎是人類的通性，例如一位離婚數次的婦女，每次再婚仍舊是一再的失敗，而神經症患之重複過去行為似乎是更顯著。在1920年，佛氏提出二項理論，第一，攻擊行為非出自生命慾，然而也可以壓抑下去而形成神經症的根源；第二，人類有重複過去經驗的傾向，可以解釋許多人類心態行為。佛氏更進而提出死亡慾的理論。生命似乎充滿緊張壓力，為了解除緊張壓力，最自然的莫過於死亡，回歸至無生命的境界。佛洛依德的新本能理念中，包含兩大本能，第一是生命本能(eros)，包括原有的性本能(libido)及自我維護本能(self-preservation)，第二是死亡慾。

佛洛依德強調人類具有強迫重複過去行為的傾向，更勝過尋求快樂的需要。在他的個案中，有一位女士，她有一個強烈支配慾的父親，使得她很不快樂，然而在她成長的過程中，她不斷尋求具有強烈支配慾的男性為她的配偶，產生同樣的不幸後果。佛氏視此種強迫性的重複過去經驗的心靈為人類本能的一部份，似乎是與死亡慾相關。在心理治療過程中，病人時時以從前對待他父母親的態度來對待心理醫生。事實上，我們必須承認童年經驗對人的重要性。童年時期，個人與重要人士之間的關係將會形成他日後人際關係的模式。例如一位女孩對她的專制母親通常採取順服的態度，長大以後，她對待所有的權威人士也都採取順從的心態。童年時期，個人心性未定，特殊的人際關係及經驗，均構成其人格成長發展的重要決定因素，促成他的人格個性。佛氏的「重複過去經驗的強迫性」也是一種神經質的個性特徵，它不是出自本能，而是個人性格結構的一部份。

三、佛洛依德後期(1914–1939)的理論

隨著年歲的增長，佛洛依德的著作逐漸變得散漫而零亂，他早年的第一部重要著作《夢的解析》無須修正；第二部著作《性學三篇》的主題未改變，然而卻增加了許多材料；第三部《圖騰與禁忌》則是根據當時可靠的人類學資料，他的個案分析更是著作之中的佼佼者。然而自從1914年開始，佛洛依德的著作日趨零亂，而且外來的批評也日多，難以瞭解自1914年以後，佛洛依德著作的構想是什麼。後期的心理分析學者，例如費因(Fine)，將1914年以後佛洛依德的著作歸類為「自我心理學」，然而佛氏後期著作主題不明，例如在《自我與本我》一書的主題是「超我」，在《焦慮問題》一書中他的主題則是自我防禦，在《文明的不滿》一書中則解釋「攻擊」、「仇視」（敵視）的概念。在每一部新的著作中，佛洛依德不斷修正他的理念。佛氏在他的晚年，逐漸喪失了信心，他的觀念日益難以瞭解。為了瞭解他的「自我心理學」，我們逐一討論他後期的著作。

㈠〈論自戀〉(*On Narcissism*, 1914)

在佛洛依德的理念發展過程中，〈論自戀〉是一篇主要論文，顯現佛氏的理念由本我心理學轉變為自我心理學，同時他修正、添增他的生命慾理論；在〈論自戀〉一文中，他添增新的觀念如下：

1. 新的生命慾理論視「生命慾」為量化的力量，展現個人性心理的變化。

2. 描述個人在選擇生命慾對象(object choice)的過程。

3. 解釋「自戀」的諸多意義，自戀成為一個重要的臨床概念。

4. 界定「自戀神經症」。這種病患無法與心理醫生建立關係，而「移情神經症」患則可以與心理醫生建立關係。

5. 介紹「自我理想」(ego-ideal)的觀念，日後修正為「超我」的觀念。

在此文出版之初，一般人頗難以瞭解，瓊斯(Jones)視該文為「困惑」。然而仔細閱讀之後，乃見該文順理成章。同時正值佛洛依德與阿德勒和榮格分裂的時候，文中包含許多駁斥後者的觀點，與本文主題無關。佛洛依德希望透過「自戀」的研究，能夠瞭解「精神分裂症」。精神分裂症之二大特色：⑴生命慾轉變方向，避開外在的世界；⑵生命慾過度投入「自我」，是為「自我狂」(melagomania)。生命慾通常是投向外物(object)，精神分裂症患則將生命力投入自己。佛洛依德因此修正其生命慾理論，他劃分「自我生命慾」(ego-libido)與「外物生命慾」(object-libido)，自戀與愛別人。過去佛洛依德區分「性本能」與「生命慾本能」，而今佛洛依德修正其觀念為「自我生命力」與「外物生命力」。在「外物戀」(object love)之中，男人通常是以女性為對象，而女性則常是以一己為對象。

所謂「良心」(conscience)，乃個人人格結構中約束本能的部份；個人時常以自我與其自我理想相對比，良心源自於父母的批判，次而出自於社會。

在1920年出版的《超越快樂原則》一書中，佛洛依德再次修正其「生命慾的理論」，將人格結構劃分為三部門，包括本我、自我及超我。

㈡《悲傷與憂鬱症》(*Mourning and Melancholia*, 1917)

本書也是佛洛依德「自我心理學」(Ego Psychology)的主要著作。本書首先討論「憂鬱症」，次則討論「認同」。在過去，佛氏只概略提及「認同」的觀念。由於「認同」的觀念，佛氏因而修正「潛意識」觀念，新的潛意識觀念可以包含人或是意念(idea)或是情緒(affect)，也為日後建構之「超我」觀念鋪路。

在心理分析學領域中，佛洛依德之前討論「憂鬱症」最早是阿伯拉罕(Abraham)。德國精神醫生克里普林(Kraeplin)曾討論「躁鬱症」(Manic Depressive Psychosis)，躁鬱症患歷經發病期及正常期。從心理學的觀點來看，似乎無法解釋一個精神病患可以時好時壞，阿伯拉罕的研究顯示所謂「正常時期」只是一位「偏執狂」暫時控制住他的病情，阿伯拉罕更證明憂鬱症與口腔期之間的關係。

佛洛依德與阿伯拉罕在人格成長理論上有差異，佛氏以為阿伯拉罕過於執著「生命慾理論」，以生命慾之釋放，解釋心理疾病。佛氏對「生命慾」的解釋較具彈性，在解釋人格成長或是精神疾病的時候，以人際關係為重點。佛洛依德出版《悲傷與憂鬱症》之前，曾寄了一份初稿給阿伯拉罕，阿伯拉罕回信認為：「憂鬱症」與口腔期相關，而偏執神經症則與肛門性快感(anal erotism)相關。佛洛依德回答阿伯拉罕說：

您對於有關憂鬱症與口腔期發展的建議，我全部採納，我認為您的觀點正確，只是您以「虐待狂」(sadism)及「性快感」(erotism)解釋憂鬱症及偏執狂的根源，忽略了我的理論中有關：⑴潛意識中「層次」(topographical)的觀念，⑵生命慾的退化，⑶個人放棄潛意識感情的投入(abandoning of unconscious cathexis)，(4)肛門期性快感、閹割恐懼等乃一切精神症的病源。然而在解釋精神疾病時，則必須著重「自我防禦」的運用。

從以上佛洛依德致阿伯拉罕的回函中，我們可以體會，佛洛依德對精神疾病的解釋已邁入「自我心理學」的領域。重視人格成長過程及自我防禦的使用，而阿伯拉罕則仍停留在「本我心理學」的層面，以本能慾望之展現解釋精神疾病。

佛洛依德以為「憂鬱症」只是徵候(symptom)，而非疾病本身。他同時考慮憂鬱症的生理性及心理性因素。在這篇文章中，佛氏首先比較憂傷與憂鬱症類似之處，前者出自親人死亡，而後者則不涉及親人死亡。在憂鬱症中，患者思想包含多重自我貶蔑的意念，悲傷者則無此種意念。由此佛洛依德推論「憂鬱症」出自於對內化人物的反應。患者與另一人建立其依賴性的關係，然而由於對另一人的失望，二者間的關係也因而破壞。通常如果甲愛乙，而受乙拒絕，甲可以改變對象；然而憂鬱症患者則不同，他維持與乙的依賴關係，由於他無法與乙維持正面情感，他乃將乙內化之為「自我」的一部份，形成個人對內的關係，造成個人自我向一個已放棄的物認同的關係，也因此導致憂鬱症與悲傷不同之處。憂鬱症的自責、自譴、內心的痛苦，及自殺的意念，這些現象也可以「虐待狂」的觀念解釋。佛氏解釋一個憂鬱症患退化至情感上模稜兩可(ambivalent)階段，此時虐待狂的情感在偏執狂的個性中扮演重要角色，憂鬱症患的恨多於愛。虐待狂的性格對內化物的替身開始展現虐待，作賤後者，使後者受苦，而且從後者的受苦中得到虐待的樂趣，患者又以自我懲罰以對患者過去愛戀的人報復，報復後者捨棄患者。

有關躁鬱症患在喜憂兩極之間變化，佛氏最初無法解釋，最後認為憂鬱期為「自我」受到「超我」壓抑的表現，而躁期則為「自我」與「超我」融匯的表現。在原始民族中，每當飢荒發生之後，原始民族都以宴會來「慶賀」，佛洛依德以之比喻為躁鬱症患之兩極情緒。

一個人在口腔期向外人認同時，通常以「外體與個人本體融匯為一」的方式，常人人格發展都可以超越此一階段，然而當個人在認同之中遭遇障礙，受到對方的排斥、冷落，個人會退化為「自戀認同」(narcissistic identification)，這種現象通常在憂鬱症發作之後出現，是為自戀症。佛氏以「對外物之情感集結(cathexis)退化為自戀」解釋憂鬱症、精神分裂症及妄想症。這些患者對父母的愛戀未能得到回應，因而形成自戀。

本書中，佛洛依德提出對「潛意識」的修正觀念，一個人對外物(object)的認同既然可以融匯於個人的自我之中（也就是自戀），則潛意識之意義也更廣闊。因此佛氏創立「超我」的觀念，超我乃內化之父母形象。

㈢《超越快樂原則》(*Beyond the Pleasure Principle*, 1920)

㈣《群體心理學及分析》(*Group Psychology and the Analysis*, 1921)

這是佛洛依德對社會心理學的貢獻。本書內涵豐富，展現佛氏的智慧及卓越見解。在本書之初，佛洛依德討論法國社會學家勒朋(Le Bon)的著作《群眾心理學》(1895)；勒朋將群眾心理比喻為原始民族及兒童的精神生活。佛氏也引用其他相關著作，多數作者以為個人在群體中產生退化的現象，喪失理性，隨情緒而運作，形同兒童。佛洛依德同意以上的觀點，然而認為心理分析學的「生命慾理論」可以提供特殊的貢獻。群體心理由個人與外人的親密關係（又稱生命慾的關係，或稱情感關係）結合而成。他首先討論教會及軍隊，二者之中皆有領導者，領導者與成員之間的關係類似家庭中父子關係。佛氏繼續其推論，軍隊是以紀律結合，宗教是以思想結合，當軍隊失去領袖時則潰散，當教會失去領袖時則產生敵意。佛洛依德繼續說，每一個宗教團體都偏愛自己的信徒，而排斥異教徒，當教會對他的信徒的愛無法實現時，乃展開對異教徒的仇恨❶。

在〈認同〉(*Identification*)一章中，佛氏認為個人在生命之初與別人的關係是出自於認同。因此，對於一位男孩子而言，早年對父親認同，對母親依戀，二種情感並存，然而到了戀母情結期，二種情感相互衝突，產生模稜兩可的態度。事實上，佛洛依德強調，「認同」出自口腔期，口腔期之認同，在本質上已出現了模稜兩可的性質，兒童同時希望將認同之外物與一己之自我融匯。

佛氏繼而劃分三種不同類型的認同；第一，指個人與外體的情感關係；第二，退化性的認同，個人以之取代與外物的情感關係；第三，個人與另一人因相類似的個性或其他因素而產生之認同。佛洛依德繼續推論群體之中之成員，由於相同情感而產生認同，共同情感的基礎建立在成員與領袖的認同關係之上。

佛洛依德繼續解釋同性戀的現象，兒童戀母，認同於母，而後將母親內化為一己之自我，於是兒童（或同性戀者）以母親自居。另一種認同產生於憂鬱症患者，憂鬱症患之自我一分為二，其中之一以敵意對待另一部份❷。佛氏又劃分「認同」與「戀愛」的區別，在認同關係中，外物與個人的自我同等地位；在戀愛中，外物與個人的自我理想同等地位。

當代社會心理學之動力來自心理分析學，然而當代社會心理學家多只接受新佛洛依德學派理論（Neo-Freudian Theories)，新佛洛依德理論排斥「生命慾」、生物學的觀念。社會心理學家汪迪禮(Dennis Wrong)說：

---

❶ 佛洛依德似乎是以歐洲中古宗教戰爭為例。

❷ Fine, 1962, p.217.

佛洛依德理論與當代社會學及新佛洛依德理論頗有差距。從佛洛依德的觀點來看，人是一個社會性的動物(social animal)，然而卻未必是完全社會化的動物(socialized animal)，人類的社會性本能造成內心的衝突矛盾，並且與社會文化衝突。社會化具有雙重意義，首先社會化指文化之傳遞，其次指人性塑造的過程，所有的人都在次一過程中，逐漸人性化，然而卻未必能全然遵照社會文化的指示。佛洛依德以為人類文化對人的本性造成傷害，然而人類卻又不能脫離社會文化而獨居！

(五)《自我與本我》(*The Ego and The Id*, 1923)

在這本書中，佛洛依德三分人格結構為本我、自我及超我。然而本書的討論重心在「超我」；對於「自我」之詳細討論則留待1926年之《禁制、徵候及焦慮》(*Inhibitions, Symptoms and Anxiety*)一書出版。

在佛洛依德理論出現的初期，他以為「壓抑」等於潛意識，而後他修正其觀念，瞭解潛意識之內涵較「壓抑」廣闊。臨床經驗顯示病患在完全不知自己抗拒的情況之下，仍然抗拒醫生的詮釋，由於這種抗拒來自「自我」，因此我們瞭解部份的「自我」也屬於潛意識。

其次，佛洛依德討論潛意識如何意識化，他主張潛意識之資料必需透過「前意識」，乃能進入意識層面，因而「前意識」及「感覺器官」(perceptual system)皆屬於「自我」的部門。然後，佛氏回到格羅德(Groddeck)所創立的概念，格羅德認為人類心態行為受不可知及不可控制的力量所影響。格羅德同時劃分「本我」與「自我」；根據此一構想，「自我」是源自於「本我」，為本我受社會文化影響的一部份，透過「感官及意識」而行動。「自我」以「現實原則」代替本我之「快樂原則」。在自我中，感官扮演重要角色；相對地，在本我之中則為「本能」。本我包含人的情感，而自我則充滿理性及神智(sanity)。在「自我與超我」的一章中，佛氏以「超我」一詞代替過去的「自我理想」，超我較之自我，與「意識層面」之距離較遠。

在討論及「憂鬱症」(Depression)時，佛氏認為是出自個人對外物投入情感(object cathexis)，遭受挫折，而退化至「認同」階段所產生的後遺症。當兒童受父母之排斥冷落，遭受挫折時，兒童乃將挫折者（父母）內化，融匯為其「自我」的一部份。因此，他的自我包含被放棄的情感人物。童年時之內化，產生嚴重而長遠的後遺症。當佛洛依德仔細分析「內化」時，他發覺「戀母情結」概念較之過去的構想更複雜。根據新的構想。「戀母（父）情結」可以具有雙重意義，可以是正面的(positive)或是負面的(negative)。因為在兒童的初期，他的性心理是雙性的，因此兒童對父母的情感都具有雙重意義（正、反)。這一個概念有助於瞭解神經症（透過超我的建立，一個人能夠化解或超越其戀母情結)。

對於兒童，佛洛依德以為「超我」象徵父親，而當代的心理分析學則主張部份超我源自於母親；超我是人類超越的情操，個人內化外在的權威，投入「超我」之中。超我與自我之現實構成對立，是為「內疚」。

其次，佛洛依德討論本能之二大類別，重申他在《超越快樂原則》一書中提出之觀念。他認為在臨床診斷中難以辨別「死亡慾」之存在，唯一易於辨識者是為「虐待狂」。個人模稜兩可的情感，以及神經症中所見之虐待狂，似乎都展現「情慾」(eros)與死亡慾的混淆。

由於佛洛依德的「超我」觀念，若干臨床現象乃得以瞭解。一些神經症患，在治療過程中展現「負面治療效果」(negative therapeutic reaction)。這些病人，在治療中，他們瞭解醫生的詮釋，也瞭解他們神經症之徵候與生命慾(libidinal sources)之間的關係，然而他們的病情卻日益惡化。在過去的心理分析觀念中，這一現象無法解釋，而在新的「超我」觀念之下，病人之拒絕痊癒現象被解釋為個人的內疚在他的神經症狀中得到補償、贖罪(atonement)，病人因此拒絕痊癒❸。

佛洛依德更進而深入討論「內疚」。在正常人的心靈當中，內疚為個人自我與自我理想之間的衝突。在兩種神經症中，患者之內疚過於強烈，一種是偏執狂，另一種是憂鬱症；歇斯底里症也可能由內疚所造成。內疚亦可能造成犯罪——個人為了得到懲罰而去犯罪。超我的這種嚴厲性使個人感受超我結構中之虐待及破壞性本質，當個人欲控制其對外的攻擊行為時，個人對自我的攻擊也愈強烈。佛洛依德以為人格結構中，自我最為脆弱，受三方面——外在環境、本我及超我——的攻擊。由於三種不同的危機，因而形成三種焦慮：來自外界的是為現實焦慮、來自本我的是為神經症、來自超我的是為內疚。

(六)《抑制、徵候，與焦慮》(*Inhibitions, Symptoms and Anxiety*, 1926)

這是佛洛依德最後一部理論性的著作，後人公認這本書為心理分析學開創了新的紀元。這本書在理論方面有三大建樹。第一，佛氏提供新的焦慮理論；第二，這本書有系統的分析「自我防禦機制」，而且以之與自我的結構相串連；第三，佛氏首次承認「口腔期」的重要性。

首先是佛洛依德的修正焦慮理論。在此書之前，佛氏視「焦慮」為生命慾變形的展現(transformed libido)。他原以為生命慾受壓抑之後轉變為焦慮。然而，依據佛氏的研究，發現焦慮非出自「本我」，而是出自於「自我」。當危險出現時，自我以「焦慮」為信號，向生

❸ 根據此一解釋，似乎性無能、酗酒症、吸毒都可以得到解答。內疚就是個人「超我」對個人施加之懲罰。

物體發出警告。最初，焦慮是在痛苦的情況中，個人對於己身無助的狀況所產生的反應。而在以後的生涯中，個人面臨類似的痛苦狀況時都會產生焦慮。

佛洛依德以為焦慮最早出現於嬰孩出世脫離母體時，在嬰孩時期，焦慮出現於母親離開的時候；在性蕾期，焦慮出現於閹割恐懼，而後出現在對於超我的恐懼，而對超我之恐懼則出自嬰孩恐懼喪失母親。後期生活之焦慮情境，反映童年之痛苦經驗。佛氏強調在每一個人格成長時期均有其特殊的痛苦經驗，也都可能造成特殊的焦慮。

在1926年的著作中，佛洛依德推翻了過去有關焦慮成因的理論；過去他以為壓抑導致焦慮，而今他乃知焦慮導致壓抑❹。佛洛依德亦以此解釋神經症，由於焦慮而導致自我防禦，隨而形成人格特性。自此以後，心理分析學界皆根據此一理論解釋神經症。

佛洛依德多年研究神經症之後，乃瞭解自我防禦之多樣性。除了「壓抑」之外，為了抵制焦慮，自我防禦包括「退化」、「反向動作」、「否認」、「孤立」等等，從此以後，佛氏認為「壓抑」乃只是自我防禦之一種。

如果焦慮之最始根源出自於嬰孩與母體之分離的恐懼，則佛氏過去對神經症的解釋必須修正。過去，佛氏解釋神經症為戀母情結期的徵候；在本書中，佛氏修正過去的觀念，認為早於戀母情結時期，也就是在口腔期。這項新的觀念對於人格發展或是神經症的形成，具有重要意義。

在本書的第一章中，佛洛依德劃分「抑制」(inhibition)與「徵候」之區別。抑制出自於「自我」，而徵候則非。徵候是本能滿足的代替

❹ 筆者註：此項轉變顯示佛洛依德理論由本我心理學(Id Psychology)轉變為自我心理學(Ego Psychology)。過去，他以為本能受壓抑而導致焦慮，而今他認為自我在危機來臨時，呈現焦慮，從而導致壓抑。

品，抑制來自「自我」。由於壓抑，本我的激動過程沒有出現。在處理焦慮的過程中，自我處理的方向有二：

1. 妥協。例如歇斯底里症為妥協個人戀母情結的慾望與因而產生的內疚。神經症以徵候壓迫自我，採取自我防禦措施。在第四章中，佛洛依德以「小漢斯」的案例為證，說明漢斯對馬的恐懼出自閹割恐懼。然而閹割的恐懼被壓抑，而以對馬的恐懼展現之。因此，佛洛依德推論「焦慮」不是來自本我，而是來自「自我」。過去，佛洛依德之所以假設焦慮出自於本能，乃因為其臨床觀察，病人產生焦慮者多出自於缺乏性生活，或是「性交的中斷」。

2.「徵候」的出現，乃因「自我」感受到危機之將臨，而徵候則使人避免危險。當兒童離開母親時，因為母親是其所愛的對象(love-object)，兒童會產生焦慮，因為母親可以滿足兒童之眾多需要。焦慮最先出現於危險狀況，而後，類似的狀況出現時，焦慮隨而出現。當危險狀況出現時：嬰孩的恐懼感愈深，需要母親亦愈迫切。以後，母親的消失亦會促成焦慮。嬰孩的無助狀況也是焦慮的促成因素之一。在三至五歲戀母情結期的閹割恐懼，以及後期對於「超我」懲罰的恐懼，都類似早期對母親消失的恐懼。

在本書的最後一段，佛氏企圖解釋神經症的形成。現代社會中產階級人士幾乎都走過神經症的階段，然而有的超越過去，有的則陷溺其中。佛洛依德之解釋是「量」的問題，也就是焦慮的嚴重性、個人問題的嚴重性。佛氏拒絕蘭克(Rank)及阿德勒的解釋。神經症的形成取決於三大因素：⑴人類成長漫長的童年無助時期，⑵潛伏期(latency period)，六至十二歲之重要性，⑶對於外在危險之對抗易於對抗內在的危險。

㈦《普通人從事心理治療的問題》(*The Question of Lay Analysis*, 1926)

第一次世界大戰之後，佛洛依德強調訓練未受過醫學教育的人從事心理分析工作。1926年，維也納當局指控瑞克(Reik)博士無執照行使心理分析，佛氏挺身而出為瑞克辯護，最後瑞克獲判無罪，佛氏亦因而撰寫本書。書中，佛氏提出未受醫學訓練的人，從事心理分析之利弊，最後佛氏提出其正面的功效，直至今日，佛氏的觀點仍舊是正確的。

佛洛依德的主要觀點有二：

1. 心理分析學之日益成長顯示其為心理學之一支，而非醫學的一支。1910年，國際心理分析學會成立時，佛氏已清楚申述此一觀點。

2. 心理分析工作必須經過特殊訓練，而該種訓練既非醫學亦非心理學。佛氏說：「我強調從事心理分析者必須受特殊的訓練，而當事人是否是醫生則無關緊要!」

佛洛依德以一自己的臨床經驗告訴維也納官方，在診斷過程中，雖然有時也涉及醫學問題，然而醫學與心理分析是不相關的行業。他又說，一個「假的心理分析師」(Quack)，是一位既無專業知識訓練，又無能力者。事實上，許多醫生從事心理分析工作者是假的心理分析師。他說，醫學的訓練既無助於心理分析，並且醫學訓練對心理分析採取鄙視排斥的態度，他主張心理分析職業應該開放；現今社會之中，神經症普遍，佛氏主張開放心理分析職業，以吸收更多的心理分析專家。一般醫學訓練時期太長，如果再加上心理分析訓練，恐怕非一般人樂於承受者。最後他說，「現代文明給予人類太多壓力，因此神經症將逐日蔓延，我希望未來心理分析學能解決人類文明的這種重大問題。」

㈧《文明的不滿》(*Civilization and Its Discontents*, 1930)

在本書中，佛洛依德以心理分析學觀點解釋人類文明。在此書之前，佛氏出版《幻想的未來》(*The Future of an Illusion*, 1927)。在1927年的書中，佛氏指出人類塑造宗教，希望透過一個萬能的神以化解人的無助，及因無助而產生的焦慮。佛氏認為宗教是一種幻想(illusion)。

人類文明必須在個人需求與群體需求之間維持平衡。個人本能性的需求造成最大的困惑者莫過於人類的攻擊本能。人類文明透過「內化」(internalization, introjection)塑造「超我」，以制衡人類之攻擊本能。人類的「內疚」出自放棄攻擊行為，因而攻擊本能轉而進入了人的「超我」結構之中，形成強有力的制裁。因此，當一個人不能表現其攻擊慾時，其超我嚴厲；而當一個人可以自由發揮其攻擊行為時，其超我的管制鬆弛。

㈨《可終止與不可終止的心理治療》(*Analysis Terminable and Interminable*, 1937)

本書為佛洛依德最後對於神經症及其治療的看法。本書的主題在於心理治療的終結，何時心理病患可以停止治療；自1914年，佛氏發展「自我心理學」以來，佛氏的理論已作了大幅的修正。自「本我」的觀念來看，當病人的徵候消失，就是治療終止的時機。然而從「自我」的觀念來看，問題遠較複雜。即使徵候消失，然而人格結構之中，性格特徵(character trait)卻不會輕易消失。佛氏以為心理治療在於促成個人之自我能更健康的運作。

其次，本書討論及心理治療之過程漫長，是否能夠縮短？過去曾有多人嚐試，企圖縮短治療的時間，然而並無結果。心理治療是否有自然終結的時間？心理治療的績效視三項因素而決定：

1. 慘痛經驗對個人之重要性。
2. 本能的強弱。
3. 個人的自我在自我防禦衝突中所產生的變化(modification)。

在第一項情況之下，心理治療可以預期改善病人。透過心理治療，增強病人之自我結構，改變病人以兒童時不成熟的方式解決問題的方法。然而當後二項情況出現時，心理治療較為困難。

佛氏更進而討論心理治療之障礙，為求達成心理治療的目的，治療的時間應加長，至於心理治療是否可以永遠化解「本能」與「自我」之間的衝突，或是化解一項病態本能對自我的壓力，端視乎「本能」的強弱。心理治療的目的在於糾正「壓抑」，降低本能的能量。在理論上，心理治療的目的在於控制「本能」，然而事實上則未必如此。如果「本能」過於強烈，「自我」可能喪失功能。治療的目的在於增強個人的自我能力。其次，心理分析專家必須面臨的現實問題：⑴是否可以終止日後本能與自我的衝突？⑵治療時是否觸發潛在的衝突？佛氏對此二項疑問的答案是不定的。

心理分析在於改變「自我」，與自我合作，而前提是病患部份「自我」是正常的。佛氏首先討論如何改變自我後天所產生的結構，自我使用「自我防禦機能」（安娜·佛洛依德在1936年之《自我及自我防禦機能》一書中，詳細討論各種自我防禦機能）。然而許多自我防禦機能是危險的，在治療中這些機能構成治療的阻力。

心理治療的第二項目的在於使「本我」中潛藏壓抑的物質出現，然而在此一過程中，也同樣遭遇抗拒；因此，心理治療的績效視乎抗拒的程度。而「自我防禦機制」也形成抗拒，抗拒潛意識中之本我出現於意識層面，抗拒心理分析的過程，抗拒治療，因為心理治療的效果視乎人格結構中，自我在慘痛經驗中所發生的變化，及其衍生的自我防禦體系之強弱及深度。再次提示，醫療之績效與本我之能量成反比的關係，而治療本身能力有限。在治療心理症的經驗中，心理分析專家都發覺病人擁有一種抗拒康復的力量，強力的依附在心理病徵之上，依附在痛苦之上，似乎人類具有「破壞性的本能」或是「死亡慾」。

在治療心理病時，心理醫生的人格特性也是一項重要的決定因素。分析師本身之人格結構未必成熟，因而阻礙治療，許多心理分析醫生以心理分析作為「自我防禦」，因此，佛氏建議每一位心理分析醫生每隔五年必須作自我分析。心理分析醫生之資格是建立在自我分析之上，然而這一項考驗時間短，而且不完整。佛氏強調，心理分析醫生本身的自我分析也是一項不可終結的工作。依據佛氏本身的經驗，經過一段時間的自我分析，佛氏化解了他內在的衝突，然而更深層次的自我分析則無止境。

佛洛依德1937年的論文充滿悲觀氣息，指示心理分析之各種問題，許多心理分析無法終止，更而有的情況使分析無法進行。然而本書對心理分析的過程作系統性的分析；佛氏認為心理分析雖非完美，然而卻優於其他方法，以治療心理疾病。

四、人際關係理論(Interpersonal-relation Theory)

心理分析學自1890年代，佛洛依德開創以來，以迄1940年代之間，學術理論發展維持於一和諧統一的氣氛，其間雖不乏異議分子，如1900年代（阿德勒及榮格）之獨特理論，然而大致而言，佛洛依德之大一統理論體系統治心理分析學界。1920年代（蘭克及費倫茲）對佛洛依德理論架構提出若干批判，然而卻未破壞心理分析學之大一統格局，此格局一直維持至1930年代後期。之後，由於學術領域出現重大改革變化，以佛洛依德生物學為基礎的心理分析學已無法維繫統一。首先是社會科學的大革命，社會學及人類學的興起，扭轉了人文科學之時空。人類過去幾千年來皆以生物學的理念解釋人的行為心態；新興的人類學及社會學推翻了生物學的理念，主張「後天環境決定論」，認為人之心態行為取決於後天人文環境，其中又以家庭環境最為重要。1930年代的行為學派可以說是人類學界和社會學之極致，認為人之行為心態完全取決於後天環境及教養，否定生物遺傳因素對人類之影響。社會學及人類學的觀點影響及於心理學，促使後者產生重大改變。新的心理學理論不再只重視生物遺傳因素，轉而重視後天學習及生活經驗，這種重視後天環境因素之學術理論又以美國學術界最為明顯，自二十世紀以來，美國之自然科學及人文科學興起，取代歐洲，執世界之牛耳。美國人文思想以「後天環境」及「學習經驗」解釋人類心態行為，這種理論亦因而形成世界思潮之主流。由於新的人文學術思潮之影響，心理分析學在1930年代之後期也發生重大改變。佛洛依德於1939年去世，以後沒有人再能以威望及智慧維護傳統心理分析學之理念。1930年代後期代之而起的是人際關係理論，以美國沙里文(Sullivan)為代表。人際關係理論雖非統一完整之學說，然而卻具有共同焦點，認為後天之人際關係，特別是在生命初期的嬰孩與其母親的關係，決定嬰孩的人格個性及心理健康。嚴重精神疾病，例如精神分裂症、憂鬱症等，除了少數出於生理因素之外，幾乎都是出自於不良的童年親子關係。

新的人際關係理論，認為傳統心理分析學的基本立論錯誤。傳統心理分析學以生物本能因素解釋人類心態行為及精神疾病，忽視社會文化環境對人的影響，二十世紀以來人文科學發現，人格之塑造主要出自社會文化因素。人際關係理論強調社會文化因素；又於1930年代新興起之英國親子關係理論不盡相同，後者強調親子關係之重要。

人際關係理論具深度社會學色彩，認為個人之人格心態反映社會文化價值體系，並受制於社會文化環境。傳統心理分析學強調人類生物本能需求，人格由內而外的發展。新社會學派則認為人格之塑造是由外而內，外在之社會文化因素，決定個人之人格心態。從傳統本能學派之觀點來看，社會文化因素只構成個人人格結構之外衣。古代希臘文之「人」字(person)也是從傳統心理分析學的觀點來解釋人格結構。人格之本體乃生物本能需求，然後受社會文化之影響，而以社會文化之模式展現。新的人際關係理論則強調社會文化因素形成個人人格之本體，而人類之天性對人格之塑造及人格結構影響不大。人際關係理論並非不重視人之情感(emotion)，但是強調人之情感乃人際關係之產品，而非個人之天性本能。例如1997、1998年轟動臺灣之大盜陳進興，他之所以形成兇狠殘暴的個性，並非是他的天性本能所致，而是因為他早年特殊的家庭環境，他出世時身份證上註明「父不詳」，母親另嫁，從小陳進興與祖母居住在貧困的環境裡，受人歧視，缺乏父母之愛，兼之祖母之放縱養成陳進興無拘放蕩之個性。在成長中由於犯罪累累，在監獄內居住了十七年；陳進興之特殊個性、人格，乃是由於他生活經驗中之特殊人際關係塑造而成，特別是童年親子關係。

在1930年代之後之心理分析領域中，沙里文貢獻甚多，對當代美國心理分析學及心理學之影響深遠。沙里文之著作用詞怪異，許多人不甚瞭解其理論。1940年代，新興的美國醫療心理學(Clinical Psychology)興起，結合心理分析學與實證科學為一體，沙里文之影響重大。沙里文對美國之動力精神醫學(Dynamic Psychiatry)之興起也有重大影響。沙里文對傳統心理分析師使用之詞語甚為不滿，認為傳統心理分析學之詞語扭曲了病患的狀況，使醫療人員形成一種虛幻的成就感，自以為解釋了並解救了精神病患之危機，而實際上這只是塑造了一個假象。然而，沙里文的著作乃後人彙集其演講稿所成，缺乏完整的體系。二十世紀初期美國的實用主義對沙里文的影響重大，沙里文於1920年代就讀於芝加哥大學，研究醫學，當時芝加哥大學之人文學者如米德、古力、派克、湯姆士等人均重視社會文化因素。二十世紀美國實用主義與乎十九世紀歐洲之抽象形而上學形成二個極端的對比，實用主義強調學問應針對現實問題、生活經驗以求解答。

二十世紀美國精神醫生如肯福(Kempf)、梅爾(Mayer)及懷特(W. A. White)等都屬於實用主義學派，重視病患之實際生活經驗、生活環境，同時重視患者之思想行為之實際目的，此種實用主義的精神醫學受沙里文之影響很深，沙里文應用實用主義治療精神分裂症。

二十世紀之初有關精神分裂症之理念主要是受德國精神醫生克里普林之影響。在1920年至1930年之間，沙里文在沙普醫院內設立精神分裂症診所，開創醫療社區(therapeutic community)，對後期之精神醫院之設計影響重大，在這段時期中，沙里文建立之人際關係理論及心理治療方法針對克里普林之觀念加以批判。1920年代沙里文開始治療精神分裂症時，當時之觀念與現今的觀念差別甚大，當時治療精神分裂之精神醫學受克里普林之影響。克里普林被稱為現代精神醫學之父，其教科書為當時之經典。克里普林劃分精神病為若干類型，認為其根源相近，精神分裂症被視為不可治療之疾病。佛洛依德對分裂症的看法與克里普林雖然不盡相同，然而也強調其不可治療的特性。當沙里文行醫之初，精神醫學界視精神分裂症為不可治療者，然而沙里文發覺他的精神分裂症患語言行為雖然怪異，卻似乎是可以理解的，似乎是針對患者之生存環境之一種適應方式，而且也是可以治療的。沙里文的觀點與傳統精神醫學及克里普林之觀念不同，沙里文開始懷疑、批判克里普林的觀點。沙里文強調在診治精神分裂症患的時候，不得以先入為主的理念去瞭解病人，而應以親切的方式接近病人，瞭解其病況及思想行為之內涵。沙里文應用多重學術觀念攻擊傳統精神醫學之觀念。然而沙里文之思想理論仍承襲佛洛依德，強調精神分裂症之徵候並非雜亂無章，而是具有意義的，正好似佛洛依德對神經症(Neurosis)之詮釋，認為神經症之諸種徵候具有意義，並有其根源。沙里文細心檢查精神分裂症之根源，及其治療之過程及效果，對以後精神醫學影響重大，其理論更擴展及於對普通人的行為、心態之瞭解。從沙里文的觀點來看精神分裂症，乃是患者對生活環境的一種反應，包括對其親切人士、社會文化、傳統價值觀念的反應。當代精神醫學對於精神分裂症的看法與沙里文的觀念相似，沙里文在治療精神分裂症患時，重視患者之家庭環境，沙里文認為在精神分裂症怪異言行外衣之下，顯現患者之嚴重人際困擾，而此種人際困擾並非出自於生物因素，而出自於患者自幼之特殊人際關係。精神分裂症之難以瞭解因為一般人不瞭解患者早年之人際關係及生活經驗，精神分裂症患之過去與現在的人際關係乃其分裂症之根源，即使是輕度的精神情緒困擾也都出自於患者之家庭、人際關係因素。

五、親子關係理論(Object-relation Theories)

以英國克萊因(Klein, 1932、1957)為代表之心理分析學派，強調親子關係對精神疾病之影響，分析個人成長的心路歷程之潛意識因素。克萊因治療的研究對象為兒童及嚴重情緒困擾的病患。

1954年，心理分析學者費爾班(Fairbairn)排斥佛洛依德之生物學理論。佛洛依德認為一切心理疾病乃出自於生物性需求受阻，不能滿足而產生之後遺症。費爾班則認為人類主要需求在於尋求親密關係。以親子關係為例，對嬰孩而言，母親之奶水固然重要，然而母親所施予之溫情，嬰孩對母親之依戀，二者之親切關係對嬰孩的心靈都是極其重要的資源，都是嬰孩人格成長不可或缺之重要條件。

親子關係學派強調嬰孩之親人特性及其與嬰孩之關係，嬰孩所感受及內化之人物為何及其對嬰孩成長及人格之影響。佛洛依德終其一生對「親子關係」理論貢獻不大。二十世紀中葉，歐洲「親子關係」學派與美國之「人際關係」學派並行發展。美國心理分析學家，如沙里文、富洛姆(Erick Fromm)、荷尼、湯普森、奧圖・威爾等也開始關注嚴重精神病患。美國「人際關係」理論學派較之歐洲「親子學派」更重視患者內化之親子形象及關係，而不是實質的親子關係。

人際關係理論認為精神病患可分為三種，第一種是「融匯」(fusion)，患者感覺與親人融匯為一體。第二種是「一體之兩部」之關係(diadic)，患者亦有感覺其親人是敵對者之可能。第三種則視親人為獨立個體。在嬰孩成長之過程中，最初的歲月（剛剛出世之十八個月）嬰孩感覺與母體是一個共同體(symbiosis)，正如同他在子宮內之母子關係一樣。在兩歲左右，嬰孩與親人之關係逐漸走向「一體兩部」。三歲之後，嬰孩與親人之關係日趨複雜。佛洛依德規劃之人格成長階段之第三階段（性蕾期）在「人際關係」理論中，乃一重要階段，嬰孩與人之關係躍升至一個比較成熟、複雜的階段。

許多嚴重精神病患之症狀，似乎無法以佛洛依德之「本我」、「自我」及「超我」概念可解釋。患者之自我缺乏完整、整合之功能，不能夠自我監督。患者似乎有多重「自我」，在不同情況下，展現不同的心態行為。這些患者似乎不能體會其一己之不同狀態而視之為自然、正常的反應。心理醫生在治療這些患者時，必須指示患者，其在不同情況下，展現之不同心態行為乃展現其童年受特殊親子關係影響所致，不是一個正常人使用成熟自我防禦機制的現象。正常人具有一個完整的自我。心理醫生聆聽患者陳述其內化之人物(introject)對其影響，患者雖已成年，仍無法擺脫此內化人物之影響。

在「人際關係」理論架構之下，臨界精神症(borderline)之不穩定性格是可以理解的。患者展現多重人格似乎是回歸到童年的惡劣親子關係中，將人格二分，一部份是其本體，另一部份為其分身。有關「臨界精神病」，留待第二章再仔細討論。

六、自我形象理論(Self Psychology)

1960年代，心理分析學者感覺傳統心理分析學理論不能充分解釋一些精神疾病現象，不論是佛洛依德之本能受壓制的學說、「自我防禦機制」理念，或是「親子關係」理論。一些精神病患並非如「親子關係」理論所說之內心充滿昔日之矛盾、衝突，而是「空洞」，一無所有，他們缺乏完整的價值觀，缺乏一致的人生觀。表面上，他們似乎有自信，然而實質上，則在不斷希望得到外在的肯定及支持，希望別人接受他、讚揚他。患者缺乏自信，缺乏一致的價值觀。新的理論強調早年生活經驗，特別是早年親子關係對個人自我觀念(self)之影響。在貧困而子女眾多的家庭中，年幼之子女缺乏父母之關懷，在物質生活及親情方面都欠缺之成長經驗中，未能形成完整之超我及自我，對自己缺乏認知瞭解，缺乏自信，缺乏完整之價值觀，對生活缺乏目標，對生命缺乏樂趣，好似一片落葉，隨波逐流，心理醫生認為這一類患者難以治療。

心理分析學家柯胡(Heinz Kohut)創立「自我理論」(Self Theory, 1971、1977、1984)，解釋自我之成長、自我之扭曲及治療。在個人成長的過程中間，如缺乏可「崇拜」的親人或對象(object)❺或是逐漸解除對另一個人的崇敬，都可能產生精神疾病。這一類型精神病患缺乏完整之「超我」。為了維持良好之自我形象，這一類患者採取特殊的「自我防禦機制」，當其自我形象受威脅時，患者展現特殊的人格。

在臨床案例中，「自我」理論具有特殊意義。二位同是憂鬱症的患者，具有類似的徵候，而內在之心態可能不同。第一位可能感受罪惡感，因為其內化之親人行使超我的職務，指示患者之錯誤；第二位則因為缺乏內化之親人，缺乏完整之超我，因而缺乏生活方向，生活意義。對第二種患者，如給予溫情支助則有助於其病情之改善。

❺ 對象(object)在心理分析學領域內，意義為「人」。“object”概念源自於佛洛依德，依據佛氏「本能」理論，本能(instinct)有三個要素：⑴根源、⑵目的、⑶對象，而對象則通常是人。然而“object”也可能是非人之物或人的一部份。

對象又可分為實質的物(real object)與嬰孩感受的人(child’s perception of the object)。例如一位嬰孩之父親因戰爭而遠離，但嬰孩則以為父親棄之而去。又一位嬰孩感覺其父親很親切、溫暖，殊不知其父親可能是一個惡劣之黑社會人物。

第二章　精神疾病之類型、徵候及案例

第一節　精神疾病之類型

自古至今，精神疾病一直是人類社會的一項嚴重困擾。傳統社會的人對精神疾病的觀念不清楚，不能夠分辨精神疾病與正常人之間的差異，即使是在科學昌明的現代社會中，精神疾病仍是一項含混不清的概念，甚至精神醫生也無法分辨精神疾病與正常人之間的臨界線，也難以區分不同類型的精神疾病，更因為多數精神病患呈現多樣病徵，很難以歸納入一特定類型。更使人困擾的是，大多數精神病患都只是偶然呈現症狀，其餘的時間則無精神病跡象。例如一位神經症患，肯定他曾經見過鬼，但是除了這一項徵候之外，他仍舊有家室親友，每天工作。在一個迷信的社會裡，誰能說他患了神經症呢？另外一位具有恐懼症的患者，不敢乘坐飛機；但是除此之外，她在日常生活中並無其他特殊的症狀，因此也很難以判斷她的精神症狀。多數罹患輕度神經症的人，只是感覺到不愉快或是痛苦，外人難以觀察瞭解其內心的症狀，只有心理醫生或是研究心理學的，在細心觀察之下，才能夠覺察其精神症狀。此外，具有「人格錯亂」(Personality Disorder)，或是「臨界精神症」(Borderline Psychiatric Disorder)的患者，有的是偶然展現違背邏輯理性的言行，有的是以犯罪、吸毒、同性戀等行為方式出現，他們是現代都市社會的常態，又怎能稱呼為精神疾病呢？紐約市在1980年代所作的一項醫學調查，發覺其成年人口中，百分之75%具有若干精神疾病徵候。1970年代，臺北市所作的一次醫學調查，也發現臺北市人口中，40%以上具有精神疾病的徵兆。自1970年以來，臺灣社會環境日形惡化，相信罹患精神疾病的人數又增加了許多，這些統計調查在在顯示精神疾病的普遍。

在傳統社會中，由於迷信觀念之普遍，使得人們對精神疾病的瞭解更是撲朔迷離。即使是在現代社會中，相信神靈鬼怪的人數仍相當多。以目前臺灣為例，神靈鬼怪的觀念仍是民間普遍的信仰，根據這一類的學說，則各種精神疾病都是神鬼怪力之所致。

自十九世紀末葉以來，由於科技及醫學進步神速，現代人對精神疾病的瞭解也逐日明朗化，現代醫學瞭解精神疾病乃因生理因素，或生活壓力所形成。現代都市社會中，由於人際關係疏離、社會價值觀念混淆、生活壓力大，同時賴以維繫人類心靈健康之家庭及社區組織也日益式微，因生活壓力而產生之各種精神疾病日益增加，於是在十九世紀末期，專門研究精神疾病之精神醫學(Psychiatry)及心理分析學乃應運而生。

首先，現代精神醫學依據精神疾病之根源，劃分精神疾病為二大類型，是為器質性精神疾病及功能性精神疾病。第一類器質性精神疾病(Organic Mental Disorder)，出自於生理因素，舉凡先天或後天性的大腦病變、神經體系病變，或是內分泌障礙，都可能造成精神疾病。先天遺傳性的精神疾病最明顯的例子是「蒙古症」，新生嬰兒具有1‰罹患蒙古症的可能，症狀是腦神經之萎縮痲痺，形成智障。此外「老年癡呆症」也是一項明顯的先天性精神疾病，患者多數是老年人，呈現智力逐漸衰退的現象。後天性的器質精神疾病明顯的例子是帕金森症，患者神經體系逐漸衰退，呈現顫抖、肌肉無法控制的現象。內分泌與精神疾病之間的關係更是密切，事實上多數精神疾病都會產生不同的內分泌病變，而內分泌病變也會造成精神疾病。甲狀腺之亢進可以產生躁症，甲狀腺分泌不足可以產生鬱症；反之，躁症可以促使甲狀腺亢進，鬱症可以促使甲狀腺分泌下降。

依據精神醫學的分類，第二類精神疾病是「功能性精神疾病」

(Functional Disorder)；凡是沒有明顯生理基礎的精神疾病均歸類為「功能性精神疾病」❶。自十九世紀末，心理分析學問世以來，心理分析學家強調功能性精神疾病乃後天生活經驗所產生的心理障礙。此外，美國精神醫學學會，依據精神疾病的特色，將精神疾病劃分為四大類型（參閱*DSM–III*），分別討論於下：

一、精神病(Psychoses)

當一個人的思想行為已經脫離現實，違背理性邏輯，是為精神病。精神病之類別很多，以精神分裂症(Schizophrenia)最為普遍，精神分裂症患者之言行、思考，已脫離邏輯理性之範疇，最明顯的現象是思想行為怪異、生活懶散，逃避人際交往，無法與人溝通、協調，多數有幻聽、幻覺徵候。這一類病人無法從事正常工作，無法維持正常人際關係。精神分裂症患約佔總人口1%，由於病情嚴重，精神分裂病患卻佔精神醫院、精神療養院人數三分之二以上。除了精神分裂症之外，精神病尚包括妄想症、憂鬱症等。

二、心理病(Neuroses)（或稱神經病）

以往稱之為神經病，主要徵候是過度緊張、焦慮，通常心理病之病因潛伏於個人潛意識之中，不為病患所感受。潛在之焦慮緊張展現的方法怪異，例如酗酒、吸毒者絕大多數都出自心理病，同性戀中亦包含甚多心理病患。除此之外，在普通人口中，罹患心理病者比比皆是。心理疾病是現代工商業都市生活之產品，在繁忙沈重的工作壓力之下，在缺乏親切的人際關係中，人的精神情緒遭受不斷的打擊及壓力，因而造成緊張焦慮。

以世界著名的影人伊麗莎白泰勒而言，她可以說是集才華、財

❶ 根據1990年代精神醫學理論，似乎「器質」與「功能」精神疾病之區分已不太明顯，參閱S. M. Tusner and M. Hersen, 1997.

富、地位於一身。然而根據她的自傳，自從二十五歲始，她日日與毒品、酒精為伍。泰勒生活多彩多姿，她的婚姻生活也為世人所注目，曾歷經婚變八次，我們可以想像每一次離婚都給予她精神情緒嚴重打擊，因而造成嚴重心理病。此外，我國影劇界知名女明星也有在過度壓力緊張之下，心力憔悴，走上自盡之途；1990年之後國內警察、警官自殺者眾也多是心理因素所致。

三、心身症(Psychosomatic Disorder)

所謂心身症，指由心理因素而造成的生理疾病症狀。心身症種類繁多，最常見的例子是胃病、心臟病、腦溢血等；甲狀腺症也多是心因造成。

四、人格偏差(Personality Disorder)

由於不良教養、惡劣環境、特殊人際關係，或是生理遺傳因素而導致人格偏差。偏差人格中，最主要的類型是反社會人格型態(anti-social personality)。這一類型人格偏差主要特徵是缺乏良知良能，其形成因素主要是由於缺乏教養，親子關係失調，早年受父母或其他親人排斥、冷落；也有少數是導因於生理疾病，例如：大腦病變。反社會人格型態又稱為缺乏良知型(sociopath)，黑社會及犯罪份子中這一類人較多。然而，在正常的人群社會中，亦時時出現這一類型人物，例如報章雜誌上時常登載之經濟犯、貪污枉法者，許多都是在人格上有偏差，缺乏良知良能，以下是一個缺乏良知型的犯罪實例。

民國八十年，臺中出現一位迷姦勒索的惡性罪犯。根據臺中刑警副隊長陳坤胡報導，惡徒陳君平是一位二十幾歲少年，然而涉及多重迷姦罪行。陳君平的作案手法非常可怕，每一次作案以前，他都先物色目標，在第一次約會時，伺機在飲料中放下迷藥，在將被害人迷倒後，就帶到賓館或旅社中闢室，趁被害人昏迷時加以強暴，然後洗劫被害人的財物，還將強暴的過程一一拍成照片。陳君平再利用那些見不得人的照片，向被害人勒索財物，如果被害人有意報案，他就以公開照片為要脅，手段毒辣異常。從作案的整個過程中，我們可以揣測犯案人的心態，不僅是毒辣，可以說是缺乏「人性」。這一類的人缺乏良知良能，漠視道德規範，是社會中害群之馬，是人間的敗類。值得慶幸的是，陳君平被捕之後不久，即被正法。但不幸的是，隨著工業都市社會的成長，文化脫序，家庭功能之式微，這一類型的變態人格正日益增長中。近年來，重大刑案數目迅速增長，涉案的有成年人，也有未成年人，然而他們都具有共同的特性，就是具有反社會人格。這些人危害社會最深，根據過去犯罪學研究，這一類型的罪犯也無法矯治。

精神醫學雖早已被納入現代科技醫學之一部份，然而在實質上，由於一般功能性精神疾病無確切病源可尋，再而病情輕重不等，三則各種精神疾病常摻雜融匯於一體，很難以見到單純的精神疾病類型，因此治療困難。精神疾病中，除少數器質性精神疾病之外，大多數精神疾病乃屬後天生活經驗中，個人的人格結構及心理受衝擊而形成，所以精神疾病與個人人格個性及生活經驗密不可分；每一個人都具有其人格特性，也都可能隨時情緒發生變化，有時生氣，有時悶悶不樂，有時作白日夢、幻想，這些情緒反應在本質上與精神疾病是無可劃分的，因此正常人與精神病之界線只是情緒反應的強弱，及發作時間持續的長短。正好似人有高矮、胖瘦，如何界定何者為病態都是人為性的決定。在極端的情況之下，我們可以清楚的分辨病態與正常，然而在多數情況中則難以分辨。

在病情及治療方面，精神疾病與慢性生理疾病類似。慢性生理疾病如糖尿病，病患終身纏綿，病況日益惡化而至於死。最近幾十年來，由於醫學進步神速，糖尿病的惡化得以減緩，然而患者仍終身無法擺脫糖尿病的陰影，受其殘害，至死方休。除了病情發展類似之外，精神疾病之醫療亦類似慢性生理疾病；醫生只求緩和精神疾病的病情，減少其徵候、痛苦，無法根除。例如最新的治療精神病藥物可以降低患者的徵候，然而只有在服藥的時候，徵候才降低；一旦去除藥物之後，病情復發，所以治療精神疾病的藥物，好似傷殘者的輪椅；輪椅代替了病患的殘肢而非醫治患者的傷殘；同樣道理，精神疾病的藥物也只是抑止精神疾病的發作，而非根除精神疾病。

傷殘者使用輪椅日久，身體的肌肉功能逐日喪失，終至於死亡；使用精神疾病藥物者效果相似，一旦藥物上癮，就好似傷殘患者之輪椅，成為生活不可或缺的一部份；一般的藥物除了具有藥癮性之外，更具有其他嚴重不良後遺症，導致諸多問題。然而在兩害權取其輕的原則衡量之下，精神疾病的患者服用藥物乃是無可避免的。

精神醫生對於精神疾病的治療，主要目的在於幫助病人瞭解其心理狀況，減輕其病情徵候，例如擾人的幻聽、幻覺、失眠症等等。1995年，東海大學一位教授因不堪幻聽的困擾而自殺。另外一位高段數的柔道教練及另一位大學的教授都因為性騷擾行為而自殺。這幾位患者都具有神經症，如果是在事前或事後，施以精神治療，都可以恢復心理正常。他們所犯的錯誤不大，然而由於他們的身份不同，在人言可畏的壓力下，被迫自殺。

近幾十年來，由於科技醫學進步神速，絕大多數的疾病都已在藥物治療的控制之下，然而人類精神疾病之危機卻並未因為科技藥物之演進而下降；反之，精神疾病似乎與文明之演進具有密切正向關係；人類文明愈進步，生活壓力愈大，人際競爭日益劇烈，人際感情日漸冷漠的情況下，人類精神承受的壓力愈重，精神疾病蔓延加驟。人類的壽命因科技發達、生活水準提升而日益增長，本來應該是人類的最大福祉，然而老年人各種疾病不僅為患者帶來無盡的痛苦，也為社會帶來無止盡的負擔。美國的老年福利制度(social security)在西元2000年之後，將面臨破產的危機。主要的原因就是因為人類壽命增長太多，而老年人病患比率高，使得政府的預算難以維持。

現代精神科醫生對於精神疾病的治療，都是以藥物及心理治療雙管齊下；在精神疾病的防治方面，應該首重預防，也就是阻止精神疾病的發生；在預防教育中，強化個人的自我結構功能，使之不致於發生病變，正好似我們對年幼的學童，施以體能教育，使之身體健康，免於感染疾病。精神醫學的第二層次防治則為針對精神病患施以救助，以減輕其病徵及痛苦，增強其生活能力，防止其病況之惡化。

在各種的精神疾病中，偏執強迫行為神經症(Obsessive-compulsive Disorder)及人格偏差最難以治療。因為偏執強迫行為神經症以偏執的思想化解其內心的危機，在這種狀況下，精神醫生難以說服患者放棄其偏執的思想，因為患者一旦放棄其自衛之工具──偏執之思想，則必需面對無法忍受的現實，無法解決內在心靈的危機。

此外，社會上犯罪人口中，人格偏差的比數偏高；犯罪的罪情愈重，其人格偏差亦愈嚴重，然而對於罪犯而言，其人格偏差屬於自我適應的機制(ego syntonic)，有助於其生存適應，對於這一類的人，也似乎只有終身監禁，以阻止他們繼續犯罪。總之精神疾病之防治與犯罪之防治，從理論上來看，都應著重第一線的預防，防患於未然，乃為上策。當前美國許多教育及社會政策似乎都是針對犯罪所作的第一線防禦措施。

但是，在當今多元化的工業社會中，都市百病叢生，貧困、吸毒、犯罪、娼妓、精神病都無所不在，同時家庭結構及社區組織的功能日益式微，使社會成員暴露於各種壓力之下，形成多種精神病變；因此，當代工業都市社會中，由於人口密集、價值觀念之多元化、生活緊張等因素，精神疾病是在所難免，我們只能希望一則治療精神病患之藥物能夠日益進步。在這一方面，1960年代以來精神疾病的藥物進步神速。第二，我們希望在社會心理治療方面(psychosocial)對精神疾病能作有效的治療。

精神科的醫生及護理人士，在醫療精神病患時，應遵守以下幾項原則。第一，對待病人，首重誠懇，不可花言巧語，欺騙病患。當病患之病況及心情都已陷入谷底，而將其唯一的希望寄託於精神醫生的身上，如果醫療時，醫生虛偽以待，對病人的打擊是不言可喻的。對於精神病患之處遇之第二項原則是，精神科醫生應秉持一定的醫療原則及方針對待病患，不能夠因病患的情緒而改變治病的原則。第三，對待病患應以溫和的態度，不能夠用嚴厲及極端的手段，因為後者可能造成無可補救的後果。心理醫生對待精神病患應給予輔導而非嚴厲的指責。

近年來，精神醫學研討會均強調社會環境與精神疾病的密切關係。最近，精神疾病「環境治療法」(Milieu Therapy)強調，對待精神病患，無論其病情是嚴重或輕微，強調病患調養的環境，必須具備以下八項條件:

1. 患者對其居住的環境熟悉。
2. 患者在居住環境中感覺安全，不受威脅、不受傷害。
3. 患者在居住環境中，人際關係溫和、良好，互不干預。
4. 患者的各種需求可以滿足。
5. 居住環境清潔整齊。
6. 居住環境對病患的限制較少。
7. 患者可以有機會參與不同的興趣活動。
8. 患者對居住的療養院負責人有信心。

在臺灣南部的龍發堂，是一所大型的中國民俗精神病療養院，由佛門子弟主持，已有三十多年的歷史，目前該院收養了七百多名嚴重精神病患。龍發堂的環境滿足了以上八項要求，所以是一個良好的慢性精神病療養所在。

第二節　精神疾病之徵候

一、導　言

精神醫學與普通醫學不同。普通醫學治療人體器官疾病，專注於人與自然環境的適應關係；而精神醫學則治療個人人格及心理病變，又以人際關係為關注之重心。以精神分裂症為例，患者對人之深刻偏見，使他在人際關係中呈現異常心態行為。如果患者獨處不受外人干擾，則可能行為表現正常。偏執妄想症患者亦復如是，在無壓力之下行為表現正常；而當人際關係壓力增加，使他不能忍受時，則呈現異常行為。1966年，紐約市一位三十一歲的男人因勒死一位少女被判入獄，在獄中他表現良好，五年後被釋放，但不久之後又因殺人罪被捕。這位偏執強迫行為神經症患在恢復自由之後，無法承受日常生活中的壓力而再次殺人，然而在獄中，卻因為獄中生活環境單純，他行為表現良好。1996年12月臺灣亦發生一件類似的悲劇。一位入伍不久的新兵，因無法承受軍中生活的壓力，殺死了幾位官兵後自殺身亡。如果這位新兵在入伍前作精神檢查，瞭解他的精神疾病，使他免於服役，免於人際之壓力，則或許他不致於造成大禍。

一位四十二歲的女教師已有二十年的良好教學經驗。有一天，正當她在授課時，一位路過教室的學生向她扔擲了一塊肥皂，打中她的肩部，這位女教師被嚇得昏倒，送往醫院，雖經醫生檢查她並未受傷，但她卻再也無法上課。然而她在家中生活正常。原來二十年前當這位女教師開始教學時，學校四周環境單純，然而後來環境日益複雜，犯罪日益增加，她逐漸感到不安全。在那次偶發的事件中，促發了她的偏執妄想症(Paranoid)。

另一位精神分裂的女患者無法照顧她自己的孩子，但是在精神病院中卻可以照顧其他病患的子女。另外，患長期憂鬱症的病患在良好的人際關係中可能無不良表現，然而當良好人際關係消失時，可能突然自殺。

許多急性嚴重精神病患進入醫院後，由於醫院內環境單純，因此其精神病徵候迅速消失，然而這種徵候消失的現象並不表示他可以恢復正常生活。一旦出院，如果缺乏監護，病人很可能自殺或陷入更深的精神症狀。精神病患須社會支援，如果我們可以幫助一位不良於行的患者，給予他一部電動輪椅，則我們也可以幫助一位精神病患，給予適當的支助。

每一個人都必須適應環境，在人際生活中滿足一己之需求；當個人適應出現障礙時，是為精神疾病。適應生存有兩種方式，第一種是個人可以透過理性思考，改變一己之心態行為以求適應，是為「自我適應」(autoplastic adaptation)。然而個人也可以改善環境，以求適應，是為「改變環境的適應方式」(alloplastic adaptation)。

精神醫師賀爾摩斯(Holmes)及拉謝(Rahe)創作了一個生活壓力測量表。如果一個人在一年中得到二百分以上的壓力，則此人罹患心臟病、高血壓及精神病的可能率很高。生命過程中，配偶過世之壓力最重，其次是財務問題，再而是個人生活習慣之改變、居所之改變，一個人最好不要在同一時期內面臨多項變遷，承受過多壓力。

二、神經症之人格特徵

神經症患之主要徵候為焦慮、緊張，然而患者人格完整，仍能充分掌握現實。神經症患使用較成熟及高級(second-level)的自我防禦機制，然而也有神經症患使用初級自我防禦者。壓抑(repression)是高級自我防禦最佳例證。而否定事實(denial)、二分(splitting)、「投射」及「投射式認同」則屬於初級自我防禦。在正常親子關係中，嬰孩能自懵懵生命初期，逐漸成熟，化解成長中之危機為轉機，不必執著於幼稚的自我防禦機制。神經症患之自我觀念亦完整一致。神經症患仍具有完整的現實感，他們沒有幻聽、幻覺、幻想的經驗。他們也不會刻意扭曲事實，以求其思想一致。神經症病患之主要困擾來自於「自我不協調」(ego alien)之思想行為。這些思想行為使患者感到不適、痛苦。

神經症患在治療過程中能將自我一分為二(therapeutic split)，一部份是行為思想的本體，另一部份則觀察己身之行為思想。例如一位具「偏執妄想」徵候之神經症患，雖然將惡意投射他人身上，然而仍能自覺，可能是出自於一己之誤解。然而一位「臨界」精神病患或精神病患則不能自知「投射」之使用，堅持是外人的惡意。舉一例以區分不同類型精神疾病。具潔癖之神經病患自知潔癖之古怪，然而仍堅持其行為。而臨界精神症患或精神病患則以為所有不具潔癖的人都是髒的。有一位臨界精神病患十年如一日的，每日清洗他的鼻子。另一位具有暴飲暴食症的精神病患在就醫五年之後，才對他的醫生說：「最近我不再嘔吐了。」

根據艾瑞克森(Erikson)之分析，神經症患順利度過生命最初的二個階段：即「基本信賴」及「基本獨立」(basic trust, basic autonomy)，然而卻困於第三階段，在尋求「自我認同、身份，及主動」方面出現障礙。佛洛依德認為治療神經症患之主要職務在於消除患者對人際、情感之抑制，對工作之抑制。在治療過程中，神經症患之自我觀察部門(observing ego)能夠與心理醫生合作，建立醫療同盟(therapeutic alliance)，有助於心理疾病之治療。

三、「臨界精神病」(Borderline Psychopathology)之人格特徵

在十九世紀末，當精神醫學興起之際，已有心理醫生發覺，有的精神病患之症狀似乎介於精神病與正常人之間。二十世紀，「臨界精神病」觀念更是盛行。1942年，心理醫生德意曲(Helene Deutsch)提出「假擬」人格(as-if personality)以描述此一類型病患。1949年，何霍(Hoch)與波拿汀(Polatin)更提出「假神經質的精神分裂症」以命名。1950年代，精神醫學界更清楚發現此一類型精神病患，既無精神分裂症之幻聽、幻覺之徵候，然而又缺乏神經症患之穩定人格。這一類型病患似乎較神經症嚴重，他們有時陷入「精神病」境界，平時則是正常。1953年，心理醫生奈特(Knight)命名之為「臨界精神症」。1968年，格蘭克(Grinker)等精神醫生稱之為「臨界徵候群」(Borderline Syndrome)，認為患者之人格病變，介於神經症與精神病之間。之後，「臨界精神症」普遍為精神醫學界接受。1980年，美國精神醫學學會正式接受此一命名，將之納入《精神疾病檢驗手冊》(*DSM–III*)之中。

在親子關係理論中，將三種不同類型精神疾病之根源追溯及親子關係發展之三個階段。第一，精神症之困擾源自於生命最初階段。當時嬰孩（患者）感覺與母親為一體(fusion)之時期，精神病患之人格發展未能超越此一階段，產生物我不分之意識。第二，「臨界精神症」人格發展源自生命第二階段，大約在一、二歲左右。此期最主要之發展因素為嬰孩一方面爭取獨立自主，而又同時必須依賴母親。在此階段不良親子關係，例如：嚴重焦慮之母親，不讓嬰孩獨立，或是疏忽、排斥子女，都可能造成嬰孩之人格傷害，形成「臨界精神症」。第三，神經症源自嬰孩發展第三期，大約為三至六歲，相當於佛洛依德之「戀母情結時期」。嬰孩之困擾源自於其所欲與其所拒

之間的矛盾衝突。

1977年，史東(Stone)強調神經體系障礙與臨界精神症之關係。馬勒(Mahler, 1971)強調在嬰孩發展早期（一至二歲），與母親關係之中，特別在爭取獨立自主，而又完全依賴母親之際出現困擾。克茵堡(Kernberg, 1975)持類似的觀點。沃夫及阿爾坡(Wolf, Allport, 1991)強調親子關係中出現情慾(incest)危機所致。

臨界精神症患之主要特徵是其使用初級自我防禦機制。由於他們慣於使用「否定事實」、「投射性之認同」及分離，因此當他們情況惡化時，他們的症狀與嚴重精神病患相似。然而這二種病患之間也有差異。當心理醫生向臨界精神病患解釋其使用初級自我防禦時，患者能產生局部反應，然而對嚴重精神病患而言，則沒有反應。以使用「初級貶蔑別人」(primitive devaluation)為例，對臨界精神病患而言，對他指示其內心的困惑，他們可以瞭解、接受。在「身份整合」(identity integration)層面，臨界精神病患之自我觀既不一致而又零亂。當論及其人格結構時，他們感到迷惘。在詢及其親人時，他們的回答簡單。當一位臨界精神病患被詢及其母親是怎麼樣的一個人時，他的回答：她只是一個普通的母親。而嚴重精神病患之回答則更具體化，或具疑慮性。在涉及身份整合的問題時，臨界精神病患之反應可能是情緒性的。在身份整合方面，臨界精神病患質疑己身之身份，而嚴重精神病患在詢及同樣問題時，不會產生強烈反應，因為他們內心的問題是另外一個層次。

四、精神病之人格特徵

精神病乃精神疾病之中病情最嚴重者，患者思想行為已與現實脫節，不具理性。精神病患之人格解組亦較嚴重。與精神病患對話，可以是很低調，但也可能危機四伏。在1950年代之前，在抗精神病藥尚不發達時，精神醫生少有能治療嚴重精神病患者。精神病患具外顯徵候者，例如幻聽、幻覺，自然不難偵察。然而也有許多嚴重精神病患不具明顯的外在徵候。除非在特別情況下才展現其病徵。這一類型嚴重精神病患難以偵察。對於一位不具明顯外徵之精神分裂症患，或憂鬱症患，適當之處理治療可以解除其危機。以下，筆者將提供讀者若干指示，如何辨別不具外徵之精神病患。

首先觀察的是患者使用之「自我防禦機制」。自我防禦機制例如:「退縮」、「否定事實」、「無所不能之控制能力」、「原始的理想化或初級性的貶蔑，初級性的投射及內化」，及人格分解(dissociation)，皆為嚴重精神病患所慣於使用者，它們屬於「語前期」及「前理性期」(prerational)，都是在生命初期所展現的。他們具有防衛嚴重心靈侵襲之功能，雖然他們本身也會造成不適，但較之他們所抵禦之外來嚴重侵襲則不足道。

其次，嚴重精神病患對其一己之身份(identity)印象模糊。第三，嚴重精神病患有與現實脫節之現象。他們常以一己之特殊理念解釋外在情境。有一位偏執妄想症患對診治他的心理醫生說:「你似乎情緒不寧，一定是你認為我不是一位好母親所致。」另一位嚴重精神病患對心理醫生說:「你似乎很不耐煩，是否因為昨天我提前五分鐘離開你的診所?」另一位妄想症患經過五年心理治療，乃瞭解他過去妄想，以為壞人因為他的生活方式而要殺害他，是出自於他對於自己生活方式所產生的內疚。

可能形成嚴重精神病患的人常是無法從自己的困惑中釋懷。心理醫生卡山林(Kasanin, 1944)認為這一類特性出自於精神分裂症患喪失抽象思考能力所致。有的精神病患在口頭上似乎能夠指認自己的心理問題，然而實質上則未做到。他們好像鸚鵡，可以發出人類語音，然而卻不知其意義。有一位常去診所看病的精神病患能熟背「手中一鳥勝過林中二鳥」的諺語。「自我心理學」(Ego Psychology)強調嚴重精神病患不能分辨「自我」、「本我」及「超我」層面，亦不能分辨自我意識中執行者與觀察者之分野。嚴重精神病患以其全部精力去應付其心靈之恐懼，無餘力去應付現實的問題。人際關係和親子關係學派則強調嚴重精神病患不能分辨內在心靈與外在事實的經驗之分野以及對人缺乏基本信任，因而無法溝通。對於一位精神病患或即將成為精神病患者而言，外人可察覺其內心之極度恐懼及混淆。他們的夢也清楚顯示死亡及破壞的感覺。他們對一己之能否生存產生嚴重質疑。1950、1960年代，心理分析醫生認為精神症患在生命早期與母親的關係中，未能形成「獨立個體」的心理，仍以為己身與母親屬一體，因此對一己之獨立生存(existence)產生質疑。

五、精神分裂症之人格特徵

精神分裂症乃精神病之一類型，其病況最為嚴重。布魯勒(Bleuler)以精神分裂症之基本徵候界定之，也就是該症之特性，包括思想及聯想上之混亂(disturbance)、情感上的混亂、模稜兩可之心態、自閉、不能集中注意力、缺乏意志力、人格變化、行為混亂，而幻聽、幻覺乃精神分裂症之次級徵候。

史耐德(Schneider)列出精神分裂症的徵候如下：幻聽，聽見自己的思想；幻覺，感覺思想受別人控制，覺得個人的思想影響別人的行為，感覺個人的行為受外來力量影響。然而事實上，許多精神分裂症患並無以上病徵。布魯勒認為幻聽、幻覺乃多種精神病之徵候，不限於精神分裂症。1973年之國際精神分裂症研究發覺43%的分裂症患無史耐德所列之徵候。

精神分裂症患內心衝突矛盾：一則是患者恐懼與人建立親密關係，因而形成孤獨的生活方式，第二是極端寂寞難耐的感覺。由於生活孤單寂寞，精神分裂症患陷溺於此二極之間，一則是迫切的需求親密人際關係，而同時又恐懼親密人際關係，分裂症的其他徵候似乎都是次要的，是由此主要病徵引發而產生者。1911年，佛洛依德認為精神分裂症之次級徵候乃為了化解個人寂寞無奈的感覺而產生的「補償性」徵候(restitutive symptoms)。病人在他建立的複雜幻想世界中得以生存。幻聽及幻覺等次級徵候都只是為了化解個人寂寞而產生的補償性徵候。在病人產生反人性之病徵之前，先有一段焦慮不安的時期出現。

精神分裂症患之思考屬初級思考程序。初級思考程序包含具體思考、濃縮許多事件為一、情感之轉移(displacement)、缺乏時間觀念、使用隱喻及象徵主義，在思想的結合方面呈現鬆弛的現象。思想的流程不清楚、混亂，不專注而且怪異。一般人無法體會，瞭解精神分裂症患的思想語言乃因後者所應用之參考索引不同，如果心理醫生能瞭解病患所應用之密碼(code)及其特殊之防禦機制，則可以瞭解其意義。

精神分裂症患之語言拘泥形式化(verbal mannerism)展現患者對人之曖昧，既需要親切人際關係而又恐懼之疑慮。當他遇見一位他疑慮的人，或面臨威脅他的情境時，他的語言、思想變為不可理解，然而換一個他熟悉可信的人，或是他感到安全的情境時，他的語言及思想變為可理解。患者更使用「新字」(neologism)，由患者自行編造的字，也可以發出一連串的無意義的語音(glossolalia)。許多宗教都將此種無意義的語音詮釋為神鬼的溝通方式。

在精神分裂症中，患者之語言機制受其需求與恐懼之矛盾所控制，為了抵制親密關係，患者使用各種怪異之語音及文字組合，有時使用過度誇張的修辭(verbal mannerism)。迷信也是精神分裂症展現之一種方式，雖然迷信是傳統宗教信仰的一部份，精神分裂症患則以極端偏執思想的方式呈現。為了降低外界的威脅，分裂症患可以運用特殊語言、姿勢以控制邪惡。當他們以蠟像的姿態站立時，他們內心則可能自以為是在承擔世界最重要的職責。分裂症患童年時承受父母「二者皆咎」(double-bind)的指令，患童無論如何做都會受罰。患者逐漸形成病態的思想，以木立(catatonic)的姿態出現，內心則以為如果他採取任何其他的行動（行為）都將產生嚴重的後果。當然，對精神分裂徵候，我們也不能排除生理因素，患者腦神經可能有障礙。

精神分裂症患也有以「才智化」(intellectualization)以展現其對人之需求與恐懼兩極化之內心困擾，以逃避困擾個人之思想，或是性需求，或是攻擊性的願望。正常青春期的少年時常有這種傾向，常提出才智性(intellectual)的問題，例如：「宇宙出現又是什麼景象?」「為什麼上帝以男人身份出現?」「聖母未經懷孕如何可能生子?」其實後二項問題也隱藏性的意味。

一位精神分裂而宗教信仰虔誠的少年，在聽說聖母未受孕而生育的故事後，即展開一連串的思考；既然聖母可以未受精而生育，則他的母親也可能，則他可能是第二個耶穌。如此的幻想可以持續數月。在他病情稍癒時，醫生問他：「你是否認為你是救世主呢?」他回答：「我也不知道，我還不知道救世主的工作性質是什麼呢?」

「語言思想混淆」(clang association, tangential thinking)，辭語不合邏輯的現象，精神分裂症患無法作邏輯理性思考，在語言上出現缺乏理性邏輯的現象，例如分裂症患之聯想：「國父孫中山、山上有虎、馬馬虎虎……」如此以語音而串連的句子，對正常人而言是無意義的，可見分裂症患在思考時，腦神經可能出現障礙。

有時分裂症患以極其複雜婉轉的方式去回答一個問題(circumstantiality)。事實上，當一個問題涉及性或倫理道德的禁制時，中國人就有這種傾向。心理治療醫生(psychotherapist)應體會病患內在之焦慮，他的間接婉轉方式回答問題，或是他對人對事的看法都可能是自衛，防衛他隱藏的心理秘密。正常的人不也是如此嗎？誰又沒有秘密呢？差別只是程度性的。精神分裂之另一特色是行為以及語言刻板化(stereotypy)，病患一再重複同一語言或行為。心理醫生古斯汀(Goldstein)認為精神分裂症患之抽象思考能力出現障礙，特別是對於諺語之詮釋展現障礙。許多精神分裂症患在純數理方面思考並無障礙，顯示這些精神病患之障礙出自人際關係之困擾。當醫生詢問一位精神分裂症患:「一個在玻璃室中的人不可以扔石頭」作何解釋時，這位病患開始注意的玻璃窗戶而恐慌，逃離診所。

許多正常的人都會在事情發生之後回想，而產生許多自認為有價值的思想，例如「當某某人在指責他時，他可以很理智解釋他的行為而不必恐慌、生氣」。然而在事情發生的時候，由於焦慮緊張，無法作理性的反應。

精神分裂症患容易發生語言思想中斷(blocking)的現象。憂慮症患常出現思想、語言及行動緩慢的現象，並且一再重複悲觀的論調。憂鬱症患常抱怨思考太費力，其注意力不能集中，記憶衰退。有時，病況嚴重者語言行動之緩慢近似精神分裂症之癡呆(stupor)狀況。

精神分裂症發作之第一步總是以從人際關係中退縮為始，繼之是講話減少，再而是語言緩慢，或出現中斷現象，或者出現長時間之發呆。在長期孤單寂寞的壓力下，病患企圖重建人際關係，然而在恐懼的壓力下，他以一套複雜的心理防禦機制，去滿足他的需要，包括幻聽、幻想、幻覺，或是多重人格的方式。在精神分裂症之初期，病患言談比較快速而且有活力，他的幻想、幻覺(hallucination)都能夠很生動的展現。在此時期，病患之內分泌亦發生變化，其幻聽、幻想及幻覺與其腦神經的結構變化密切相關。當個人之憂鬱降低時，個人之思想及語言速度加快，有的病患進入「躁」(manic)期。躁症的語言行動迅速轉移目標，然而卻具備正常之邏輯。例如在一影片中的一位躁症患者以其積蓄購置華貴汽車，在很高的牆上走動。躁症的言行與精神分裂症患在癡呆期激動時所出現的慌亂言行不同，後者缺乏邏輯，普通人不能瞭解。例如精神分裂症患發出一連串無意義的語音。然而躁症與精神分裂症患之急躁具有共同之特性，二者皆為逃避客觀外在環境中無法承受之痛苦。當一位躁症患者展現輕鬆愉快的外表時，有經驗的觀察者可以看出他的偽裝，而且使用現實測量法，精神科醫生可以拆穿病患之偽裝，使後者暫時恢復神智。

精神分裂症患可能經歷神怪的感覺及經驗(mystical experience)。正常人在接受麻醉劑時也可能短暫產生神奇怪異的感覺，吸食毒品者也會產生。虔誠宗教信仰者也可以產生神奇怪異的感覺。

六、恐懼症(Phobia)之徵候

恐懼症之根源眾多。八個月大的嬰孩已能分辨母親的面容，見到生面孔時會產生恐懼。父母對幼童的懲罰都可能形成兒童成長後種種的恐懼症。一位三歲大的女孩對門的把手等附著物(appendage)產生恐懼症，起因於她父親剛自軍中回來，在家中裸體時被小女孩見到。在心理治療過程中，發覺小女孩見到父親的生殖器，自以為她是受到懲罰，性器被閹割。由於她對陌生的父親的仇視，潛意識中她恐懼遭閹割，更而由於三歲兒童之性幻想而產生恐懼，再進而由對附加物之恐懼而發展形成對所有物體空缺之恐懼，例如見到牆上的破洞而產生恐懼，當風吹過、樹落葉時，她開始對風、對落葉產生恐懼。這位女孩由被閹割之單一恐懼演變成為泛恐懼症。在心理治療過程，心理醫生從她對父親愛恨混淆的態度著手，繼而化解她因性幻想及仇視恐懼父親所產生的內疚，以及她因恐懼報復而產生之被閹割恐懼，逐漸消除這個女孩的恐懼症。恐懼症之恐懼對象有的意義明白，有的複雜。類似顯性夢與隱性夢之間的關係。

一位有一個五歲大女兒的年輕貌美女子懷孕了，她的丈夫要她墮胎。當她看見玻璃瓶中的胚胎體時，她的眼睛感到痛，從此以後，她因為恐懼異物進入她的眼而不敢上街。每次上街，她會感覺異物入眼，然而醫生檢查卻發覺無物。她的恐懼症似乎出自她對丈夫之仇恨，因為她丈夫要她墮胎，而她對丈夫之敵視又源自於她幼時對母親之敵意。她經常去看她的家庭醫生，又引誘後者與之發生性關係，她與醫生的關係又重現她年幼時與父親的過分親密關係。

兒童的恐懼症如及早診治，康復的可能性大；如不及早診治，則成年後可能演變成為精神分裂症。成年後形成的恐懼症難以治療，時而復現。許多無法行動之恐懼症患如果有親切的人陪同則可以行動。即使是友人的錄音也可以克服其恐懼。

由於恐懼症之後果堪慮，因此應及時治療。心理醫生通常要求恐懼症患面對恐懼物，此種方法被稱為「通關」(working through)。佛洛依德強調行動勝於瞭解，患者直接接觸其恐懼之事物最為重要，使病患在直接接觸時解除其自幼建立之恐懼。有的恐懼症患更會產生不定時之恐慌(panic)，引起恐慌之情況亦不定。患者因為恐懼這種狀況會發生，不敢離開家裡。這一類型稱為隨時可發生恐慌的外出恐懼症。這一型恐懼症通常發生在成年之後，純心理治療效果不高，必須兼以使用鎮靜劑。

七、偏執狂(Obsession)❷

偏執狂指一項經常出現的不愉快而無法控制之思想、感覺或衝動。強迫性行為(compulsive behaviour)指病患感覺不能控制而經常出現，必須從事某一種特殊行為。二者合併是為「偏執強迫行為神經症」。

案例一：一位女性患者其夫患病，每次替先生沐浴時，她必須朗頌一句無意義的詞句七遍，以保護其夫。當其夫死後，該患者仍持續此種偏執強迫行為，以為其夫超度。

案例二：一位患者時時恐懼他會意外傷害別人而遭受懲罰。他

❷ Obsession難以治療，一則因Obsession並不違背常理，一則因其化解患者心靈危機。

恐懼手上的細菌會感染別人，因此他經常洗手，而且用盡一切藉口避免與人握手。在餐館中，他必須用手帕擦拭餐具，如此他又恐懼侍者會生氣，會在他食物中下毒，或是惡意的對待他。在家中，他將窗口之瓶盆均移去，以免意外墜下傷人。在路上行車遇紅燈時，他必須用力踩剎車以免汽車衝出去。穿過綠燈時他也異常小心，過了綠燈後，他又恐懼是否已傷人而趕回剛走過的路，查看是否有人受傷。他在高樓中工作，有一次他遺落一個香煙盒子在地板上，出了大樓後，他擔心香煙盒子會引起火災而追究責任及他，因此，他必須返回辦公室取回煙盒，如果清潔工人已拿走該煙盒，他又會向清潔工人追尋該煙盒。臨睡時，他必須要放一個十字架在他的額頭正中，並宣頌一段無意義的詞語以保護其親友之健康。如果其他事件打斷他的宣頌，他必須重新宣頌。

偏執強迫行為神經症時好時壞。最嚴重時必須入醫院治療，有時須使用電療。這一類病人瞭解其行為的非理性。患者與親友關係正常，因此自殺者少，與極度憂鬱症患不同。如果有一位他信賴的親友在一起，他的恐懼也可降低。錄音也可取代親友，這種現象與毛毯對兒童的功能相似；當母親不在時，一件毛毯也可紓洩兒童之恐懼，是為「安全毯」。病患也可攜帶心理醫生的錄音，或甚至是名片及其電話號碼，均可減輕恐懼症。偏執強迫行為神經症患亦有明顯不一致的行為表現。例如病患強調外衣清潔整齊，然而同時卻不注意內衣是否清潔、不洗浴。佛洛依德認為潔癖與嬰孩期大小便訓練有關，而有潔癖的人通常也有其他「肛門期」的個性症狀，例如頑固、重整齊、小氣、守時等等。有的偏執狂執著於一個曲調。雷克(Reik)認為是用以抑制攻擊慾的機制。

八、精神病若干顯著徵候

㈠涉身思考(Referential Thinking)

當患者將一項無關緊要之事物解釋為對他事關重大時是為「涉身思考」。「投射」是將一己之思想、特性投射至別人心靈。過分的猜疑被稱為妄想。

㈡幻想、妄想(Delusion)

指一項無事實根據之思想，而在事實指證時，患者仍堅持者。幻想的內容非一般人所擁有，也不是一般性的宗教或政治理念。幻想乃精神病的特色。精神分裂症患有幻想者眾，然而其他精神病亦可能出現幻想。一位八十五歲的寡婦抱怨樓上的男人常乘她不在時，侵入她的公寓惡作劇。她常以掃帚打擊該男人的牆，咒罵那個男人。護理人士不可直接攻擊患者的幻想，而應該告訴患者，她將時常來探望患者，經常探望之後，患者之幻想會消失。

在佛洛依德的案例中，史瑞伯(Schreber)是一位偏執妄想症患。佛氏追溯其精神病之根源如下：史是一個同性戀，然而他不能接受同性戀的意念，於是他的思想經歷一連串的轉變，他由愛變成恨同性戀，更而由他的恨，轉為他所仰慕的伴侶恨他，經過如此之扭曲，他擺脫了雙重的困擾。第一，他不是同性戀者；第二，不是他恨別人，而是別人恨他。佛洛依德的分析使我們瞭解精神病患透過幻想及偏執塑造一個個人獨特的境界使他免於罪惡不安之感覺。

幻想之變化多端，展現之方式極多，然而幾種幻想經常出現，第一是病患感覺受外在機械控制其思想行為，而外在力則來自迫害者。變態的嫉妒通常發生於夫婦之間，當其中之一有潛在外遇的慾望時，將此慾望投射至對方身上，因而強烈的譴責懷疑對方。

㈢判斷的困擾(Disturbance in Judgment)

在嬰孩成長發展過程中之一重要階段是形成愛的對象之一致性

(object constancy)。嬰孩肯定不同狀況的母親是同一人，在不同狀況下，兒童能夠與母親維持同一的親切關係，是為個人人格發展成熟的要件。有的人在成長過程中未能達到此一境界，將對象(object)二分為善與惡；對善的愛，對惡的恨。這些人可能形成精神疾病，對人產生極端的情感。

「判斷」使得我們的行為落實，因此個人為了逃避痛苦現實常會產生錯誤的判斷。在夢中我們通常不會作判斷，而不作判斷也常是精神病症狀之一。青春期少年內在之衝突尖銳化，其思想常出現錯誤判斷；少年有時以客觀世界為著眼點，有時以內在的慾望為著眼點。

㈣意識之病變(Disorder of Consciousness)

以一位酗酒症患為例，他每天飲十六至三十二盎士的酒精。當他二十四小時禁酒之後，他的聲音及全身開始發抖(tremor)，對一切刺激過敏，時時驚震。如果四十八小時無酒精時，身體抽筋，產生錯覺(illusion)及對外來刺激產生驚恐反應。在七十二小時無酒精時，產生酒精性幻覺 (hallucination)，以恐懼、幻聽為主，患者知道其幻覺。當患者持續至九十六小時無酒精時，極度恐懼之精神病症狀出現，視覺幻覺出現，感覺小動物在周身遊動。2%～4%之病患在此期死亡。經過三至六天之後，患者恢復正常，對患病期之經過都忘卻，而通常又恢復酗酒。

㈤分解(Dissociation)

指個人思想中各部門不一致、不連貫的現象。分解是歇斯底里症之特徵，通常人可以接受一己之好壞，然而一些歇斯底里症患以二分法劃分「好我」及「壞我」(me and non-me)，產生雙重人格或多重人格。在催眠狀況下，或許多宗教儀式中，個人可能會做一些他無法意識的行為。當我們做惡夢時，我們正處於「分解狀況」(dissociative state)中。做惡夢時及醒來之後都感覺是真實的。一位有精神分裂人格(schizoid personality)的少年總以為他現在痛苦的生活是一幕劇。時時他希望導演會告訴他「劇已終了，你不必再扮演痛苦的受難者了。」另一位住院的精神分裂症患以為其他病患都是醫療人員假扮的，與她共演一齣戲。精神醫生史耐德(Schneiber)記載一位精神分裂症患，每當他遭遇痛苦時，他即以一個新的人格出現承受痛苦。及至年長以後，他總共擁有十六個不同的人格。這一類的病人通常當他以其基本人格心態出現時，可以掌握現實。一些在意外事件喪失知覺的人也有類似的情況。如果人可以在催眠狀況下產生分解，自然也可以在意外事件中失去知覺時出現分解。有的少年在家中行為表現良好，而與友人在一起時則展現另一副面孔。這一類分解現象，芮德(Redl)稱之為「錄音帶式的超我」，指其「超我」好似錄音帶可以隨時更換。當正常人參與暴民行動時也會展現另一種人格形態。

㈥時、空、定位錯覺(Disorientation)

腦傷或是精神疾病都可能造成時間、空間錯覺，亦有病患產生錯覺以否定事實。例如一位在醫院中的病人堅持穿白衣的醫生都是碼頭的漁夫，以否定他住精神病院的痛苦事實。

㈦失憶(Amnesia or Disturbance in Recall)

佛洛依德創「壓抑」觀念，指個人忘記一些創痛(trauma)經驗，是為功能性的失憶，以別於腦傷而導致的失憶。壓抑的經驗卻可能造成精神上的隱憂，因為壓抑的情感仍時時可能會出現於意識。患者建立徵候(symptom formation)之目的即在於阻止壓抑創痛經驗之重現。為了避免創痛之記憶，特別是童年的，個人會以「扭曲」(distortion)及「偽裝」(disguised)的方式展現。

心理症患之困擾出自於局部的壓抑、局部的失憶。治療之道在於使病患對失憶之創痛不再作強烈的反應，消除(desensitization)病患之恐懼或羞恥的感覺。然而事實上，這是很難以做到的，一般人缺乏這種知識及自知之明。有知識的人或能透過自我分析，化解一己神經症之根源。荷尼強調自我分析之功能。

㈧認知的錯覺(Disturbances in Perception)

可能形成精神分裂症之嬰孩對於外界之認知感覺(perception)不能產生適當的行為反應。嬰孩早年對外之感覺，特別是人際關係之感覺造成痛苦之感受。嬰孩缺乏肢體反應(motor response)、逃避及退縮是精神分裂症之主要徵候。精神分裂症患能夠避免接受痛苦之知覺。普通人在遭遇嚴重創傷後即會昏倒，昏厥就是一種防禦機制，阻止痛苦之知覺進入意識。

當一個人能對痛苦的刺激視而無睹時，是為歇斯底里症。性冷感也是歇斯底里徵候之一，刻意的避免性的激動。歇斯底里性的麻痺亦可及於身體任何部門，以避免創痛之知覺(la belle indifférence)。歇斯底里症患亦可以癱瘓的方式來化解內心之衝突矛盾。例如佛洛依德案例中的一位少女，侍候她久病的父親，這位少女因父病而失婚。她在床邊侍候時睡著了，夢中她看見一隻蛇游向她的父親，她隨而驚醒，而她伸向父親的右臂也隨而癱瘓。這是一個典型歇斯底里症的案例。

㈨錯覺(Illusion)：對外物知覺之扭曲

例如一位酗酒症患在四十八至七十二小時缺乏酒精時，對些微的聲音可能產生強烈的反應，顯示患者使用「投射」以及自我聯想(ideas of reference)。

㈩幻覺(Hallucination)

患者可以看見別人看不見的事物，例如見到神、鬼，內心的一些感覺被誤認為外在之事實。精神分裂症患能產生幻覺、妄想，誤以內心之想像為真。幻覺具有生理性的基礎。許多藥物，例如大麻或LSD均可造成幻覺，是為迷幻藥。

⑪情感的混亂(Disturbance in Affect)

1. 憂鬱症(Depression)：憂鬱症乃人類最普遍的情緒疾病。憂鬱症之徵候及展現之方式眾多，並有不同的層次階段。一些人的生理結構特性易於產生憂鬱症，中樞神經體系之「阿敏尼」(胺) (amine)之喪失導致憂鬱症。遭遇憂鬱症的人常會自問「何以自己會陷入憂鬱?」缺乏適當之知識及能力將導致一連串的幻想。歐洲黑死病流行時，各種怪異的宗教活動盛行，以巫術治病，或殘害無辜者比比皆是。嚴重憂鬱症患亦會產生精神症幻覺，以圖化解個人危機。幻想並不能夠說明病因，因此知道病患幻想並不能治療患者。

若干藥物可以導致憂鬱症，例如高濃度的利血平(Reserpine)及皮質類固醇(Corticosteroids)。此外，若干疾病亦可以導致憂鬱，例如感冒、黃膽病等。女人在經期前也會呈現情緒症狀，如憂鬱、憤怒、自殺及仇視等等。遺傳性的體質因素也重要。

情緒疾病具週期性，有的以週計，有的以月計，時好時壞，發作之間並無精神異狀。當憂鬱症的主時段出現時，個人對生命中一切有興趣的事物均喪失興趣，例如性、食物、娛樂、工作等等。另有無意識(vegetative)症狀，例如體重減輕、便秘、失眠等。病患一夜多醒，亦於清晨即醒。在意識層面則出現罪惡感、自我懲罰。患者外觀老而悲傷，當憂鬱幻想出現時，自殺的念頭亦隨而出現，感覺無能、無奈，有的哭泣，有的抱怨。

由憂鬱症而產生之徵候眾多，抗議行動也是徵候之一。青少年反社會行動，例如飆車，也可能出自憂鬱症。然而世人常誤解這一種行動之動機，而施以懲戒，加深少年防禦機能，使少年心態更加惡化。此外，淫亂、同性戀行為也都可能出自憂鬱症，吸毒更是憂鬱症的最明顯表現。

精神分裂症康復的第一個好的徵兆是憂鬱。精神分裂時期是為休止期(respite period)，病人之情感停止，憂鬱則表示個人之情感恢復。憂鬱症嚴重者應住院以防止自殺，在出院前，醫生應探詢他是否仍有自殺的念頭。多數病患在醫院長期調養而恢復精神及體能，然而他們卻無能力適應外在之生活壓力，正如同其他嚴重精神病患在病院長期療養後，似乎已康復，然而卻不能應付真實生活之壓力。正好似一位久病體弱的人在病院長期療養後似乎好多了，然而他卻沒有力量應付外面的粗重工作。

2. 焦慮(anxiety)：個人預期不幸事件將發生，因而緊張、不安，病因通常出自潛意識或不自覺的內心衝突。焦慮亦涉及許多自律神經動作，例如出汗、心跳加速、顫抖、虛弱感，幾乎身體每一部門均被涉及。極度之焦慮或恐懼可產生恐慌，個人人格結構解組，喪失功能。

在嬰孩期，當其需求不能滿足時，可以產生播散性(diffused)的焦慮。當嬰孩能夠指認親近的人時，大約是在八個月大，這時他對親人之離別(separation)產生焦慮，為了抵制焦慮，防止親人離別，嬰孩的焦慮可能與他的願望混淆。到了兒童期，兒童預期母親之離別，而採取行動以防止焦慮，久而久之，個人意識之焦慮降低。當遭遇不可預期的危機時，或是過去的防禦機制失效時，兒童又會採取一連串的心理動作以期抵制焦慮。如果仍無解救，兒童之焦慮遂而增加，逐漸呈現絕望的感覺，恐慌及病態的退縮行為出現。當焦慮到達最深層次，它已不再是預警，而本身已變成危險，是為創痛性焦慮或恐慌。嚴重的焦慮可導致生理反應，例如心臟病、高血壓、胃潰瘍等等。

概化焦慮症(Generalized Anxiety Disorder)屬神經症之一種。個人呈現脾氣不好、易怒、易激動，具焦慮性的預期，不時之恐慌，對一般的聲光、刺激均產生過度反應。時時易於發生突發恐慌反應。心跳、呼吸困難、不安、嘔吐、口乾舌燥、瀉肚、過食、多尿、流精、遺精、視感模糊、感覺四肢無力。個人為了抵制焦慮及其後遺症，而採取多重複雜的自我防禦，因而形成精神疾病。

案例：一位少婦被她的妹妹及妹夫送往醫院急診室，她的腿局部麻痺，不能行動。醫生檢查，發覺無生理障礙，乃給予鎮靜劑，不久少婦即恢復行動能力而出院。但是不到四小時之後，又被送回醫院，而這次則呈現癡呆性精神症狀，必須住院。原來患者搬入妹妹家中居住，與妹夫有染，因而產生歇斯底里的反應而腿麻痺，然而當醫生去除其歇斯底里之徵候之後，卻使她退化至精神病。

3. 攻擊(aggression)：指個人因需要及願望受阻礙，以消除障礙為目的，或以發洩積鬱為目的之暴力行為。精神分裂症患須與人維持距離，外人不瞭解者侵犯及分裂症患之隱私時，後者可能會爆發攻擊行為。

4. 自我防禦機制(defense mechanisms)：個人在乍聞驚人不幸時，常會昏倒。昏倒就是人類生理防禦機制之一，目的在於防止個人接受過深之刺激。與電線之自動開關意義一樣，後者防止過高的電量燒毀電線。幼童在看見恐怖景象時以手遮眼的意義也是一樣的，所不同的是，後者是意識行動，前者為無意識之行動。

自我防禦機制主要類別如下：(1)壓抑、(2)退化(regression)、(3)否定事實(denial)、(4)投射(projection)、(5)轉移、(6)昇華(sublimation)、(7)合理化(rationalization)、(8)反向作用(reaction formation)、(9)理智化(intellectualization)、(10)非人化(depersonalization)、(11)非實化(derealization)。

5. 行動上之困擾(disturbances in activity)：精神分裂症患難以執行具體目標之行動。在別人的指揮下，分裂症患可以執行任務。以龍發堂的養雞場為例，數百名精神分裂症患工作得很好。分裂症患之一個特徵是無異議，不加思考的接受別人的建議，所以他們可以在別人的督導下從事簡單的工作，例如養雞、縫衣等。

第三節　精神疾病之案例

在我們生活的周遭，事實上，有許多精神病患存在。之所以不為人知者，一則是一般人對精神疾病的概念不清楚，無法分辨精神疾病與正常人之差異；再則大多數精神疾病之徵候只是在特殊情況下才展現，因此只有極少數與患者接觸頻繁者，才可以看見。通常，只有患者之家人知道，而患者之家人不會向外人陳述。所以社會人士很少感觸到精神疾病問題。在佛洛依德的自傳中，他提出在他三十八歲時，罹患嚴重的「神經症」，但是除了他的自述及他的一位醫生好友之外，別人都無從知道。以下是幾個精神疾病案例。

案例一　急性妄想精神分裂症(Acute Paranoid Schizophrenia)

姓名：丁國富　（姓名虛擬）
年齡：二十五歲
性別：男
職業：大學生

㈠背　景

患者為臺灣原住民，在大學求學的第五年時精神病發作，他的家境清寒，天資有限，求學時壓力甚大；在求學時期的夜間及週末，由於生活需要，在街邊從事攤販生意維持生活，學業成績不佳，時有被退學之可能，平時與人交往正常，有朋友、個性友善，好運動，特別是偏愛長跑。由於學業不佳，必須延長就學，就在第五學年時，精神疾病突然發作。

㈡發病狀況

1990年10月，正值丁國富第五年在學時，他與一位同班同學來見筆者，由於筆者與患者時常在運動場見面，所以並不以為奇，丁國富來到筆者的住所，向筆者提出籌辦一項國際馬拉松路跑競賽的計畫，希望於1991年2月在北京舉辦國際馬拉松長跑競賽。這是一項令人興奮的建議，然而斟酌事實，依據常理及經驗判斷，這項國際性比賽非二、三年籌劃不成。同時由於其所需之人力、財力資源龐大，更不是一所大學可籌辦者。當時筆者建議改為校內師生慢跑競賽。事後，與會的另一位同學告訴筆者，丁國富時時口出狂言；丁的系內老師為了照顧丁同學，時時派遣一位同學伴隨他，以防不測。丁的老師及同學對他的支援意義重大。

事後筆者思考丁國富是在學業壓力、生活壓力之下，猝然暴發急性的「妄想精神分裂症」，以不切實際狂妄的思想彌補內心的缺陷。丁為原住民，在體質上屬瘦小型，相信他的體質也可能與其發病有關。

丁的症狀屬典型「急性妄想症」，除了病發前之促發因素之外，其人格結構及受壓迫的生活經驗是他發病的根源。丁很幸運，能夠很快康復，相信絕大多數類似的患者未必會如此幸運。然而，日後如丁再遭遇嚴重壓力時，又可能發生精神疾病。其再次發作之症狀及精神疾病類型均無法預測。

案例二　單純精神分裂症

姓名：劉阿妹

年齡：四十二歲

性別：女

職業：無

教育程度：國小畢業

宗教信仰：道教

首次發病年齡：十六歲

背景及發病狀況

患者在五歲時喪母，八歲時父親再娶，患者與後母相處不融洽。患者性格固執、倔強；在十六歲時曾與後母劇烈爭執後離家，隔多日後才回家；之後發現患者變得不愛講話、不愛理人，也曾出現被害妄想、精神恍惚等現象；家人懷疑她是否得自於遺傳。患者未曾接受精神醫療，只是以民間傳統的方式求神問卜；在她二十五歲時，經人介紹而結婚，她的先生認為患者乃是受後母苛責而頗為同情，再加上當時其病症也不明顯，所以認為不會有什麼大礙；結果婚後患者雖能遵照先生的交代去做事，但卻不愛講話，整日躲在家中，她的先生也陸續帶她去公、私立精神科醫院治療，然而症狀都沒有改善，且日益惡化，甚至漸漸喪失工作能力，家事也不會做，生活起居如吃飯、洗澡皆須要先生照應；更時常自言自語，四處遊盪，生活作息日夜顛倒。

劉阿妹出生至發病前的健康狀況，家人無特別印象。她國小成績中等，畢業後因家庭環境不佳而輟學，從事理髮工作，與同事關係和睦。十六歲時因為發病而離職，未再工作。劉阿妹的症狀屬單純精神分裂症。

案例三　精神分裂症

性別：男

職業：電子拼裝及維修學徒

教育程度：高工畢

居住地：高雄縣

精神異常發作時間：約二十二歲

㈠背　景

病患的父親四十八歲，從事建築業；母親五十一歲，不識字，家庭主婦；哥哥二十六歲，研究所畢業，目前開設補習班。患者本人二十二歲，高工畢，職業是電子拼裝學徒；還有一個妹妹，十九歲，是一位五專生。患者的父親是一位老闆，時常需要在外交際應酬，曾有外遇，母親則是一位全職的家庭主婦，沒有受過教育，平時患者的父母對於患者的管教並不嚴厲，而手足之間的關係也屬良好，唯其兄的學業成績很優秀，所以無形之中帶給患者一股壓力。病患在高工畢業之後就住在姑姑的家中，跟著姑丈學習電子拼裝與維修，但患者一直不能夠定下心來，曾經多次嘗試換別的工作，可是繞了一圈後還是回到原來的工作。由於患者從學校畢業以後，就與姑丈一起工作，而其所結交的朋友也多為姑丈同業交際應酬的酒友，患者因此學會飲酒且時常喝得爛醉。

㈡發病狀況

患者大約從二十二歲開始，就經常有精神恍惚、注意力不集中的情況，而且其衣著不整、雙眼無神，整個人看起來一點生氣也沒有。病患第一次精神病發作的時間是和一群工作同業的人在一起吃飯喝酒的時候，在大夥吃吃喝喝一陣之後，病患突然像是廟裡的乩童起駕一樣，開始不停抖動他的雙手和雙腳，眼睛緊閉著，並且口中唸唸有辭，但是卻沒有人聽得懂他在說些什麼，他拿起啤酒瓶不停的敲打著自己的背部，並在一旁跳起了八家將的舞步，此時，大家趕緊將他拉住，制止他的瘋狂行為。經過大約一個多小時的安撫，病患終於平靜下來，然後便沈沈的睡去，隔天一早大家問他是否知道昨天晚上發生的事，他說他毫無所知。而病患第二次較嚴重的異常行為則是發生於病患自己的家中。某天晚上，病患外出至午夜十二點多才回家，一進家門便毫無理由的開始吵鬧，大聲的吼叫並且亂丟東西，最後把左右鄰居全都吵醒了。患者的父親試圖把他架住，然而卻被他用力的掙脫了，之後病患就騎著摩托車不知去向。他的家人趕緊四處尋找，最後終於在海邊找到了他，而找到他的時候，他正赤著雙腳呆若木雞的盤坐在防波堤上，眼睛是閉起來的，此刻，不管大家怎麼叫他，病患一點反應也沒有，就這樣病患在海邊整整盤坐了一個晚上，直到凌晨五時才自己慢慢的騎車回家。除此之外，在平時病患也時而有一些較輕微的症狀出現，比如自己在客廳自得其樂的喝下一大瓶的洋酒之後，口中唸唸有辭。與別人一起出國旅遊時，僅著一件汗衫和運動褲就要上飛機，並且時常向別人說有神明附體的現象等等。

㈢個案分析

從精神分裂症的觀點來分析患者的行為：從美國精神醫學會《精神疾病檢驗手冊》第三冊精神分裂症的檢驗標準中，此個案分別符合了：⑴在最近兩年來生活方面的退化；在工作、人際關係及服飾各方面呈現了散漫、退縮、無精打采、思想言行怪異等現象。⑵出現了幻聽、幻覺，認為有神明附體，感覺個人的思想言行受外人支配。⑶發病期持續了約一年以上的時間。⑷發病期出現在二十幾歲，且無生理症狀。所以，由以上得知，個案患者算是一位典型的精神分裂症患。以下再針對患者的行為作更詳細的分析，從患者經常唸出一連串正常人聽不懂的語音及支離破碎、不連貫或自創新辭上來看，患者出現思考錯亂的徵候，使其思考缺乏邏輯且語言結構變形，若從象徵主義的觀點來解釋，則患者的怪異行為，理念與語言是具有特別的意義的。再者，病患常覺得有神明附體，說明患者明顯的喪失了自我的界線，認為自己的身體與神靈鬼怪合併在一起，此種非人化與非實化的結果，導致病患與現實脫節。第三，患者時常精神恍惚，注意力不集中且衣著不整的現象，展現了其散漫無力的外觀、禮節上的退化。其他如患者在海邊以蠟像式的姿態坐了一個晚上的怪異行為，都顯現精神分裂徵候。

案例四　表姐（憂鬱症）

表姐在二十八歲時自殺而死。她的父母親不能夠接受此事實，認為她是家中最乖的孩子，在學校裡和同學相處和睦；從表姐的日記中確知她有自殺的傾向。

表姐是一個溫柔乖巧的女孩子；她從不和別人當面起衝突，她經常壓抑她的情緒。以下是她日記中的記載：

小時候，當我犯錯或做錯了事的時候，我的父親總是大聲的斥責我；記得有一次，我和媽媽說：「我想要和妳去參加別人的喜宴！」父親聽了很不高興，可能原本是爸爸和媽媽要一起去的，但小時候我不懂事，我卻堅持要去。爸爸那時候很生氣叫我不要去，然後爸爸就打我，且推我倒在地上，腳踩著我，問我還要不要去。我當時嚇壞了，就一直哭，也不知道什麼是痛了。父親最後很生氣的說：「好，妳就和媽媽一起去。」那時，媽媽並不知道為什麼我喝喜酒時會一直哭。回家以後，我回到自己的房間仍一直哭，一想到爸爸嚴厲的眼神、大聲的斥責，我漸漸對他產生恐懼、害怕。我每次和爸爸在一起，我全身不自在，我好害怕他會用同樣的聲音、眼神對我。每次見到他，我好想逃走，離開他遠遠的。

當我們看到這段文字時，我們可以瞭解表姐內心對她父親的感受。此外，在她內心也產生了深刻的矛盾與衝突。她害怕與她父親建立親密關係；她想逃避！只有逃避，她內心才能平靜，才不感到緊張、恐慌。因為她不知道她會不會又說錯話，使爸爸生氣。如果爸爸生氣了，她怎麼辦？她好害怕，因為她害怕她會像小時候，爸爸壓她在地上無助的心情；因為小時候不愉快的記憶，造成她內心的陰影。她的日記中自述：

漸漸地，我在爸爸面前抬不起頭來；因為從小到大，爸爸要求我成績要考得好，要是我達不到他的標準，他會斥責我。我害怕聽到他嚴厲的聲音、刻薄的話，及無情生氣的眼神。我要求我自己盡量做到他的要求。如果我做不到，我心情沮喪、焦慮不安、失眠。爸爸無時無刻不在我耳朵旁命令我。考試前幾天，我再累也要撐下去，壓力讓我不敢睡覺。就這樣我過了我的國小、國中、高中。每當考不好，我在意識層面出現罪惡感。我對不起他，怎麼辦？怎麼辦？父親這次又會怎麼懲罰我？我感覺自己的無能、無奈。好希望有人能救我，除了哭泣我能做什麼呢？

表姐因為長期的壓抑情緒，每當考試不理想，或沒有達到她爸爸的要求時，她心情就陷入了谷底，她不知如何抒發自己的情緒，她患了憂鬱症，常常呈現焦慮的心情，幻想不幸的事情即將發生，而緊張不安。

在大學時代，爸爸對我的要求似乎未曾減少，他依然那麼重視我的成績；大一時，成績未盡理想，爸爸打電話指責我，漸漸地，我害怕打電話回家，因為害怕他接到電話，他總是問我最近功課好不好，很少提及其他的話，每次我接到他的電話都感覺到他的失望，希望他的話題是其他的，然而他關心我就只是成績，我在他心目中卻比不上成績重要，我感覺到孤單，突然會產生自殺的念頭，但我沒有勇氣。在我大學時代一次又一次的尋死念頭從未停止過，為了往後的日子，我必須努力，我聽爸爸的話不交男朋友，曾經有人追過我，但我拒絕了。只要想到爸爸 ，我內心就恐慌，怕他知道我有男朋友的事，我內心恐懼、畏縮，雖然我喜歡那位朋友，但又害怕他會像爸爸一樣傷害我，畢竟他和爸爸一樣是男人。

表姐經常展現無表情、內疚的狀況，離開了校園，她的情緒卻沒有轉變，她一直是父母的乖孩子，她自我要求高，深怕會辜負父母，讓他們失望。生活對她而言是一種壓力；在工作方面，她表現良好，但她不擅於交際，內心更形孤單，她沒有夜生活，下班後就回家。她在父母的面前表現平靜，然而，誰又能真正瞭解她內心的苦楚。她曾經說過：「死亡，也許是一種讓她重新生活的開始，一種解脫。」二十八歲那年，她終於解脫了。

個案分析

從表面來看，表姐童年不幸的家庭生活經驗是造成她憂鬱症自殺的重要因素，她的父親似乎在性格方面有嚴重的問題；童年的「表姐」，無法承受她父親所施加的壓力，表姐個性內向，不善於表達情感，累積的情緒終於使她走上自殺之途。從精神醫學、人際關係理論的角度來看，表姐在童年，完全依賴父母的狀況下，殘暴的父親造成表姐人格上的障礙及心靈上的陰影。在恐懼父親而又絕對依賴父親的情況下，表姐盡其所能的去順從她的父親；因為童年的她，必須依恃父母，乃能生存。表姐採用「內化」(introjection)機制，將父親兇殘的個性，轉換成為她人格結構中之「超我」。表姐在其二十八年的歲月中，戰戰兢兢的讀書、工作、做人，處處反映她內化的父親在鞭策她。同時，透過內化，表姐產生強烈的內疚，總認為是她的錯誤，造成父親憤怒，因此她盡其所能去取悅父親。這樣的生活方式及心情，造成表姐憂鬱的個性，最後，自殺反而是她痛苦生活的解脫。

案例五　學姐（妄想精神分裂症）

「學姐」是一位二十幾歲的女性，在一個圖書館內工作；患者曾經接受部份大學教育，以下是一位觀察員的陳述：

學姐在一間圖書館工作，而認識她的人，覺得她的言行有些非常奇怪；最初以為是她的個性特殊，然而和她交談多次後，才知道她曾在精神病院治療過，目前是靠藥物在治療。

學姐從小一直到大學二年級的時候都還正常，然而當她在大學二年級時，在短短的一星期之內，她家裡連續發生了二次喪事，她的祖母和母親相繼去世，她辦了休學，從此未再復學，而也從此開始了她長期精神疾病的路程。

她一方面工作，一方面接受精神治療，沒有一件工作她能做長久的。記憶中她工作最長的是圖書館的工作，也只做了一年多而已。學姐說她身邊有一個神在保祐她，而那個神是太平天國時候一位無辜被殺的秀才，不知從什麼時候開始，那個神就一直跟在她身邊，幫她躲過不少的意外災害。她經常告訴別人那位神告訴她說，臺灣將在七十年後沉入海洋之中，就是因為這個原因，她直到現在仍不願結婚，每當她陳述這件事時，她顯現非常認真的表情。表面上看來，她和正常人沒什麼差別，可以工作、游泳，甚至可以寫文言文。但是只要說到那位神，她就十分堅持自己的看法，常常聽她說那位神告訴她什麼事，而她應該怎麼做。

從精神醫學的觀點來看，這位患者具有「妄想」，而妄想之出現似乎與母親過世有關。據瞭解，患者從小與母親的關係十分親密，而母親的突然去世，對她造成重大的打擊，似乎在她的潛意識中，試著去尋找另一代替母親的人物，所以她自己創造了一個神，時時在她身旁保護她、照顧她。

患者也有憂鬱症的現象，經常有經期前緊張的情形，對工作、娛樂均喪失興趣，失眠更是常有的事。不過這些徵候對其本身的影響不大，因為她深信心中的那位神會指示她一切。患者心目中的神逐漸地擴張祂的影響，成為患者日常生活中的指導者。患者並不諱言本身患有憂鬱症，但是她說這些徵候對她而言，並不是什麼大事，她並不想自殺，也有能力適應外在的生活壓力，並不需要入院接受治療，患者的神給了她很大的力量去承受這一切。

除了幻想、幻聽外，從患者身上所能看到最明顯的徵候，就是焦慮了。患者常會預期不幸的事情將發生，因而緊張、不安。患者預期臺灣將在七十年後沈入海中，這項理念使得她不結婚，也勸別人不要結婚，她勸別人如果有機會的話應該移民到外國去。患者常常不自覺的搓手，且經常流汗，常常可看到患者坐立不安，雙眼不時觀察四周，似乎缺乏安全感。有時她的焦慮連她所創造的神也都無法幫助她。

患者的思考及行為有時實在令人無法理解，有時天氣很熱時，她卻穿了一件大毛衣，原因是她覺得很冷。每當外來的刺激超越她所能承受的限度時，她就會產生感覺錯亂的現象。患者有時在其思想語言中，參涉過多不必要或不相關的詞語，當患者在陳述一件事時，有時會說一些無關緊要或言不及義的話，和患者所要表達的涵意並無相關連的地方，有時甚至會有語言中斷的現象。

患者具有宗教的狂熱；她一方面相信她的神，另一方面卻又是受洗的摩門教徒，又參與臺灣一般的民間宗教信仰，如：一貫道。而且對一般的民間宗教儀式也有高度的興趣，如：扶乩等。她因為在基督教會的圖書館工作，又接觸了基督教。患者對許多宗教都不只是一些片面的瞭解，而是有深入的研究。當她談及這些宗教教義時，令人詫異的是，她對這些宗教的教義都非常瞭解，而且可以分析其間相關連之處；她似乎是一個虔誠的宗教信徒；只是令人不解的是，如果是一般的正常信徒，怎麼會信仰那麼多宗教呢？而且如何去處理這些宗教教義之間的歧異？又如何融合這些宗教？患者除了具有奇怪的妄想之外，其他生活方面沒有什麼重大的問題，她可以和一般正常人一樣工作，可以自己照顧自己，對一般人而言，她只是一個內向而工作勤奮的好女孩子。

案例六　高中女生（被迫害妄想症）

個案之主角是一個高中女學生，在精神病療養院治療。家在臺中市，家庭屬中等小康；她的父親是某國中校長，母親是位傳統型的家庭主婦，她有一個弟弟就讀國中。從她的口述中得知，她母親在她國小的時候就常常打她，每次都打到流血。她說她的媽媽不愛她，她媽媽比較愛她的弟弟；而她的母親與父親之間的家庭背景、學歷都相差很遠，媽媽是國小畢業，本省籍傳統婦女；父親則是大學畢業，外省籍且年紀比她媽媽大很多。她母親重男輕女，所以愛她的弟弟而不愛她。在她言談中也很少談到她的弟弟，不知道她討不討厭或恨不恨她的弟弟？不過可以知道她的發病原因，大多因素是來自於對她母親的埋怨、懷恨；至於她媽媽本人究竟是怎樣的人，我們無從瞭解。這位女學生是很有才華的，鋼琴檢定合格，會跳芭蕾舞、民俗舞蹈；反之她的弟弟就沒有那麼優秀；所以，她為何會變成妄想精神病患呢？實際情形就不得而知了。

在榮總的精神病患每天早晨都做早操，她的姿勢十分優美，可以說是在所有精神病患當中做得最好的，她的態度十分自我陶醉，當工作人員報以掌聲讚賞時，她便展現出驕傲自負的樣子；她的情緒不穩定，有時候會很哀傷，當她想家的時候更是明顯；當她神智清醒時就像一個正常人一樣，當她流淚痛苦不能控制時，醫療人員就會施以藥物控制。但是當醫生判斷可以減輕劑量時，她的情況仍不穩定，不能配合。在醫院中，精神病患可以繪畫。有一次她拿起筆邊畫邊說，用藍色畫一個好幾層的蛋糕，再用紅筆在每一層的蛋糕上塗紅，她說這是血，她媽媽將她打到流血，她的心在滴血，表情哀傷又帶點冷漠。又有一次看到她在吃魚，一條完整的粉紅色海魚，那天她情況不太穩定，她用筷子將魚的眼睛及身體，弄得支離破碎，但並不吃，她很痛苦不知自己在做什麼。

上述的精神疾病主角是一位高中女學生，她患的是被迫害的妄想精神病，在她高中的時候突然爆發。這一類型精神分裂症患有以下的徵候：

1.過去有多次人格異常現象，急性發作：她在國中的時候，就已有精神困擾經驗，證明其發作並非一朝一夕的事。

2.妄想與理性思想交替。

3.情緒變化極端劇烈。

4.與人關係冷漠。

5.憂鬱情緒，感受自我憐憫，壓力不勝負荷。

6.陰鬱思想、睡眠困擾。缺乏安全感。

7.無望感。有時候她會思念家人，卻又顯出焦躁不安的現象。

患者好似受重重的打擊而起不來；常鑽牛角尖，不能釋懷以前不愉快的經驗。她常恐懼、焦慮，幻想母親會很嚴重地傷害她。她從小孤僻，很少朋友；社交圈子也很簡單，其中多是「依賴」性很重的關係。

案例七　張姓警官（躁症）

民國八十七年，臺北市警局刑警大隊經濟組警官張南汀登廣告表示要競選總統，臺北市警局表示張患有精神躁鬱症，警方與他的家人勸導他就醫。張則指出，他的病已經痊癒，且已印製競選名片有參選準備，只要總統李登輝做不好，他就要競選到底，全面改革臺灣。

張南汀要競選中華民國第十任總統「全面改革臺灣」消息傳出後，引起臺北市警方重視，警政高層紛紛進行瞭解，獲知張患有精神躁鬱症，且在臺北市立療養院有強制就醫紀錄，因此，臺北市刑大已請他的家人、同事協助勸導張繼續接受治療。

張南汀原本昨天上午準備在臺北市警局公關室召開競選總統記者說明會。後來在臺北市警局「關老師」勸說下，打消念頭。張南汀承認他曾患有精神躁鬱症，但早已痊癒，強調他的健康、精神狀態絕對沒問題。

昨天下午，張南汀向記者表示，「長官」知道他將競選總統，只有關心他的健康問題，沒有給他壓力。他患病的事情，只是釋迦牟尼佛考驗他，他已經通過考驗可以競選總統，所以，「長官」不會打壓他。

臺北市警局「關老師」，昨天下午請慈濟志工協助安撫張南汀，及輔導張再到醫院接受檢查及治療。不過，張南汀強調他沒病，聲明他只是堅持自己改革理念，才要競選總統，只要總統李登輝做不好，他就要競選到底。他出示他印製參選總統的大批名片，顯示已做好參選的準備及決心（《聯合報》，1998/3/17）。

案例八　妄想精神分裂症

姓名：李小芬（名虛擬）

小芬今年三十歲。在十六歲，唸重考班，希望進入北一女中，考試失敗而發病。小芬小時候的家庭環境很特殊。在小芬出生的那一年，父親由於外遇，要與她母親離婚，當時她母親已經懷有五個月的身孕，在一番吵鬧之後，兩人同意暫時分居一段時間，父親就把那女子接回來家裡住，母親則回娘家待產。而她父親在她母親將臨盆之際逼迫母親與他離婚，而她母親及娘家的人受不了她父親的日夜騷擾，無可奈何只好答應簽字離婚。父親在母親生產之時也沒有來探視，對她們母女可真是不加理會。在小芬年幼之時，由於母親要出外工作賺錢，所以五歲以前她是由外婆、外公來照顧的。但由於外公、外婆年紀已大，又患重聽，視力又不佳，所以襁褓中的小芬往往得不到應有的照顧，時常哭了許久之後，外婆才聽到她的哭聲，才來照顧她，因此從小小芬的身體狀況欠佳。五歲以後，母親接她一同北上到臺北上幼稚園，由於以前住在外婆家的小芬，附近只有外婆一戶人家，而表姐妹們年紀又與她相差很遠，所以在小芬五歲以前，很少有機會接觸同年齡的小朋友，所以小芬在上幼稚園之時，沈靜寡言，就連被其他小朋友欺侮也不敢告訴老師及父母親。在小芬到臺北來以後，由於父親所另組的家庭也在臺北，所以父親偶爾會來探視小芬，當時小芬的母親為了養活小芬和自己，作幫傭的工作；父親則是電機師，生活條件比母親優渥，母親並沒有得到小芬的監護權，但小芬仍和母親同住，只不過父親時常會以此威脅母親，揚言說要把小芬接回去。所以小芬的童年就在恐懼中度過，母親鎮日害怕父親會把小芬搶走。有時候母親由於工作壓力太大，再加上父親的威脅，心情一不好，就會對小芬加以打罵，怪她是個累贅，把她關在黑暗的廁所當中，任憑她哭泣而不加以理會。小芬的父親有一個小她一歲的兒子，從小天資聰穎，國二那年就跳級考上建國中學，而小芬只應屆考上了中山女高，她母親覺得被比下去了，就要小芬重考，並且要她一定要考上北一女，否則就要和她斷絕母女關係。而小芬在重考的那年，每天早出晚歸，不論吃飯或走路或坐車都不忘看書，每天晚上很晚睡，天天挑燈夜戰，早上又要早起去補習班。記得有一次因為她感冒沒有好好休息，加上以前的勞累，而患腦炎住院，她的身體本來就不好，又加上大病一場，所以她的身體更差了，平時常暈倒！在小芬重考的那年，以些微之差沒考上北一女，只考上了師大附中。還沒放榜之前，她就成天自言自語的，在家中不停走動，有時徹夜不眠，放榜時，因未考上，她母親氣了幾天不和她說話，小芬也將自己關在房中不出來，等到她媽媽發現她有些怪異之時，小芬已呈現精神病徵。

個案分析

由於小芬在嬰幼兒時期得不到親情的溫暖，兼以重大精神壓力，所以小芬在幼年之時有自閉的傾向，時常將自己侷限在自己的思想世界之中，不喜歡和人說話，就連她的父母親也不知道她到底在想些什麼，所以她的朋友很少，幾乎沒有，而她每天就自己在家中玩布娃娃，就連上幼稚園她也要帶著她的布娃娃，若不許她帶，則大哭大鬧不肯上學。

在小芬幼年時期，由於父母親相互爭奪她的監護權，及父母親對她的打罵及口頭上的嫌棄她，使她時常害怕母親會不要她，甚至有時她會認為由於自己的關係而連累了母親，使她不能追求更好的生活，還替人家幫傭。小芬時常認為因為自己是女孩子，所以才會遭受到如此的懲罰。又加上她看到父親如此的打罵母親、對母親惡言相向，而導致她害怕所有的男孩子，認為男孩子對她具有威脅性，所以在小學的時候，小芬恐懼所有的男孩子（包括男老師）。對於他們，她總是保持距離，不與他們玩耍、說話，認為都是他們害她被母親打罵的。小芬的父母也沒有注意到她的怪異，以為她只是害羞，所以不和男同學說話，未及早治療。

小芬在病發之後，時常告訴周遭的人上天將派她來當北一女的校長，要她管理整個北一女。她還告訴周遭的人說上帝要她快去北一女接掌事務，只有她才是北一女的救主，否則她及她的親人將會受到嚴厲的懲罰，且北一女也將會滅亡。她說：如果我們再阻止她，也會受到上帝的懲罰。在我們看來，覺得她是妄想，患者所說的是一項無事實根據的思想，而當事實指正之時，患者仍堅持著。小芬時常告訴我們她可以聽到天使在哭泣、魔鬼在唱歌，她說有人要加害於她，是上帝派來的，因為她沒有按照上帝的旨意而行。她說時常有人在她身邊說話，這也就是所謂的「幻聽」，患者可以聽到常人所聽不到的聲音。

小芬時常認為窗外有人在監視她，有人想要殺她，有人想要致她於死地。小芬常會有被迫害的妄想，導致她不敢靠近窗子，常把窗帘拉上，深怕一不注意就會有人溜進她的房間裡，把她殺害。

小芬是在聯考失利之後產生精神疾病，然而她的病並非是一時的打擊所導致的，而是長期以來所累積的，聯考失利只不過是一個觸發點、導火線。在小芬幼年時，由於得不到母親的溫情，又只和年邁的外公、外婆生活在一起，缺乏和同年齡小朋友接觸的機會，導致小芬自閉症，而父母又沒有加以注意、及早治療，小芬自閉症很難完全治癒。父母的不和，以及對小芬的辱罵與毆打，讓小芬對男孩子恐懼。在同父異母弟弟及母親揚言斷絕母女關係的威脅之下，小芬二次聯考失利，沒有考取北一女，受不了精神上的壓力，終於崩潰、瓦解，將自己退縮到自己的幻想世界之中。嚴重時連自己的母親都不認得，甚至對自己的母親拳腳相向，把母親打得遍體鱗傷。比較清醒的時候，母親可以帶她出去走走，看看景色。小芬的情緒起伏極大，有時喜有時悲，哭笑不定。

小芬現在的情況比起從前進步了許多，現在已經可以自己照顧自己的生活起居，而她的父母親也會時常來探望她，陪她說說話，陪她在院內到處走走，而小芬的情緒也平穩了許多，不過有時候她仍會弄不清楚真實情況，常會和自己所幻想的混在一起，比起前幾年，情況已經穩定了許多了！

第三章　精神疾病之根源：潛意識及性格

精神疾病之根源，一則來自外在環境，生活經驗之衝突，一則來自內心動力。精神醫學自十九世紀末佛洛依德開創以來，著重內在心理動力因素，特別是「潛意識」因素及性格。本章將針對二者，仔細討論。

第一節　潛意識(Unconscious)與精神疾病

一、潛意識之內涵及運作方式

「潛意識」一直是心理分析學的重要概念。佛洛依德之著作中討論最多的，也是「潛意識」的概念，「潛意識」概念使得許多臨床的研究能夠結合在一起成為有系統的知識。「潛意識」不是一個解剖學的概念，也不是一個獨立的個體，而是指潛意識心理過程。1915年，佛氏發表〈潛意識〉論文，他認為潛意識與意識層面事實上是很難劃分的。在臨床經驗中，我們發覺到潛意識的現象。事實上，十九世紀心理學家已使用「潛意識」及「壓抑」之詞，然而，真正使用於臨床治療的則為佛氏。在其1900年《夢的解析》及1904年《日常生活的心理病》，及1915年之〈潛意識〉文中，佛氏闡述潛意識觀念。他說為了瞭解人類心理過程，我們要從三個方向著手，是為層次學(Topography)、動力學(Dynamic)及經濟學。首先，從層次學觀點來看人類心理過程，可以分為三層：⑴潛意識、⑵前意識，及⑶意識層面。從動力學的觀點來看，人類心靈現象為力量之互動及反動之結果。經濟學觀點乃在於衡量「激動」(excitation)的能量：當激動的能力，不論是正或負，集中於一區域或一個方向，是為「情感投入」(cathexis)，所以一件投入物(cathexis object)一定是個人愛好或恐懼的東西（或人物）。「投入」一詞是英人布瑞爾(Brill)特別為佛氏所創設。如果用「情感投入」(emotional charge)則至為明白，然而現代心理分析學已慣於使用「投入」一詞，因而延用至今。

潛意識的核心包含各種本能、願望及衝動；這些潛意識的本能慾望都時時刻刻在追求滿足及發洩。潛意識之運作遵循「初級運作程序」(primary process)的原則，尋求立刻滿足，無衝突矛盾，也不遵循社會道德規範，缺乏理性邏輯。當個人在幻想、做夢時，展現潛意識運作的特色。潛意識因素構成人類思想行為之主要動力根源。

思考的「初級程序」中，包含兩種主要運作方式。第一種是「濃縮」，以一種意念代表多種意念；例如藝術中使用之抽象符號，具有多種意義。第二種運作方式是「轉移」(displacement)，將一項意念(idea)或情感轉移至一個不相干的領域中。例如一位貧困少年，在生活經驗中飽受挫折，轉而將其怨氣發洩在不相干的老弱婦孺身上，是為「轉移」。這兩種運作方式使得潛意識之內涵難以瞭解；然而反過來看，我們可以透過這兩種程序以圖瞭解潛意識的內涵及運作。

在日常生活中，每個人的「自我」(ego)經常自潛意識中抽取資料；在抽取時，都遵從一項原則，就是潛意識資料之出現，以不引起個人焦慮恐慌為原則，然而「自我」的運作並非絕對完善的，潛意識許多足以導致個人焦慮的訊息時時會出現在個人之意識層面，造成歇斯底里症、恐慌及其他各種心理、生理徵候。

二、潛意識與壓抑

在佛洛依德及布魯爾(Breuer)之前已經有人知道潛意識之存在，並且使用於催眠；然而將潛意識觀念與精神疾病串聯，或是與個人行為思想串聯，佛氏的貢獻很大。1880年，布魯爾以催眠術治療一位名歐安娜(Anna O)小姐之歇斯底里症時，在催眠之下，病人透露其童年往事，而且在陳述之後，病情消失。病人在催眠時的陳述顯然在其清醒時毫無記憶。在布魯爾治療的案例中有位女性的手臂因歇斯底里症而癱瘓。在催眠狀況下，這位女性陳述，在她童年時，有一天晚上，當她在照顧病重的父親時，她坐在父親床邊的椅子上睡著了；在睡著的狀況下，她的手臂下垂，當時她幻想一隻蛇從牆上下來，爬向她的父親，她企圖去抓蛇，而這隻蛇似乎就是她的手臂。當她清醒之後，她的手臂癱瘓了。當病人陳述這段往事之後，她的病情消失，其手臂也痊癒。布魯爾認為這位女性因關懷其父親的病情過於憂鬱。然而心理分析學家湯普森(Clara Thompson)則以為這一件事的意義似乎更複雜，由少女的夢及其癱瘓的手臂似乎顯示少女潛意識中對其父親隱藏敵意。

布魯爾醫生在臨床經驗中發覺許多歇斯底里症源自病人遺忘的痛苦經驗，然而這些遺忘的經驗並沒有消失，它們藏在潛意識中，透過病人的神經症狀而展現之。布魯爾的結論是這些記憶以「分解」(dissociation)的方式繼續存在，它們不存在於意識層面，而藏在潛意識中，形成心理疾病之根源。

1880年代，佛洛依德向布魯爾醫生學習，最初他們以為受壓抑的童年往事只影響歇斯底里症，而後佛氏發現，壓抑的情緒影響及於多種神經症狀。佛氏因而認為所有的人之記憶及生活經驗都可能部份隱藏，不見於意識層面。由於潛意識概念及壓抑現象源自歇斯底里症之治療，由此導致佛氏強調生理因素及性經驗與神經症之關係，因為歇斯底里症是一種生理現象，而許多佛氏的病患有性無能的問題。

1890年代，布魯爾與佛洛依德對歇斯底里症共同作了以下三項結論。第一，歇斯底里徵候顯現一項遺忘的記憶，或是若干過去記憶之濃縮。第二，遺忘的記憶以歇斯底里徵候展現，例如嘔吐可能展現道德性的譴責。第三，如果沒有遺忘的記憶，就不會有歇斯底里症出現。

至於何種因素促成個人遺忘過去經驗，造成意識分裂(dissociation)；布魯爾以為是一些情境因素，例如疲倦，或是沈悶單調的工作，使人沈溺於白日夢，布魯爾稱之為「催眠狀態」。佛氏則以為事出有因，相信被遺忘的事乃出自病人刻意所為，被遺忘的事正是病人不願意記憶的事。該一遺忘的過程是為「壓抑」。二人均同意，由於意識分解，病人對於該一遺忘的情感未能釋放，該一事件未能與病人的「自我」結合為一體。因此，治療的原則是告知病人其所遺忘事件的意義，使該一事件與病人「自我」再次結合，使得該一事件所引起的情感得以適當的釋放，使個人的心態終歸平衡，其歇斯底里症也將自然消失。

然而，如何可以使病人潛意識的記憶透明化？布魯爾及佛洛依德使用催眠術頗有成就，但是有的病人無法催眠，佛氏在偶然的情況下發現「自由聯想」的方法，在病人自由陳述的過程中，他的情緒也隨而流露。因此，「意識化」(abreaction)也就是使潛意識記憶透明化，同時使得受壓抑的情緒得以表露(catharsis)。

1920年，在《焦慮問題》一書中，佛洛依德將壓抑(repression)列為九大自我防禦機制之一，其他八項自我防禦機制是「退化」、「反向作用」、「孤立」(isolation)、「否定」(undoing)、「投射」(projection)、「內化」(introjection)、「自虐」(turning against the self)及「反轉」(reversal)。1936年，安娜・佛洛依德提示，「昇華」也是自我防禦機制之一。當前的心理分析學家則以廣泛的意義解釋「壓抑」，視之為意識分解的機制。

壓抑至潛意識中的經驗及記憶，通常保持在潛意識中，直至日後特殊情況之下，受壓抑的情緒乃突然爆發；歇斯底里症即為明顯的例子。個人的人格成長及經驗，不斷的受壓抑的經驗所影響，而神經徵候只是人格受影響的一部份。佛洛依德相信只有在童年時可能產生壓抑，而當代心理學家則以為壓抑沒有年齡的限制，例如強烈的戰爭經驗與悲慘的經驗都可能產生壓抑的現象。然而童年時之自我較軟弱，而且有彈性，易於產生壓抑作用，並且由於童年人格結構尚未成形，因此，早期的壓抑對人格成長發展影響至巨。佛洛依德過度重視性的因素，未能重視更為廣泛的動力因素，例如人際關係，使其理論之發展受到限制。

在歇斯底里症中，壓抑的經驗乃獨立的事件，完全沉沒在潛意識中，直到有一天，特殊事件引發了潛意識中壓抑的情緒暴發。然而偏執神經症之情況則不同於歇斯底里症，僅只是部份的經驗受壓抑，病人仍能記憶，且感覺部份經驗的存在。壓抑的經驗及情緒之展現也因人而異。沙里文證明，針對不同的人，神經症患透露的訊息及展現的情緒各異。病人以其部份人格應付某些特殊人物，每一種特殊人際關係決定了病人展現其人格的層面。例如有一位病人在心理治療過程中通常都採取合作、順從的態度，接受醫生的指示。有一天，這位病人做了一個夢，夢中的他因為頭暈去見一位外科醫生，醫生以麻醉劑開刀割除病人的腦部，然而在治療過程中，醫生的助手說，似乎醫生不太清楚病況。開刀之後，醫生告訴病人，他將永遠無法步行。病人對醫生陳述此夢之後，醫生解釋是病人對醫生不信任。在此一案例中，可見潛意識具有若干不同層面。病人表面順從的態度，與其深處不信任醫生成對比。在日常生活的人際關係中，有時我們表現得很不自在，顯然是有潛意識及意識因素在作祟。

佛洛依德提出壓抑的觀念，其主要立場是認為人類的許多本能慾望如果無節制的展現，將與社會道德法律相衝突，因此個人的自我乃以壓抑的方式，限制本能慾望的自然展現。佛洛依德認為人性之中許多層面永遠是違反社會道德的。然而榮格(Jung)則以為人性中隱藏許多潛能，心理分析的功能之一則為發掘這些潛能。蘭克

(Rank)及富洛姆均認為人性具有優美之處，然而都因為遵從社會規範而受壓抑。沙里文認為個人的自我體系(self-system)之演變發展受童年時期親切人士（主要是父母）之影響甚大。如果父母親是以歧視、排斥、阻礙等消極的方式對待兒童，則此兒童人格好的一面無法發展，好的一面從兒童的人格結構中被分離。

在個人的心靈結構中，潛意識與前意識之間的界限難以劃分。童年壓抑的經驗難以發掘，愈早時期的壓抑愈難以出現。近年來，透過催眠術，我們發現個人不只受催眠時的指示而行為，更而對這些行為做合理化的解釋。例如一個人在催眠中被指示當他聽見鐘聲時就解除鞋帶，當此人醒來之後每聽見鐘聲就解除鞋帶，若問他為何解除鞋帶，他會以許多合理的理由來解釋其行為。從以上催眠的案例中我們可以瞭解，每個人在成長過程中，都可能遭受許多無意的潛意識指示而採取行為，而個人的自我又將這些行為理性化，這一項發現可以解釋許多人許多非理性的(irrational)行為。佛洛依德在其早年也已經發現個人對於催眠行為理性化的現象。

三、壓抑的動機(Motive for Repression)

在解釋「壓抑」現象時，佛洛依德需要解答的問題是：為什麼我們一個人要使用壓抑？佛氏以為神經症患使用「自我防禦機制」，在於防止不可忍受的意念出現於意識層面；然而後來他發覺「壓抑」乃普遍現象，一般人都使用。人類以及所有的動物都在尋求快樂，使我們愉快的慾望是為「願望」(wishes)，不愉快者是為恐懼。壓抑協助個人尋求快樂，逃避痛苦。

四、「潛意識」展現的方式

佛洛依德以為夢展現個人潛意識的願望，因此心理分析學能夠透過夢探索人類心靈深層的現象。除了夢之外，潛意識還可以其他方式展現。首先潛意識展現在催眠狀況中，在催眠下，當事人接受指示，而在催眠解除後遵照指示行為。其次，神經症展現潛意識的存在。心理治療使用「自由聯想」方法以探索病人的潛意識因素。第三，夢顯示潛意識的存在。第四，日常行為中的誤失，例如失言，展現潛意識之存在。在日常生活中之行為誤失，顯示當事人潛意識中隱藏衝突矛盾的意圖，必須發洩、化解。「失言」或其他行為誤失展現潛意識中衝突的願望。

在藝術界，無論是繪畫或是戲劇界，都展現潛意識因素。演戲的人及觀眾同時得以滿足若干神經質的需要。這些需要屬於潛意識者，如果它們呈現在意識層面，則表演者及觀眾都會喪失了興趣。1907年，佛氏撰寫專文討論「偏執行為」(obsessional act)及宗教儀式，他指示二者相似之處，並且強調宗教思想及儀式也出自於潛意識因素。1912年，佛洛依德出版《圖騰與禁制》(*Totem and Taboo*)一書，他指示人類社會的若干共同特性，皆出自於潛意識因素。即使是一般人的日常生活行為也都隱藏潛意識因素，例如個人的穿著、言行舉止。

五、童年性心理(Infantile Sexuality)

1917年，佛洛依德出版《悲傷與憂鬱症》(*Mourning and Melancholia*)；書中佛氏強調，不僅是情感可以潛意識化，即使是人物也可以潛意識化，特別是父母親在子女的思想中可以潛意識化。佛氏不僅創造了潛意識理論，並且創造了研究潛意識的方法。由於潛意識有諸多顯現的方式，佛洛依德認為個人的潛意識受理性的壓抑而隱藏，因此要探索潛意識，必須揭開個人理性的面具，或是降低個人的理性，才能使潛意識顯現。展現個人潛意識方式之一是夢。同時，個人的幻想(fantasy)，隱藏個人的潛意識願望，亦可透過心理學的「投射方法」探測。根據佛氏的觀點，潛意識之探測亦可透過當事人的自由聯想。當佛洛依德提出「潛意識」觀念之時，遭受眾多心理分析學家的抵制，經過若干年之後，潛意識的觀念被知識界廣泛的接納，人類幾千年來對於心靈的認知都被佛洛依德的理論推翻了。自佛氏以後，心理學家普遍採用潛意識觀念。

六、夢的解析

1900年，佛洛依德出版《夢的解析》一書。這本書被舉世公認為是佛洛依德最重要的著作，一則解析了夢的意義；再則發掘了潛意識。《夢的解析》最初刊印於1899年，而佛洛依德終其一生不斷修訂。佛氏對於這部書的貢獻亦至為稱讚。在此書的首頁，佛氏宣稱：

任何人無法解釋夢的根源者，亦無法解釋「恐懼症」(phobia)，「偏執狂」(obsession)及「妄想狂」(delusion)，並且也無法治療這些病人。

佛洛依德很少採取如此挑戰性的立場，亦顯示他對於《夢的解析》一書的自信及肯定。

在《夢的解析》第一章中，佛洛依德審閱過去有關夢的理論，他認為其中除了費希勒(Fechner)的一篇論文有所貢獻之外，其他的著作均不值一提。第二章以「模式夢的分析」為名，他以一己的夢為例，驗證其解析夢的方法。為了要瞭解夢，做夢者的自由聯想至為重要，如無其「聯想」(association)，也就無法瞭解其夢。做夢者的聯想引導解析者至夢的潛在物質(material)，而後者最終顯現個人的願望。因此該書的第二章已顯示該書的主題——夢展現個人未實現的願望，而解析夢必須透過做夢者的聯想。第三章以「夢實現個人的願望」為題，佛氏在此強調第二章的主題，他以為多數的夢展現個人性的願望。第四章以「夢的扭曲」(distortion)為題，夢以扭曲的方式展現個人的願望。在這章中，佛洛依德劃分夢的「顯性內涵」

(manifest contents)及「隱性內涵」(latent contents)。顯性內涵為夢自然展現的方式，而隱性內涵則為解析所得的涵意。顯性與隱性內涵的對比展現一則個人希望透露於意識層面的願望，另一則為約束個人願望使得個人願望不能展現於意識層面，而二者之對比也就是佛氏對「神經症」的詮釋。神經症患使用「自我防禦」防止個人不能忍受的意念展現於其意識層面。佛洛依德使用「檢查」(censor)一詞，指個人心靈機構控制某些意念，使這些意念不能進入意識層面，是為「檢查」。如果夢的主要意義是展現個人的願望，則如何解釋使人痛苦恐懼的夢？佛氏以「扭曲」來解釋這種現象，認為痛苦事實上反映個人的願望。在焦慮的夢中，焦慮展現個人壓抑的生命慾(repressed libido)。換句話說，夢中的恐懼掩飾著個人壓抑的願望，即使是在焦慮的夢中，做夢者至少得以展現其壓抑的生命慾望，而得到部份的滿足❶。

中國人所說「日有所思，夜有所夢」的理論，根據佛洛依德的看法，「日有所思」(day residue)而至於夜有所夢者通常屬於攸關個人的重要事情，夢通常與個人在兒童、嬰孩期的經驗相關。所以顯性的夢與近日的事相關，而隱性的夢則與早年（包括嬰孩、兒童期）的重要事情相關。成年人的夢取代了童年的精神生活。

佛洛依德以通常的夢為例作解析，例如個人夢見裸裎街頭，是為個人的表現慾；個人夢見親人死亡展現隱藏的敵意。

在第六章〈夢的工作〉(*Dream Work*)中，佛氏分析隱性的夢如何變成顯性的夢。為了逃避個人心靈的檢查，因此在夢的過程中廣泛使用「轉移」的自我防禦機能；在夢境中，只有影像，而無抽象的意念，展現初級思考的特色。初級思考的一個特色是透過視覺(visual)，第二個特色是極度的「濃縮」，所以夢中的一項符號可以隱藏

❶ 新佛洛依德學派，例如荷尼等，推翻佛洛依德這項理論，認為夢不僅是展現願望，更展現其他的情感。

多重意義。在夢的過程中，情感層面變化較少，而理念的變化大。因此，當一項理念具有情感時，情感的部門保留下來，而理念部門則被刪除了。夢的最後呈現仍是以次級程序(secondary process)所修訂的方式進入意識層面。

在第七章〈夢的心理學〉中，針對夢的各種特色，佛洛依德分析精神結構。遺忘的夢展現心靈的檢查，防止潛意識因素進入意識層面。夢的遺忘展現了「抗拒」(resistance)，然而在睡眠狀況下，精神結構的檢查力降低。夢也展現「退化」；夢的最主要心理特徵是「思想物化」：⑴思想以最近的情況展現；⑵思想以影像(visual image)或語言展現。以思想轉變為影像來看，夢與白日夢相似。費希勒以為夢產生於精神結構的不同部位(local)。通常心理過程由感官接觸而來自於運動部門，是為「反射圈」(reflex arc)。感覺器官之前半接受感覺刺激，而感覺器官之後半則將知覺(percept)轉變為影像(traces)。佛洛依德更劃分⑴潛意識(unconscious, Ucs)、⑵前意識(preconscious, Pcs)、⑶意識(conscious, Cs)三個層次，更以圖表示之。

感官刺激→	記憶→	潛意識→	前意識→	意識

圖解：感官刺激(P)轉為記憶(Mem)，記憶為潛意識性，透過「前意識」，再進入「意識」；在整個過程中間，夢發生於「潛意識階段」。夢的運作方向與日常經驗相反。由行動(motor)轉向感覺(perceptual)，是反向行動，是為退化。何以做夢會退化，解釋之一是在醒的時候有一股電流從感覺流向行動，而在睡眠時這股電流終止運作，所以睡眠時之思考（夢）可以反向流動。

圖一　潛意識、前意識及意識之間的關係

佛氏劃分三種退化的方式：⑴層次式(topographic)的退化，由潛意識、前意識而意識層面的行動次序顛倒。(2)時間性的退化，由現在進入過去，是為退化。(3)邏輯性的退化，由日常生活方式轉變為原始方式。

夢中，過去經驗如何能夠透過檢查，而進入意識層面？佛氏以為潛意識中童年生活經驗也必須以「轉移」(transference)，與前意識結構聯繫，而後乃得以進入意識層面。如果個人在清醒的時刻展現類似夢的思想行為，是為精神症。心理分析學又說「所有神經症徵候皆為滿足潛意識願望。」從此一觀點來看，夢對於神經症瞭解之貢獻，以及夢與神經症之間的密切關係亦至為明顯。

第二節　性格與精神疾病

心理分析學研究主題之一是人的性格(character)。在這一主題上，佛洛依德的觀點大約可以劃分為兩個不同的時期。在1914年以前，佛氏重視人類本能與性格之間的關係，是為佛氏理論之「本我心理學」(Id Psychology)時期；1914年以後，佛氏開始重視個人成長經驗對個人人格結構的影響，是為其「自我心理學」(Ego Psychology)時期。

心理分析學所用的「性格」一詞，在意義上與人類學及社會學的「人格」(personality)一詞意義相似，然而其所強調的重點不同。性格乃個人特殊的個性，更牽涉個人之特殊生活背景及成長經驗，特別是童年家庭結構及人格內在之動力關係(dynamics)；人類學及社會學之「人格」，強調人類之共同性及社會文化對個人的影響。

一、性格結構(Character Structure)

性格結構指個人處理本能的方式。在1918年《性格與肛門期情慾》(*Character and Anal Erotism*)一書中，佛洛依德指示個性一則是本能的自然延伸，再而展現本能的昇華，或是以反向方式(reaction formation)展現本能。佛氏描述「肛門型性格」(anal character)為重視秩序、規律、節儉、小氣。肛門型性格出自童年排洩訓練時的衝突、矛盾。1913年，在〈偏執性神經症趨向〉一文中，佛氏指示肛門期情慾(anal erotism)與偏執神經症之關係。在第一次世界大戰之前，肛門期性格與偏執狂為心理分析學研究的主流。費倫茲(Ferenzi)認為同性戀出自偏執神經症。至1924年為止，心理分析學界對口腔期仍不甚瞭解。

1905年，佛洛依德出版《性學三篇論文》，其中佛洛依德指示神經症乃是童年性心理的膠著(fixation)，或是個人退化至童年性心理所致。膠著的時期愈早，退化愈深，則心理病態愈嚴重。

如果性慾構成神經症之根源，特別是男性，則人類文明將陷於危機，因為所有人類文明均限制人的性慾。1950年左右性學研究顯示，如果依照人類社會有關性的法令行事，則95%的男人均將入監獄。佛氏既以性的限制及性的困擾為神經症根源，則人類社會中對性行為限制愈嚴重者神經症將愈為普遍。1908年，佛洛依德發表〈文明的性道德與現代神經症〉一文，他強調現代文明社會之性慾規範是一項恥辱，導致神經症。1915年，美國神經科醫生普蘭(Putnam)說：

> 美國的嚴格性規範是可恥的，應該解放，因為性為人類的自由。

現代社會中，男性性無能及女性性冷感普遍化，皆出自嚴厲的性道德。然而佛洛依德對人類性本能亦不無置疑。早在1912年，而後又在1930年《文明的不滿》一書中，佛氏強調性慾之自然發洩亦不利於人類，人類文明與人之性慾永遠是衝突矛盾的。自從佛洛依德的理論出現以來，現代社會以英美為首，在教養子女方面改變甚大，趨向於對子女的管教更開放、寬大及放鬆，對於人類文明未來發展影響至巨，相信負面的影響亦深遠。

在第一次大戰之初，佛洛依德重新整理他的理論，而在以後的十二年時間裡(1914–1926)，他的理論大致可以「自我心理學」冠之，以相對於其早年的「本我心理學」。在1926年，他出版《焦慮問題》一書，完成其第二階段的理論思想。導致佛洛依德第二期(1914–1926)思想發展的因素眾多，其中之一是大約在1910年，國際心理分析學會成立之後，佛氏眾叛親離，為了反駁叛離分子，佛洛依德必須重新整理其思想及觀念。

二、「本我心理學」與「自我心理學」

1923年，佛氏出版《自我與本我》一書，對於他的思想轉變，由本我心理學轉入自我心理學，解釋最為詳盡。佛洛依德劃分人格為三部份——本我、自我及超我。本我(id)乃一切本能慾望的根源，大本營。「本我」一詞源自德國心理分析學家格羅德(Groddeck)，他認為人類行為心態出自不可知之動力。「自我」則處理現實生活一面，出自德文“Ich”，在英語中，“ego”來自拉丁文，其意義為「我」(I)。「本我」代表初級程序，「自我」代表次級程序，「超我」則代表個人之理想、道德、價值觀。「超我」是父母的代表，將父母「內化」、「認同」而形成的。佛氏認為「自我」及「超我」皆出自「本我」。在人類生命之初，人格結構中只有「本我」；在生命之始，人類心態行為遵循「快樂原則」，而後為了適應現實，「本我」乃分解，部份「本我」形成「自我」。而後，在「戀母情結」後期，「自我」再分解，其中部份形成「超我」。

在佛洛依德思想塑建過程之第二階段(1914–1926)，佛氏添增了「攻擊本能」或稱「死亡本能」，以之為「本我」的一部份。1920年，佛洛依德出版《超越快樂原則》(*Beyond the Pleasure Principle*)，其中佛氏修訂其本我學說，改變之為二元論；過去，他的本我論中只包含生命慾(eros, libido, or sexual drives)，而今則添加「死亡慾」，死亡慾以攻擊、破壞的願望行為展現，首先是以一己為對象，而後則以別人及外在世界為對象。過去在《性學三篇論文》中，佛洛依德對其本能理論不滿意；在1913年出版的《圖騰與禁忌》一書中，他已劃分「自我本能」與「性本能」，二者之重要性相當。在過去，他只承認性本能。「自我本能」與「性本能」功能不同，「自我本能」使人類結合在一起，「性本能」則只在於尋求快樂，最終則分化人群(disunite men)。

在佛洛依德的「生命慾」理論中，虐待狂(Sadism)概念逐漸呈現，在1913年《偏執神經症之處理》(*The Disposition of Obsessional Neuroses*)一書中，佛氏將肛門虐待期之膠著與偏執神經症連貫在一起。過去，佛洛依德以為「虐待狂個性」是性本能的一部份。而在1913年〈本能及其延伸〉(*Instincts and Their Vicissitudes*)一文中，他改變了觀點。他說：「愛與恨並非出自於同一本能根源。」在他研究偏執狂的著作中，他以為恨乃愛退化所致，而愛恨交織乃神經症徵候及個性形成的主要決定因素。佛氏此時主張愛恨並非出自本能與物(object)之間的關係，而是出自自我與物之間的關係，因此，恨非出自性本能，而是自我為求生存自保而產生者。因而恨及「虐待狂」非生命慾之一部份，而是另有根源（例：死亡慾）。

1908年，阿德勒首先提出「攻擊慾」的概念，佛氏最初反對此一概念。然而在臨床經驗中，發現「自虐狂」現象明顯。在1917年《悲哀與憂鬱症》(*Mourning and Melancholia*)一書中，佛洛依德首先提到「憂鬱症」(depression)的心理意義。佛氏發現憂鬱出自於「懲罰」。在神經症或精神病的憂鬱症中，懲罰來自「內化物」(internalized object)，對於常人而言，懲罰來自外人、外在機構。

1914年，佛洛依德出版《論自戀》，其中佛氏將生命慾之能源落實在自我結構中，在《超越快樂原則》一書中，佛氏指示「創傷神經症」(Traumatic Neuroses)之存在，患者一而再地重複其創傷經驗，是難以瞭解的，無法以快樂原則解釋或是以本能原則解釋。佛氏乃創設「重複過去之強制個性」(repetition compulsion)一詞，解釋這種現象；神經病患一而再的重複其童年經驗。佛洛依德對「重複強制行為」的解釋是病人自幼養成習慣（個性結構），以某種行為化解他在某種被動的創傷經驗下所產生的焦慮。佛氏又由其「重複強制行為」而發展「死亡慾」的概念。因此，除了生命慾(life instinct)之外，佛洛依德又創立了「死亡慾」。「死亡慾」不是直接展現的，而是以破壞性的行為(destructive drive)展現之，例如虐待狂或是自虐行為方式出現。佛氏本人對死亡慾觀念亦懸疑不定。自從佛洛依德發展「死亡慾」觀念之後，批評之聲不絕。

佛洛依德創立的二大本能理論，性本能及破壞性本能(destructive)乃其重大的貢獻。人類的強烈、普遍的破壞性行為，似乎不只是性的挫折可以解釋者。最近心理分析學者亦多以本能解釋「破壞性行為」。在1930年之《文明的不滿》一書中，佛洛依德說「過去他忽略了人類之攻擊性及破壞性行為；當別人提出人類破壞性本能時，他不能接受這個觀念」。佛氏在處理性本能時，他討論至為詳盡，然而對「死亡慾」，佛洛依德則處理得很草率。

三、修正的焦慮理論

焦慮乃神經症之核心問題。有的神經症患具有明顯的焦慮，有的則具有壓抑下去的焦慮。一般人以為神經症都具有明顯的焦慮，這種觀念是不正確的；個人是否展現焦慮得視其自我的結構(ego structure)。在1890年代，佛氏以為焦慮乃性本能受壓抑的結果。1926年，佛氏出版《焦慮問題》一書，改變過去的觀點。修正之觀念認為「焦慮」應落實在「自我」的結構中，而非出自「本我」，恐懼是動物對外界危機之生物性反應，焦慮則為個人主觀的反應。根據修正的看法，壓抑並不導致焦慮，相反地是焦慮導致壓抑。個人之「自我」，在危機出現時，以焦慮作為警告。佛洛依德認為基本焦慮出自於嬰孩離開母體；因而佛洛依德乃建立所謂「口腔期」的觀念，以為在嬰孩初期之母子關係中可能造成焦慮。在1926年之前，佛氏從未思考及「口腔期」，乃是因為他以為母子關係是絕對完美的。自從1926年之後，心理分析學界乃體會母子之間或是「口腔期」對於人格成長之重要性，以及其與焦慮的關係。

四、自我(Ego)

在1923年之著作《自我與本我》中，佛洛依德強調「自我」現實及理性的特性。在生命之初，「自我」與「本我」乃一體，而後「自我」逐漸出現。當個人能感受到身體的感覺時，是為「自我」出現的時候。當「本我」透過感覺器官及「意識」接觸外界時，是為「自我」。「自我」隨而控制個人的感覺(perception)及意識，以防範焦慮之產生。個人在面臨外在危機時，「自我」可以處理，例如以逃亡的方式，逃避危險；然而「自我」無法處理來自內部的危險，佛洛依德因而認為「神經症」是來自於內在的危機。

「自我」包含多種自我防禦機制，而「壓抑」則為自我防禦機制的一種。這是佛氏的新觀念，與他以往的想法完全不同。在1936年的《自我及防禦機制》一書中，安娜・佛洛依德仔細討論各種自我防禦機制及其運作。

人格結構以「自我」為核心；自我之內涵複雜，變化眾多，由正常人乃至於精神病，各不相同。佛洛依德認為每一個正常人之人格結構也只是接近正常，其「自我」與精神病患的自我有相似之處。相似的多少是為自我的變化(modification of the ego)。個人「自我」的變化有的來自遺傳，有的來自後天經驗。每一個人有其特殊對外界反應的方式，有的是出自與生俱來的性質，有的則出自後天經驗。個人的自我也有強弱之分，個人「自我」處理外在及內在現實問題的能力，是為其強弱之衡量標準。

五、超我(Superego)

超我出自「戀父（母）情結」的延伸，涉及個人內在之認同及外在人際關係，在1921年，《群體心理學及自我分析》一書中，佛氏說：

群體心理學與個體心理學之間的區別有時也是難以劃分的。在每一個人的精神層面，都涉及別人；有的是親切的，有的是疏離敵對的。個人與其父母、兄弟姐妹等親近者的關係，過去都屬於心理分析學的領域，但也都是社會現象，都屬於社會心理學的領域。

自1914年出版《論自戀》一書以來，佛洛依德開始討論個人與外人關係(object relation)。他假設「自我理想」(ego-ideal)的存在，是為個人衡量一己行為之標準。這一項論題更延伸及1917年之《悲哀與憂鬱症》及1921年之《群體心理學及自我分析》二書中，最後，在1923年的《自我與本我》一書中，佛洛依德將「自我理想」更名為「超我」。超我乃自我之衍生物，而自我又是本我的衍生物。超我乃「戀母情結」之繼承人，在戀母情結後期出現對父母形象的內化。早年，佛洛依德認為「超我」具有父親性格，而後則改為雙親。超我的觀念可以解釋許多宗教信仰，特別是一神教的基督教信仰。個人將「父親形象」抽象化為神，以超我衡量自我，而後乃感受自我之缺陷及無能，這是基督教義的一部份，強調個人的罪惡及無能。待兒童成長之後，「父親形象」轉移至社會權威，例如政府、領袖等，以之衡量個人之自我，乃產生內疚之感覺（個人自我與自我理想（超我）中間之差距造成內疚感）。除了個體之超我外，群體也有超我以維護社會秩序及安定。

六、死亡慾

佛洛依德在晚年，修正其學說理論，將本能之一元論改為二元論，提出「死亡本能」(death instinct)的概念。引發佛洛依德建構「死亡本能」之因素是世界戰爭、犯罪不斷、權威型的統治，在在顯示人類發洩內在之仇恨，「攻擊」及「破壞」本能。佛氏認為在所有人際關係中，唯一得免於衝突鬥爭者，是母子關係。在人類思想中，「仇恨」、「破壞」時時出現。當我們受挫折時，我們的腦海中立即出現憤怒、報復、攻擊，破壞性的意念。除了對外人之仇恨、憤怒之外，人類對自體似乎也有攻擊、憤怒、仇恨的意念，否則何以千千萬萬的人會酗酒、抽煙、吸毒、自殺。現代醫學已明白指示抽煙會導致癌症，吸毒、酗酒為害更深，為什麼許多人仍自願參與，似乎展現自我毀滅的念頭。早年佛洛依德以為人類虐待及攻擊行為出自性的問題，然而日後他發覺人類攻擊性的行為極其普遍，非「性本能」可涵蓋。佛氏說：「過去我見到人類在性行為方面展現虐待，攻擊，及被虐待的性格，而今（第一次世界大戰之初）乃見到人類普遍性的虐待殘暴行為。」佛氏無法以生命慾理論，解釋許多神經症之破壞性行為。生命慾理論強調人類追求快樂的本性。佛氏創設「死亡慾」的概念，以期解釋人類普遍的破壞，攻擊性行為。

透過「死亡慾」，佛氏乃能夠建立「超我」的觀念，因為超我的目的在於阻止人類尋求快樂，阻止「本我」自然發展；超我是人類攻擊自我之根源，對自我設限，懲罰。超我極其嚴厲，造成自我挫折，在在展現人類死亡慾的本性及功能。

七、「自我」與神經症

佛洛依德最初使用「自我」一詞，包含凡是非「生命慾」者皆屬於「自我」。後來當他創造「超我」觀念之後，「自我」的意義隨而改變。從佛洛依德的文獻中，我們瞭解他日後的「自我」觀念包含了：⑴自戀的現象、⑵去除了性慾後的本能。荷尼解釋「自我」為有組織的「本我」部份。自我的主要特性是「軟弱」，自我必須同時應付來自本我、超我及外在環境三方面的壓力。慢性神經症患展現的無力感，似乎展現「自我」的特性。他們受多重的壓力而無所適從，他們的行為則遵從潛意識力量的支配，缺乏理性而不自知。一些強而有力的潛意識因素決定了他們的心態行為，使得他們採取僵硬的行為及思考方式。偏執神經症(Compulsion Neurosis)的這種特性特別顯著。佛洛依德將神經症患比喻為騎馬的人，自以為是在控制馬，而事實上則受馬所控制，四處狂奔。

依據荷尼的分析，「神經症」之形成非出自人類本能，亦非出自神經症患內在的因素，而是出自於神經症患之成長過程。在成長過程中，神經症患者逐漸與其真實的自我疏離，個人原有真實的、自發自動的本性(spontaneous self)之發展受到了阻礙，因而形成了神經症。當一個人疏離了自我，他才會追求非一己所願望的事物或價值。神經症患因為喪失了自發自動的本性，喪失了自我判斷的能力，因此他以別人的判斷為依歸。神經症患不以自己為重心，而以外在世界為自我的重心。

荷尼認為只有放棄佛洛依德的本能理論、改變自我的觀念，乃能治療神經症。佛氏認為「自我」乃「本我」的延伸；荷尼認為「自我」為神經症之核心問題，自我不是本我的一部份，如此乃能從事心理分析。荷尼強調恢復病人自發自動的真實本性，也就是恢復二十世紀之初心理學家威廉・詹姆士所說的「精神性的自我」(spiritual self)。荷尼駁斥佛洛依德的神經症理論；佛氏以為是本能與外在世界，特別是道德世界的衝突所致，荷尼則認為是外在環境引起個人的恐懼及敵意，而後引起神經症的反應。病人所採取的自我防禦機制，一則為適應生存，一則為對抗外界。因而與外界之衝突不僅是神經症的特質，而且也是神經症本身的困難所在。同時，神經症之衝突亦無法落實於任何具體之所在，不似佛洛依德落實於本我與自我的衝突。荷尼以為衝突來自於多種因素，可能來自兩種相互衝突矛盾的神經質需求，病人一方面希望控制別人，一方面又想依賴別人。病人同時希望順從，而又反叛；病人需要偽裝，而又受良心之譴責。

八、自我與性格結構

早在1910年，阿德勒已發現「自我」扮演重要功能。最初，佛洛依德駁斥阿德勒的觀念，以為阿德勒強調自我之功能，因而忽視了潛意識作用，違背了心理分析學之原則。然而在1920年代，佛氏乃發現部份自我的運作亦屬於潛意識者。1911年，佛氏發表《心靈功能運作的兩大原則》(*Two Principles of Mental Functioning*)，其中，佛氏提示「生命慾」之運作遵照尋樂原則，而自我則遵照現實原則。1913年，費倫茲發表〈現實感的發展階段〉(*Stages in the Development of the Sense of Reality*)，他強調不僅生命慾發展可以分為若干階次，自我發展亦可分為若干階次，逐漸吸取現實原則。費倫茲將自我發展分為四個階段，第一階段是「無條件的無所不能」(unconditional omnipotence)階段，這是在嬰孩出世以前，他所有的願望都可以得到滿足。第二階段是「魔術性的無所不能幻覺」期，當嬰孩剛出世的時候，他以為只要是他想要的都會實現，第三階段是「魔術性的無所不能姿態性動作」(gestures)期，在這個時期，嬰孩透過哭叫而可以得到所有的需求。第四期乃「思想與語言的魔術」期，在這階段，透過思想及語言，兒童進而得到抽象性的滿足。

1920年代，佛洛依德修正他的人格結構觀念，將人格三分為本我、自我及超我。新生的嬰兒只具有本我，其人格中充滿零亂無組織的本能慾望，缺乏意識之指揮及組織。然而在第二期，嬰孩與外界接觸愈多，感覺到現實的壓力，其本我的一部份乃分化為自我。「自我」並非「意識」，大部份的自我仍處於非意識狀況之下，可以隨時召喚而進入意識層面，是為前意識(preconscious)部份。但仍然有部份自我為潛意識性，無法進入意識層面，其中包含受壓抑的經驗及感覺(feeling)。

本我包含眾多激動的情緒、慾望、本能，無法直接在意識層面展現。然而其部份動能時時刻刻透過記憶神經，與受壓抑的經驗及記憶結合而展現於自我層面，造成神經症之徵候，或是以扭曲的夢，或是受超我的影響而改變型態，以昇華的方式展現。「本我」的領域廣闊，遠超過自我的領域，佛洛依德視之為生命之能源，與生物本能密切相關。

在自我的成長過程中，由於受文化及父母的影響，逐漸吸收文化道德觀念，遂而形成超我。超我之本質與童年時期接受父母的教養，父母之形象，親子關係密切。超我屬潛意識性，在童年不自覺的情況下形成。超我也與現實脫節，不受現實(reality)之限制，因此，有時對於個人之限制批判是非理性的嚴厲。有時個人在清醒時並不感覺錯誤的心態行為，在睡覺時或是在半睡半醒時則感覺沈重的精神壓力，這項差異顯示超我之潛意識性質，清醒時個人受自我的控制。佛洛依德在後期更以「死亡慾」來解釋超我的嚴厲性格。

自我約束本我之展現，協調本我與現實環境之關係。在超我協助之下，使得「本我」變形，以「昇華」或「反向作用」展現之。一個人的性格結構是透過「昇華」及「反向作用」而形成的；透過超我的影響，本我之力量在自我接納的情況下結合而形成。性格結構之本質乃是一套自我防禦體系，因為「昇華」及「反向作用」都是為了防制本我而產生的。性格是本我的轉化現象(transformation)。在佛洛依德《自我與本我》一書中，他將分析的重點由本我轉移至自我。從心理分析治療的觀點來看，佛氏理論轉變之後果影響甚大，從此，心理醫生在分析治療解釋神經症時，視神經徵候為自我防禦之後果，而非本我受限制所產生的後果。1920年代的心理分析學者瑞曲(Reich)將心理分析治療的重心放在調節複雜自我防禦機制上。1940年代，心理分析學者更分析自我的潛意識活動。

所謂「個性」，依佛氏的看法，第一是本能性的，第二是一群習慣性的心態行為之特徵。富洛姆又嚴格劃分「脾氣」(temperament)與性格(character)，富洛姆以為前者出自與生俱來的生物天性，例如有人性情暴躁，有人性情和緩，此乃天性。「性格」則為個人對環境或別人的習慣性反應。個人的性格受天性氣質的影響，然而也同時受後天環境及經驗的影響。神經症之徵候屬於性格之一部份，與性格表現一致。例如一位有「清潔狂」(washing compulsion)的神經症患不可能是一位輕鬆愉快而大方的人。清潔狂神經病症常是與「疑心病重」、退縮悲觀的性格一起出現。

佛洛依德在〈性格與肛門期情慾〉(1908)一文中，指示性格與生命慾本能的關係。至今，傳統心理分析學派仍遵照佛氏之觀點。而新佛洛依德學派學者如富洛姆、沙里文、荷尼則另建構新的性格理論。依據佛洛依德的看法，在性格形成的過程中，生命慾有三種發展的可能。第一，生命慾在性前期(pregenital stage)的發展持續不變至成年期，此一發展傾向被視為「變態」(perversion)，不是性格發展的正常方向。第二，第三種可能則是發展「反向作用」(reaction formation)或是「昇華」，改變本能的性質，後二者的發展被視為性格發展之正常方向，乃人格發展成熟的軌道。人類原本是一個生命慾控制的生物，而在反向作用及昇華作用之下，人類乃形成社會性的人，此乃佛洛依德在1908年論文的主題。成長中的個人如不經過昇華作用，則仍陷溺於肛門期中，享受肛門期之情慾。被動同性戀者(passive homosexuals)展現這種陷溺於肛門期的特性，另一種滯留在肛門期的性格則以「反向作用」克制本能。這一類的人展現極度的清潔整齊的個性，不僅是體態的清潔，更展現「可信賴」，高度良知的個性，強調小節。肛門期昇華作用的另一特性是對於金錢的態度；重視金錢、吝嗇、節儉、生意人的個性，展現肛門期的性格(anal traits)，另一種肛門期昇華作用顯現於繪畫及雕刻。

「昇華」及「反向作用」之間的界線並不清楚，從理論的觀點來看，反向作用否定了本能的滿足，而在昇華作用中，本能透過不同的方式得到部份的滿足。因此，反對以生物為實驗品的人士是以反向作用壓制虐待的本能慾望，而外科醫生則是透過昇華作用展現其虐待性格(sadism)。

在人格形成的成長過程中，生命慾的能力受規劃而形成特殊的性格(character traits)。佛洛依德之後，瓊斯(Jones)及阿伯拉罕(Abraham)持續佛洛依德的肛門期理論，未作修正，而以後的心理分析學家則懷疑這些性格是否與肛門期生命慾相關。

佛氏強調肛門期的性格特徵為重視秩序、節儉及頑固。當一個人順利經過肛門期時，則形成肛門期性格。阿伯拉罕擴張佛氏的肛門期性格，更包括難以接近、退縮、頑固，具有偏執狂的敵意及講究細節(methodical)，重視細節及方法而沒有大的成就，偏好保留細微的物質，不僅是吝嗇錢財，對時間亦重視，這一種性格是佛氏研究最透徹的。

除了肛門期性格之外，佛洛依德亦分析其他幾種性格，在這方面阿伯拉罕的貢獻很大，他認為人格發展是依據生命慾之發展滯留於不同時期而形成五種性格，每一種性格的形成均透過「反向作用」或「昇華作用」。第一種是「口腔感受期」(oral receptive)，是在口腔吸吮期透過昇華作用形成的性格。如果是正向的昇華(positve sublimation)，則個人展現友善、樂觀、大方、期望高，然而不夠努力，期望全世界的人都照顧他，大方的個性則為對世界的回饋。他們對於別人的態度友善，與肛門期的懷疑及退縮的個性形成對比。然而，當口腔期的人遭遇挫折時，他們悲觀，以為世界末日到來，他們喜歡與人共處而無法忍受孤獨。第二類型是為「口腔虐待型」，大約在嬰孩長牙的時候形成。這一類型的人具攻擊性、進取心強烈，希望操控影響別人，個性特徵包括嫉妒及雄心壯志。第三是性蕾期個性(phallic character)，為性蕾期昇華作用形成。這種人傲慢，擅權，跋扈，進取。第四是尿道型(urethral character)，佛洛依德與費倫茲都曾經討論此一類型。這種人具強烈的雄心、抱負，急於誇張其成就，他們缺乏耐性，有長期賴尿的習慣。第五是成熟的性格，或稱「生殖型」(genital type)，為了對抗性慾的直接發洩，透過反向作用及昇華作用而形成。佛氏既然認為人類文明之演進在於捨棄性慾，因而最成熟的性格應該是最能克制性慾的人。阿伯拉罕認為成熟的性格不再受尋樂主義的控制。其他類型的性格都有自戀的傾向，成熟型的人則無。成熟型的人友善、愛人，而工作效率高，他們也很敏感、自信，重視自己的地位成就，也同時保持戒心及遠視。阿伯拉罕認為成熟型的人能夠給予別人愛及照顧別人。富洛姆在討論此一類型時，並不認為此種性格與生命慾相關，而佛洛依德則以生命慾的成長發展解釋此一類型性格。富洛姆以之為個人適應生存的方式。阿伯拉罕解釋每一類型性格，以個人成長期之特殊經驗而決定，例如口腔型則為在口腔期遭遇特殊之經驗。

除了以上幾種基本類型之外，另外還有偏執性格，自戀性格，歇斯底里性格等等。偏執狂乃肛門期型之一種，執著於一項特殊意念。佛洛依德的生命慾觀念解釋個性的形成有若干缺陷，他沒有考慮及父母對子女的性格之重要影響。榮格是第一位以非生命慾的概念來劃分性格類型。他劃分「內向」及「外向」兩種性格。蘭克(Rank)劃分性格為三種：正常人、神經症型及創造性藝術家。屬於文化學派的富洛姆也劃分性格為三大類別，是為「接受型」(receptive)、「操縱型」(exploitative)及「儲藏型」(hoarding)，相當於阿伯拉罕的「口腔接受型」(oral receptive)、「口腔攻擊型」及「肛門期型」。富洛姆視性格的形成與個人社會化過程相關，主要出自親子關係。在某種特殊家庭中，兒童必須以友善親切的姿態，乃能得到一己需要的滿足，是為「口腔容納型」。在另一種家庭中，兒童覺得必須自行爭取乃能得到一己之需求，因而形成「口腔攻擊型」的性格。第三，如果家庭氣氛緊張焦慮，相互猜忌不相容，則兒童發展肛門期性格。依據富洛姆的分析，子女性格在在受父母的影響。在建構他的性格理論中，富洛姆提出質疑，「如果性格與生命慾無關，則何以肛門期性格的人常會便秘，而口腔期性格的人則喜歡吃喝?」富洛姆的解釋是，便秘、吃喝並非是性格的成因，而是這些性格展現的方式。

除以上三種性格類型之外，富洛姆又加上第四種，是為「商業性格」(marketing personality)。這種人以配合外人的要求行為，他是機會主義者。富洛姆也提出第五種性格，是為「生產型」(productive character)，這一類型的人能夠真正的愛，有創造力，具有多種正向的個性，與阿伯拉罕的成熟型性格相似。

荷尼的著作中，就討論神經徵候的型態，也歸為三類，是為「趨向人型」、「逃避型」(avoiding)及「與人敵對型」。

對於性格的瞭解有助於心理分析工作；瞭解個人發展之自我防禦，有助於瞭解其困擾，而個人之自我防禦及困擾又與其性格結構有關。神經症患之心態行為似乎是為了維護他的利益，而形成特殊的性格結構。沙里文描述這種僵化的特性；他說在心理治療過程中間，心理醫生見到「友善型」的病患以友善化解與別人的衝突；「聚積型」(hoarding type)則退縮，拒絕溝通；「操縱型」則企圖操縱，掌握情況，以恭維、攻擊或其他方式達到其目的。如果病人能夠以其慣常的方式處理情況，妥善處理他與心理分析醫生之間的關係，病人不會呈現焦慮，然而病人也不會得到啟示，使得心理治療難以進行。個人之習慣及個性構成對心理治療的障礙。瞭解病人的性格可以幫助心理治療，似乎無須去挖掘其童年往事，童年往事可以解釋其性格的成因，然而並不一定有助於治療其神經症。

第四章　精神分裂症(Schizophre-nic Disorders)

精神分裂症是精神疾病中最嚴重的一種，也是最引人注目的一種；一般人心目中的瘋子多是精神分裂症，而精神病院中的長期住客也最多這一類病患。精神分裂症約佔總人口1%，通常是慢性，發作於青少年期，對患者之一生影響至巨。精神分裂症的根源複雜，包括生理性、社會性及心理性因素，精神分裂症狀變化甚大，無絕對之指標。即使一般人所用之指標——幻聽、幻覺——也是可有可無。梅維爾(Melville)在一篇論文中說：

誰能夠在彩虹中清楚分別紫色與橘色的分界線?如果二者分隔，任何人都不難分辨此二色彩，但是在臨界線附近的色彩則難以指認，誰是正常？誰是已近失常？

十九世紀初，皮奈爾(Pinel)及哈斯蘭(Haslam)之著作似乎樂觀清楚的指示精神病的指標。多數醫生對精神病只作陳述性分析。十九世紀末，德國精神科醫生乃開始作詳細分類，最著稱的是克里普林(Kraeplin)的精神病分類。這種分類法在二十世紀後半期受到批判，因為與事實不盡相合。精神病所呈現的現象複雜，多數重疊難分。過去以為精神分裂症是無望的絕症，患者情況日益惡化。然而自1980年代以來，新的藥物不斷出現，許多可以抑制精神分裂現象。精神分裂症患之是否能治療，視乎其生活中之壓力及患者可以運用之資源。如果患者生活壓力低，而且資源豐富，則恢復健康率高，反之則低。然而絕大多數患者都是生活壓力高，而社會資源低，因而日益惡化。

布魯勒(Bleuler)1911年詮釋精神分裂症為一徵候群(syndrome)，

包括多種精神病變(disorder)，各種之根源及展現之現象及治療之效果皆不同。所有分裂症患共同之徵候是心靈運作之分化(disintegration)不能夠整合，正常人可以整合其心靈之運作。認知與情感層面缺乏和諧一致性，因而產生「精神分裂」的概念，然而因為內容複雜，必須以複數稱之(Schizophrenias)。

一、精神分裂症的診斷(Diagnosis)

目前診斷精神分裂症使用若干不同的標準。布魯勒以「基本徵候」區分，至今仍為一般精神醫生所採用。分裂症基本徵候包括：第一是愛恨交集、舉棋不定、模稜兩可(ambivalence)的態度。第二是「自閉症」，個人過度主觀之意識結構。第三，精神分裂症患的情感變化多而且大，且不適當；特別是不恰當的情感，展現精神分裂症的特徵。第四是思想、聯想方面的錯亂(thought & association disorder)。然而診斷思想、聯想錯誤頗為困難，除非是極其明顯的狀況。目前採用列表方式，而不是由醫生判斷。

朗費德(Langfeldt)以臨床經驗建立檢驗方法，劃分精神分裂症為二種類型。第一種是真精神分裂症(true)；第二種是精神分裂現象症。第一種，即真分裂症顯現非人化(depersonalization)、自閉症、情感鈍化(emotional blunting)等徵候，非真實感(feeling of unreality)病徵緩慢不自覺的發展，與突發性者不同。

史耐德(Schneider)創新之診斷法近來頗受專業人士重視，他的檢驗方法來自臨床經驗，列舉精神分裂最明顯的症狀如下：聽得見自己或別人的思想、聽見爭執的聲音、聽見別人批判患者的聲音、感覺身體行動受外力支配、思想之干擾(interference)及思想之退縮(withdrawal)、思想之散漫(diffusion)、幻聽、幻覺，感覺個人思想行為受外人支配。然而許多精神分裂症並無以上徵候。此外，以單一標準檢驗亦有價值。單一標準即思想錯亂，思想形式邏輯上的錯誤。

美國精神醫學學會《精神疾病檢驗手冊》第三冊(*DSM-III*)指示精神分裂症檢驗標準如下：

1. 最近兩年來生活方面呈現退化，在工作、人際關係及服飾方面均呈現散漫退縮，無精打彩，思想言行怪異等現象。

2. 在精神分裂症發作的時期，精神分裂症之六項主要徵候之中至少出現一項。

3. 至少發病期持續六個月以上。

4. 發作期在四十五歲以前。

5. 沒有生理因素或智能衰退的現象。《精神疾病檢驗手冊》第一冊則重視幻想及幻覺(delusion & hallucination)二大標準。

二、精神分裂症的根源(Causes)

病前的人格結構無一定型態。丹麥的研究顯示精神分裂症患在童年時不好動(passive)、注意力不能持久、在學校內人際關係不良，通常在十五歲左右已展現認知錯覺及情感上的缺陷(deficit emotional contact)。其他研究發現分裂症患在發病前有社會技能的困難(social skills deficiencies)、無交談技能、無異性朋友、缺乏友人、缺乏社交圈子。病患社交圈子小、關係簡單，多數是依賴性關係，病發前已有心理症狀。與一般心理症患不同之處，是精神分裂症之心理症狀乃突發性，發作期短。徵候包括焦慮、恐懼症及偏執症。這些徵候預示未來精神功能喪失。

一位女精神分裂症患對她的小孩強烈仇視，她想要殺掉她的小孩。在五年前，當她的小孩仍是嬰孩時，患者產生嚴重焦慮，懷疑她的嬰孩智能不全，可能會送往智障院收養。五年後，她出現精神分裂症，對她的小孩仇恨加深。然而有類似預徵的人有的免於惡化成為精神分裂症，有的則發展成為精神分裂症。

精神分裂症的發作與生活壓力之間的關係似乎是肯定的。精神分裂症患的徵候及行為亦可以隨時日、隨年歲、隨病況而變化，然而他們卻具有若干共同的特徵。精神分裂症之主要原因是患者之「自我」(ego)喪失功能，受本能慾望之影響，由內在衝突矛盾及高度焦慮所形成。患者之自我喪失抵制衝突及慾望衝動之能力。個人之自我在成長發展過程中出現問題。精神醫生米爾(Meehl)認為精神分裂症具有四項自我功能障礙：⑴思考錯亂、⑵沒有能力享受生活樂趣(anhedonia)、⑶厭惡人際關係、⑷模稜兩可、愛恨交集的心態。除此之外，其他研究又發現「依賴別人」、「能力低」及「自我觀念脆弱」(缺乏自信) (vulnerable)等徵候。也有精神醫生(psychiatrist)認為精神分裂症具「物我不分」(self-object)之困惑，過度主觀的思想等共同徵候，病發作前後這些徵候都呈現。思想錯亂的現象包括具體化思考、泛化(over-inclusive)、主觀、缺乏邏輯、不集中(unfocused)、其語言結構(syntax)變形、患者感覺其思想變成為可見的現象。

自我障礙(Ego-disturbances)

患者早年未能完成自我與別人(self-object)之分化。精神分裂症患自幼即具有強烈的仇恨及攻擊性、自閉症及共生性(symbiotic)。精神分裂症患在嬰孩期與母親關係特別。自閉症患不感覺其母親的存在；共生性精神分裂症患則正好相反，他們無法超越嬰孩期完全依賴母親及與母親極度親密關係的境界。在嬰孩期，當母親離開時，嬰孩產生極度的恐慌、高度的興奮、激動、破壞性的行為、憤怒交替出現，似乎無法分辨內在的情感與外在事實，物我不分、迷信思想、過度依賴成人。自閉症也有生理因素存在。

精神分裂症患自出世以來，在成長發展過程中，未能擺脫與母親共生的關係，不能形成母親是獨立個體(object constancy)的觀念。有的分裂症患是在嬰孩期，由於遺傳基因因素，其大腦功能發展產生變異，嬰孩之神經體系由於遺傳因素或懷孕期受傷害。嬰孩日後形成精神分裂症患者，在一個月大時已展現若干生理預兆。

三、精神分裂症之臨床特性(Clinical Features of Schizophrenia)

精神分裂症乃一徵候群，具多種特性，至今仍無客觀的標準可以測量。然而精神科醫生對精神分裂症有所共識。目前已有若干藥物，可以消除若干徵候(symptoms)。布魯勒認為幾乎所有精神分裂症的特性都可以在正常人身上發現。例如幻覺在正常人做夢時出現，不現實的念頭在做白日夢、遐想時出現。精神分裂症之特色是在不能分辨內在心靈感覺(psychic reality)與外在事實(external reality)之分野。患者不能糾正、壓抑個人的幻想，使得後者與理智邏輯並存。布魯勒並認為分裂症患具有遺傳因素，然而該項遺傳因素單獨並不足以造成精神分裂。第二是精神分裂症患刻意違背若干社會共識。

精神分裂症的特徵如下：

1. 象徵主義(Symbolism)：乃精神分裂症之特徵，患者之怪異行為、理念及語言均具有特別意義，非仔細研究者不能瞭解。

2. 敏感性(sensitivity)：所有的分裂症患在病發作之前或之始都是較敏感的，可能他們自幼即敏感，使得他們成為來自內外過多刺激的受害人。過多的刺激在患者的中樞神經體系中發生阻塞現象，患者之退縮行為可能是一種防禦機制，避免接受過多的刺激。治療精神分裂症的藥物目的在於抑制病患的敏感性。患者對外人少許的排斥(rejection)都產生強烈反應，對一般人而言，這一類的排斥不會產生反應，或是認為不重要。以下是幾個精神分裂症患對「排斥」反應的案例。

例一，父親阻止他的精神分裂症患兒子看電視，他的兒子以刀殺死父親。例二，一位精神科醫生告訴他的分裂症患病人要遲三個小時才可以接見後者，病患因而自殺。例三，另一位患者因為他的父母不願意帶他去旅行而自殺。例四，民國八十六年三月，臺灣南部一位分裂症患因為他的父親管教責打他的兒子（祖孫的關係），而殺死前者（殺死他的父親）。

3.社會性的退縮：精神分裂症患避免參與社團群體活動，與別人保持情感上的距離，無法與人建立友情。普通人難以與分裂症患建立同理心(empathy)或同情心(sympathy)。

4.喪失自我之界線：患者幻覺能閱讀別人之思想，或是受別人思想之指示，對外來的刺激特別敏感。他們感覺他們的身份與外人（包括神靈鬼怪）合併，外人的事對他們似乎很重要。例如一位精神分裂症患維持一種特異的身體姿態，他的解釋是非如此則他的親友將受害。如果有人在二十尺外敲桌子，精神分裂症患可能感到痛楚，並且生氣。服用迷幻藥（例如LSD）也可能產生類似現象。因喪失自我界線而導致非人感(depersonalization)及非實感(derealization)，因而導致分裂症之主要徵候，即與現實脫節。

5.分裂症患心態行為不一致：有時無法與別人交談，有時可以。有時幾天不換洗，有時又很整齊。

四、精神分裂症之徵候

(一)感覺錯亂(Perceptual Disorder)

對分裂症患而言，外來的刺激過多，超越他能承受的限度。患者對他周遭的環境感覺不習慣，有時使他驚咋，使他冷漠、躲避或失卻連繫，有時對光線特別敏感，感覺別人的面孔體形會變化，感覺別人在動。對聲音及味覺亦過度敏感。分裂症患之感覺變化多而不可預測；一般人感覺之完整型態(gestalt)對分裂症患而言則分解為零亂的訊息❶。時間觀念也產生錯覺，有時患者覺得時間很長，有時覺得很短。

❶ 當我們看電視時，可能出現類似的現象，正常的電視顯現清楚的圖片，但有時電波受干擾，圖片分解為雜亂的彩色板。

幻覺是在無外來刺激的狀況下，個人能聽見聲音，看見人或物。幻覺乃精神分裂症之主要徵候，最常見的是聽覺的幻覺，聲音有的來自神靈鬼怪，有的來自親友，有的來源不辨。有時患者更可以從第三者處聽見兩種不同的聲音，有的病患可以聽見自己的思想。當他們在閱讀時，他們也可以聽見閱讀的聲音。患者有時產生幻視現象。也可以感覺體內器官的移動變化，例如一位患者感覺自己的大腦在發燒，及骨髓在流動等等。幻覺佔據病患許多時間，又控制其行為。當他們的注意力集中於幻聽、幻覺時，他們對周遭環境自然會忽視，有時他們與幻聽對話，形成自言自語。近年來，在治療患者的幻聽、幻覺時，醫療機構使他們工作、聽音樂等。使他們無法繼續幻聽、幻覺，例如龍發堂的養雞場，不停的雞叫聲使得患者的幻聽無法進展。

(二)認知錯亂(Cognitive Disorders)

認知錯亂包括多種形態：

1. 妄想：乃個人之怪異思想，缺乏事實證據，而又與一般人思想不同者。妄想精神分裂症患常感到別人的迫害。分裂症患感覺受外在神奇力量控制其思想行為，更是精神分裂症之指標。患者的幻想時有時無，有的則每日都感覺。受迫害感的妄想症患也常有自大的妄想，二者相輔相成。現代的分裂症患更涉及現代科技於其妄想之中，認為受到外星人、核能、X光之控制等等，有的預期世界末日的來臨，有的更建議以科學及政治手段來阻止世界之毀滅。

認知錯亂之初期，患者感覺對他不幸的事情已來臨，感覺世界在變，而他則被困其中，無能為力。他們可能以許多的方式自救。以下是一位十九歲的病患，在他分裂症未發作前三個月所製作的作息日程表：

7:00～ 8:00　冷水浴、入廁、穿衣

8:00～ 8:15　讀百科全書
8:15～ 8:30　練習寫字
8:30～ 8:45　快步走
8:45～ 9:00　早餐（一個蘋果、一碗麥片、兩杯牛奶、兩杯水）
9:00～10:00　聽、看、聞
10:00～11:00　歐洲新聞、財經、運動新聞
11:00～12:00　地板打蠟，清洗門的把手
12:00～13:00　冷水浴、運動
13:00～13:30　研讀幾何
13:30～13:45　素食午餐
13:45～14:45　音樂
14:45～15:45　步行
15:45～16:45　圖書館內讀書
17:00～18:00　讀會計
18:00～18:20　冷水浴
18:20～18:35　素食晚餐
18:35～20:05　讀會計
20:05～21:00　視、聽、聞
21:00～21:30　閱讀健康雜誌
21:30～22:00　穿睡袍
22:00～22:20　冷水浴
22:20～22:40　背生字（十個生字）
22:40～23:00　寬衣、入廁
23:00～23:15　呼吸運動
23:15～23:30　寫日記以增強意志

在分裂症之初期，患者焦慮、易怒、常憂鬱，這一階段通常維

持幾天，甚至幾個月。過後，幻覺逐漸出現，患者感覺世界不一樣了。一位患者康復後描述其經歷的過程：

我突然感到不知我置身何處。我意識到我是在四〇一高速公路上，但是我懷疑我已近蒙特里城。我努力維持清醒，然而思想卻不斷沉淪於過去。為什麼艾迪說我應該相信神怪呢？安娜是死了呢，還是在精神病院？為什麼昨晚我在車內很冷？冷、磁力及愛的意義何在？我相信我記憶30%當時的思想。思想快速的在我腦海中流轉，我感到它們流動太快，已無法控制。我想去看醫生。在同一高速路上，我失卻方向。同時，我開始思考物理學原理、太空學等理論。

在初期混亂感覺之後，接著是「顯示期」(phase of apophany)出現，患者突然感到一切清楚明白。在此之後，又出現二期，⑴患者的世界變成支離破碎、⑵最後患者變成植物人。在「顯示期」，患者似乎對一切都明瞭且肯定。

一位患者見到一位計程車司機以右手摸他的帽子，則表示司機知道患者昨晚在何處。報紙放在樓梯上，患者則以為他的名譽在當日將受損；一個人在公園中餵二隻鴿子，對患者而言，他的命運將在兩週內決定。電視廣播員講錯了一個字，對患者而言，表示患者是愚蠢的。

這一類的妄想與患者的過去、現在都毫無關係。如果追詢患者何以產生那些聯想，他的回答是「我知道、我瞭解」。患者的那種直接快速的肯定，是為基本妄想症之非理性、病態特徵，這些錯亂現象無法以患者之意識及潛意識去瞭解。

2. 思考的困擾(thinking disturbance)：這也是精神分裂症之特徵。患者以其一己自閉性的理念及邏輯去思考。分裂症患可能很聰明、不混亂，可能很認真仔細的思考，然而他的思考程序很怪異，其結論亦不合事實，且與一般邏輯不同。根據美國《精神疾病檢驗手冊》

核定的分裂症患70%有思考困擾徵候，而這些病患在病發前都過著退縮性的生活，具有退縮性的人格及個性。可見退縮的個性中已隱藏後期精神分裂症的思考錯亂。

精神分裂症患易犯邏輯上的錯誤。一個句子裡，兩個屬性(predicate)相同的，並不相等，但是分裂症患卻常犯這種錯誤推理，例如「孔子是中國人，我也是中國人，所以，我是孔子」。然而當一個大學生在疲倦時或不注意時也可能發生這一類邏輯推理的錯誤，只是不會如上例的那樣違背常理，因為正常人知道他不是孔子。

分裂症患的另一項思考錯誤是「錯誤的對稱」。例：「老張是小張的爸爸，所以，小張是老張的爸爸。」分裂症患的思考錯亂由此例可見。

精神分裂症患在思考時使用心理分析學所稱之「初級思考程序」(primary thought process)，或稱古代的(archaic)的神秘迷信思考方式。正常人只有在做夢時才會使用。初級思考程序中使用「濃縮」、「代替」、「轉移」(displacement)以及其他扭曲的語言邏輯。患者的抽象思考能力產生病變，正好似他們的視覺錯亂，喪失了視覺的整體結構性，例如房屋與窗子的關係被分解了。一位分裂症患對諺語「及時的一針可以免除以後的九針」之詮釋為「我應該在我的大衣上縫九個扣子」。

3.繁縟(overinclusion)：患者的思想語言中，參涉過多不必要、不相關的語辭或內涵。大約50%分裂症患有這種現象。分裂症患也會發生思想語言中斷的現象。

㈢語言錯亂(Verbal Disorder)

1.過分的具體化及象徵主義：以下是一位分裂症的女秘書所留下的文件：「心理健康是神靈保祐的三位一體，一個人不能不信神，否定神子是無結果的，為了創世記，瞭解細菌。」這位分裂症患仍可兼職(part time)工作，執迷於神的意念。創用許多新字，例如"germany”(她特別恐懼細菌)及“infer-no”, no代表無拯救(no salvation)。患者常將注意力放在一些神奇鬼怪，虛無飄渺的問題上。

2.支離破碎，不連貫(incoherence)：初級思考中所表達的語文主要是展現一己內在心靈的慾望需求，缺乏邏輯、理性。分裂症患的語言、文字或圖畫通常都是空洞而意義不明。

3.新字(neologism)、新辭：分裂症患有時創造新字、新的文辭結構；必須瞭解他情況的人才可以瞭解他的字、辭的內涵。

4.無言(mutism)：分裂症患有的時候長期不講話，有時以簡單字句回答問題。

5.重複(echolalia)：有的分裂症患以同一句話回答多種不同的問題。例如：

問：「你吃飯了嗎?」
答：「吃了。」
問：「你冷嗎?」
答：「吃了。」

6.重複無意義的文字及辭語。

7.趾高氣揚的語調。

(四)行為錯亂(Behavior Disorder)

精神分裂症患通常展現散漫無力的現象。在質的方面，分裂症患的行為顯現無組織、不可預測、自我主觀、不恰當、笨拙、僵硬。分裂症患初期顯現行動笨拙。

1.做作(mannerism)，做作的面容、苦相(grimacing)，似乎是顏面痙攣的現象(tic)。

2.茫然、恍惚狀態(stupor)，似麻痺狀。1930年代以前，精神病院多是這一類精神分裂症患，無行動、無表情，有的必須餵食。1930年代以後，可以電療或藥物治療。有的患者以蠟像方式呈現。現代精神病院中仍常見無動於衷的病患，只有在指令下才行動。患者在表面上雖似麻痺、蠟像、無動於衷，然而內心卻活躍。有的經過幾個月之後仍記得別人在他面前談話的內容。

3. 重複，重複別人的行動。

4. 會自動的服從，毫無疑問的遵從指令。

5. 反抗(negativism)，無須任何理由的反抗，有時作出與指令相反的行為。

6. 刻板行為，一再重複一些怪異的行動，或重複句子或問話。一位分裂症患每次見到醫生時都問：「今天會下雨嗎?」

7. 外觀及禮節方面的退化，服飾等逐漸不整，清潔及整齊層面日益退化。缺乏禮貌、禮節。

㈤情感錯亂(Affective Disorder)

1. 情感反應降低，時時冷漠無感，膚淺的情緒反應。患者自知其冷漠的態度，及其情感上之變化。

2. 無快樂感(ahedonia)：無法感受快樂，情感上變得淡化乃至於無感覺，無望、空虛的感覺使許多患者自殺。

3. 不恰當的反應：精神分裂症患的情緒反應有時不恰當。當談到死喪時會大笑，而當別人問他「你昨天好嗎?」又可能大怒。情感與認知的分離乃精神分裂症之特徵，而情感與認知的和諧則為正常人的標誌。然而當分裂症患在談及死亡時而大笑，他也並非真正感覺可笑。正常人在迷幻藥(如LSD)影響下，也會產生類似反應。在迷幻藥(如LSD)影響下，吸毒者感到恐懼、焦慮時，也會不能自制的笑出來，然而他們並非真的感到可笑。分裂症患的這種現象與「誤言症」相似，類似腦神經病變，希望表達某一意義時卻找不到恰當的詞語。精神分裂症患具情緒反常(parathymia)現象，當他們笑容滿面談論死喪或焦慮時，並不表示他們真的在笑，而只是反常的表現，內心裡他們的感受可能是正常的。

分裂症患情緒之遲鈍及反常的程度展現精神分裂症的嚴重狀況，遲鈍及反常深者顯示患者已邁入慢性階段，反之則證明病況尚不嚴重，尚有機會復原。

4.異常情緒(abnormal emotions)：精神分裂症可能導致異常之情緒，非正常人可體會者。例如無所不能的極樂感、與宇宙合一的感覺、宗教信仰的狂喜、感覺自己人格解組、身體分裂的極度恐怖感、感覺世界末日來臨的焦慮，都顯示精神分裂症的嚴重，通常在急性精神分裂症發作時產生。正常人使用迷幻藥也會產生類似的反應。

㈥生理徵候(Somatic Symptoms)

精神分裂症無生理徵候，然而患者在初期常感到頭痛、肩部風濕痛、背痛、微弱感，及消化不良，有時被當作神經衰弱處理。然而一旦進入分裂階段，則很少有生理徵候。後期的分裂症患則出現便秘。分裂症患都睡眠良好。在體型方面，瘦的及中等體型的較多，矮胖型的較少。

五、精神分裂症候群(Syndromes)

精神分裂症可以分為若干類型。癡呆型(catatonic)及錯亂型(hebephrenic)被視為核心精神分裂症狀，因為這兩種型態最足以代表精神分裂現象。

㈠偏執精神分裂症(Paranoid Schizophrenia)

偏執精神分裂症以被迫害性妄想及自我狂妄型為主。他們的智能似未受損。通常他們緊張、疑慮，防衛自己而且含蓄，具仇視及攻擊性。他們的社交生活正常。當代美國一位象棋高手雖已精神分裂，仍能參與比賽。

案例：一位三十六歲的女秘書自以為她與一位同事已訂婚，事實上那位男士已婚，她則堅持男士的婚姻將宣佈無效。她感到別人都在迫害她，而開始妄想，被送入精神病院。三年後病死。她記錄她精神崩潰的過程：

今早我送鞋子去鞋店修理，下午我取鞋時聽見有人說「她在那裡」。當我回到公寓時，看見八、九位女士出來，我又聽見其中之一說「妳快瘋了」。

晚上我寫了一封信給我的姑母，寄出之後，我回到公寓，聽見有人在談論我的信。在信中我提及我妹妹的名字，公寓的人希望知道我妹妹是誰。我要我的姑母以後寄信給我時，寄至我妹妹處，因為我懷疑我住的公寓內的男工幫助別人偷閱我的信。我聽見公寓內皮先生說「她（患者）在信中如何講我（皮先生），不過，沒有關係，我可以為自己辯護的」。公寓的人並討論是否將寄出我的信，然而我的姑母說她收到了。別人告訴我，我所說的都是我想像的，但是我知道都是真的。我從窗向外看時，突然一道閃光，別人照了我的相。我看看屋頂是否有人，又聽見一位女士說「上去看看」。當我準備打電話給警察時，我聽見大廳內一片騷動。

這位女病患的自述寫得很長，展現她在發病時，受迫害妄想的痛苦經驗。

另一位妄想精神分裂症患，妄想她的敵人以殘忍的手段傷害她的身體。以下是她寫的信的片段：「我的敵人以某種工具箝制著我的腸子，使我無法通便。他們又絞住我的雙腿，使我睡覺時非常不舒服。我體內的器官都受到他們的干預，使我感覺全身充滿熱的鹽水。」

以上二例均顯示二位女病患的性衝突影響及於她們的妄想、幻覺。

㈡副精神分裂症(Paraphrenia)

屬妄想精神分裂症，然而人格卻不見退化，這種病患具有不現實、不可思議的、奇怪的幻想，然而其人格結構卻不見衰退，甚至可以快樂的過一生者。有的自大狂妄，更以其狂妄為榮。

案例：一位三十三歲女性急性精神病患，感受迫害的妄想，送入醫院後，接受胰島素治療頗為有效，住院已二十年，然而探訪醫院的人都以為她是一位職工，她在餐食部工作，工作很有成效，對護理人員甚多幫助，時時為病患籌辦同歡晚會。她寫的詩也很好。總之，她是一位愉快、工作效率高、有建設性、討人喜歡的人，然而十五年來她堅持她嫁給了一位法國伯爵，她有數百萬的家產，她來醫院是為了教導病患跳芭蕾舞。她當然不願離開醫院，回到一個貧民區的公寓去獨居。

㈢簡單精神分裂症(Simple Schizophrenia)

在美國《精神疾病檢驗手冊》的第三冊中，這一型被列為精神分裂人格(Schzoid Personality Disorder)。然而在《國際精神疾病檢驗手冊》(*ICD–9*)中卻列入精神分裂症。患者逐漸不自覺的喪失動力及興趣，喪失意願及主動。妄想及幻想並不常見，如果發生也只是短暫的。拒絕與人接觸、躲在自己的房間內、拒與家人共餐、停止工作、停止會見朋友，如仍在校，成績下降，過去他可能是好學生。白天拒出門，深夜則遊蕩，午夜後睡至次日中午。在病發的早期，患者抱怨生病，檢驗則證明是疲倦、緊張、神經質、心身症、懶惰，經治療一段時期後乃發覺是精神分裂。許多簡單精神分裂症患成為街頭流浪人，他們的情緒日益淺化，他們樂於流浪街頭。平時他們對一切無動於衷，然而如果家人過分干擾，他們也會生氣。他們被送至精神病院通常是由於他們脾氣暴發傷人所致。簡單精神分裂症通常日益惡化。

㈣情感精神分裂症(Schizo-affective Disorders)

精神分裂症患具明顯憂鬱或興奮狀者，然而同時呈現被迫害妄想、幻聽、幻覺，感覺受外力的控制，思想展現明顯精神分裂症狀。有的呈現興奮、快樂、好動的現象。治療效果較其他分裂症患為優，然而同時具有其他精神分裂症的共同特徵，具有慢性長期(chronic)

惡化的傾向。

(五)潛在精神分裂症(Latent Schizophrenia)

具有精神分裂人格結構，有時展現精神分裂症狀，又稱「臨界精神分裂症」(Borderline Schizophrenia)。

(六)殘餘精神分裂症(Residual Schizophrenia)

與潛在精神分裂症相似。所不同的是，潛在型是在精神分裂症爆發之前，而殘餘型則在精神分裂症發作之後，回復「正常」後所餘留的痕跡。二者又稱移動型精神分裂症(Ambulatory Schizophrenia)。

(七)假神經質精神分裂症(Pseudo-Neurotic Schizophrenia)

患者主要展現神經症現象，常被當作神經症醫治，然而仔細觀察乃發覺精神分裂徵候。通常患者之精神分裂症狀都被掩飾，難以發覺。患者對時間觀念不敏感，同時長期治療無效，具有怪異的普遍性焦慮，執著於性問題。廣泛的(diffused)焦慮徵候是檢驗的唯一可靠標準。患者也可能有恐懼症，然而變化多端。與焦慮神經症不同之處是假神經質精神分裂症患之焦慮乃普遍性，無所不及，無所不在。這一項病症引起許多爭議，唯一的好處是醫生如果以心理治療長期無效，可以試用藥物治療，因為精神分裂症之心理治療績效不高，而藥物治療效果較好。

(八)夢幻型精神分裂症(Oneireid)

患者感覺似在夢中，行為亦復如是。他們感覺深度的困惑，對時間及地點都不清楚。與歇斯底里症患晨曦症徵候類似。這一型維持時間較短，通常發生於急性分裂症。

一位二十歲女性大學生精神分裂症患在復原之後，描述其夢幻的病歷：

路與以往不一樣了，以往是直的，現在是彎曲的，所有的東西都在搖動，樹也在搖動。我母親駕車為何不會撞上這些樹呢？我跟隨著我母親後面，我很害怕，我必須將我這些奇怪的感受講給別人聽。我們坐在長椅上，長椅也在搖動。椅子變矮了。以往不是如此，以往許多人聚會在此，為什麼現在沒有人呢？我母親感到不耐煩而離開了，我也不知道置身何處。

我感覺日夜不分，只是有時較暗。沒有時間，只有永恆。沒有死亡，沒有天堂、地獄，只有永無盡止，可厭的惡化。你無法前進（進步），你永遠是在退化至可惡的境界。外面都在搖動，所有的事物都在搖，有的在飛。一切都很奇怪，我想回到我原來的地方，然而卻什麼也找不到，浴室在那也不知道。

㈨急性妄想精神病(Acute Delusional Psychosis)

這一類型精神分裂症患有以下諸特徵：

1. 過去有多次人格異常現象。
2. 過去沒有精神分裂症。
3. 急性發作
4. 發作期不超過三個月
5. 自動的恢復健康
6. 多形徵候
7. 強烈妄想經驗
8. 妄想與理性思想交替
9. 情緒變化
10. 睡覺時幻覺加深
11. 幾天，或幾週之內突然復原。

㈩自我殘害(Self-mutilation)

又稱梵谷徵候群(Van Gogh Syndrome)，精神分裂症患有自我殘害其軀體者。

(十一)自殺與兇殺(Suicide & Homicide)

精神分裂症患自殺率高。通常患者在憂鬱期，聽見外來的聲音要他自殺。一位自殺未遂的分裂症患回憶自殺前幾日，外來的聲音要他從窗口跳下，他不想死，但是最後抵制不住外來的聲音而跳下，所幸他只是受傷。長期精神分裂症患中，20%企圖自殺，4%自殺成功。醫生、護士、全家人均無法預知患者自殺的行為。或者在精神分裂症發作的初期，患者的家人及友人均不知道患者的痛苦。許多大學生自殺事件可能與精神分裂有關，患者感覺到己身的崩潰，然而不願向友人、醫生透露，寧願選擇自殺。以下是一案例：

患者自幼患自閉症，七歲時才開始講話，對心理治療反應良好，十三歲時智力測驗IQ為122，十七歲時以暴力攻擊父親，剃掉頭髮，發表言論如下：「我喜歡強盜，他們把人打昏」、「我喜歡黑社會人物，他們常打壓別人」。他被送入精神病院，在院中接受藥物治療，反應良好。最後他留下遺言自殺，他的遺言說他的一生中他犯了二百一十一個無可饒恕的錯誤，例如：「1952年11月2日，我在友人家中嘔吐於鞋盒中。1953年8月17日，我不當心帶了一隻無防水性能的手錶。1956年9月23日，我進入商店後用力關門。」然後他解釋他犯錯的原因：「蒙特里城有一座山，我的頭髮開始脫落，我九歲以後的身高，加拿大用兩種語言。」他又說：自1952年以來我的緊張日益嚴重，我早已決定我自殺的日子，沒有任何感情用事。這位患者在十八歲時在家裡的停車房內上吊自殺。一位經常與他接觸的精神醫生在他自殺的前一週曾見過他，未見有鬱卒的現象。

精神分裂症患殺人的事亦屢見不鮮。分裂症患如有偏執狂具暴力傾向者不能放任自由。因為他們可能在毫無預警的情況下殺人。

案例：一位精神分裂症患平時週末返家與母親姐姐共渡週末。有一次他的姐姐告訴他，如果他不幫助家務，以後不讓他回家。第二個週末他回到家裡就殺了他的姐姐及母親。他在事前毫無任何會殺人的跡象。

㈢排斥、拒絕

仔細分析精神分裂症患的自殺或殺人案件，最重要的因素是事前他們遭受別人的排斥、拒絕，對他們而言，這些拒絕很顯然是極嚴重的傷害。另外一些殺害父母親的精神分裂症患都認為他們是被認養的而非親生的，由此亦可見患者感受被排斥、拒絕。

六、精神分裂症的診斷(Diagnosis)

雖然精神分裂症診斷困難，然而對於嚴重分裂症患之分辨則無困難。如果患者病前屬封閉型個性，病發前又無特殊壓力，則分裂症易於辨識。如果急性徵候出現，人格持續惡化，一、二年以後，則精神分裂症亦很明顯。美國精神醫生對精神分裂症的診斷從寬，凡缺乏情感表現者為精神分裂症，英國精神醫生則視之為神經症或人格變異。

美國精神醫生認為幻覺及幻想為精神分裂症的指標。一般醫學界則強調妄想、幻覺只是精神病(Psychosis)的徵候，未必是精神分裂症。10%～15%之躁鬱症患亦有幻覺妄想現象，這二項徵候指示患者思想脫離現實。週期性憂鬱症患亦有精神分裂徵候。妄想、幻覺亦可能出現於其他精神症，例如偏執狂、短期反應型精神病、歇斯底里晨曦症、毒物中毒現象及器質精神病。

如果患者感覺受外力控制，長期身體、聽覺、視覺及語言上的幻覺則指示精神分裂症。對時間及外物之扭曲感亦構成精神分裂徵候。個人自我邊界模糊，例如自以為與宇宙融匯、個人的思想傳及別人等也都是精神分裂症徵候。

㈠精神分裂主要徵候(Key Symptoms)

1. 情感鈍化。

2. 不恰當的情感反應(inappropriate emotional response)。

3. 聯想之錯誤：例：「孔子是中國人，我也是中國人，所以我是孔子」。然而有時思想邏輯的錯誤是出自疲倦、意識模糊、躁症徵候。

4.怪異的行為(bizarre behavior)：奇怪的姿態、臉上出現奇怪的笑容、生活習慣之退化，然而也可能出自藥物中毒或是器質性病變、歇斯底里夢幻症或是在躁症期出現。明顯的自社會生活中退縮也可能出自多重病因，除精神分裂症外，可能出自焦慮、憂鬱症。長期的「無動」(passivity)或是缺乏自發自動的心態行為除了分裂症之外，也可能出自器質性病變或鬱症。刻板重複的行為及語言也顯示精神分裂。經常長時間的注視鏡子或其他怪異的禮儀(mannerism)都是精神分裂症的徵候。

㈡病前的人格結構(Premorbid Personality)

在精神分裂發作前，患者通常是安靜、不好動、小時即很少朋友、內向、常做白日夢、青春期及成年自我封閉。在兒童期被人視為最聽話、最順從。拼寫的能力好而數學能力差，青春期缺乏朋友。他們很少參與運動競賽，喜歡看電影，聽音樂或閱讀。青春期的精神分裂症患難以適應變化較大的生活。青春期有許多急驟變化，迫切的性需要，希望有異性朋友等都有待合理的解決。他們也必須從家庭中解放出來，建立自己獨立的生活，這些對精神分裂症患而言是太大的挑戰。

分裂症患中25%病前具有精神分裂人格。聯合國世界健康組織所作的研究調查顯示「聽覺幻覺」(auditory hallucination)是精神分裂之最主要診斷標準。感覺受人控制也是重要診斷標準。思考方式(例：邏輯)則屬中等可靠的診斷標準。情感呆滯(flatness)則屬不可靠的診斷標準。患者的自我報告較醫生的觀察更正確。「使用新字」、「創字」(neologism)雖不常見，然而卻是精神分裂的明顯標誌。情感呆滯也是一項特殊明顯(specific)徵候。

以下五項徵候為精神分裂症的明顯徵候：

1.聽覺幻覺（聽見別人聲音）　74%

2. 情感呆滯 80%

3. 思想異化(thought alienation) 52%

4. 可聽見思想 50%

5. 受控制感覺 48%

以上五項乃聯合國研究認為是精神分裂症之核心徵候。以下乃精神分裂症的副徵候:

1. 與人關係冷漠(poor rapport) 46%

2. 憂鬱情緒(depressed mood) 37%

3. 陰鬱思想 34%

4. 睡眠困擾 27%

5. 無望感 27%

6. 患病疑心症（認為自己有病，實際檢查則無） 23%

美國精神醫學會的研究調查(*DSM-III*)認定精神分裂症的徵候如下:

1. 患者必須是在四十五歲以前展現行為退化。

2. 至少呈現十二項精神分裂徵候之一為期六個月以上。

㈢精神分裂症治療效果預測(Prognosis)

混亂型(hebephrenia)及單純型(simple)精神分裂症治療效果低，急性精神分裂症治癒效果高。呆滯僵化型(catatonic)惡化的可能率高。近年醫藥進步，可以抑止多項精神分裂症的惡化。開始患病的年紀愈輕，則惡化的可能愈大。研究調查顯示多數精神分裂症患來自嚴重困擾的家庭。母親是否具壓抑性格，過分佔有慾(possessive)，過分的保護，嚴格僵化(rigid)? 父親是否無能、被動性、消極、唯唯諾諾?

患者是否合作，是否遵從服藥都足以影響其復原的可能性。

㈣惡化(Deterioration)

每一次精神分裂症發作均使其人格惡化。慢性精神分裂不致危害患者的智能。

克里普林在1913年預測13%的分裂症患在第一次發作後可能康復，然而也有可能再犯。現在以藥物治療，重犯率低。

1980年代，精神分裂症復健的可能率比克里普林時代（1913年）高得多了。過去，患者經治療後在一年之內重犯的可能率是60%～70%，然而現在在藥物控制下，只有15%左右。1990年代，新的有效藥物不斷出現，相信治療的績效更好。在西方社會過去三十年中(1950–1980)，精神分裂惡化至最後階段形成植物人的已很少。在克里普林時代則是常見。1997年，臺灣的情況類似西方社會1950年代，一方面有進步的藥物，但大多數人對精神分裂症的瞭解及態度似是陳舊的，即使是受過高等教育的人，對這方面也仍持傳統的觀念。這種心態及缺乏認知對患者是極不利的。

㈤慢性精神分裂症之持續

多數精神分裂症患者雖然在現代藥物及新治療方法之下，仍是長期陷溺在分裂症狀中。這些病患一則進入精神病院，或是留置家中，然而他們終身無法擺脫精神分裂症狀之痛苦。

目前，西方社會中，許多精神分裂症患在藥物及心理治療之下恢復局部性的健康，然而具有明顯人格變異及病況復發之可能。精神分裂人格結構之特性是雄心壯志的喪失，喪失創意，喪失主動積極的心態，精力降低，而情緒反應增加，是為精神分裂之負面徵候。患者在社會人際關係中顯現更退縮、孤立、自私。在個人服飾方面也顯現不整，職業方面無法適應。他們適於安靜、獨立的工作，以個人的步調進行，避免人際競爭、嘈雜的關係。

有的病患情況較嚴重，工作上需人監督照顧。如果病情和緩，則可獨自生活起居。有的病情輕微，僅親友知道。

過去，從精神分裂症全面康復的可能率只有2%～4%，而今由於藥物及治療的進步，大有改善。在新的藥物治療下，可以防止復發，然而全面性的康復仍是困難。

七、精神分裂症的心理治療(Kaplan & Sadock, 1985, pp. 724–)

佛洛依德對精神分裂症的醫療持悲觀的態度，認為患者無法與心理醫生建立「轉移」的關係(transference)。佛洛依德對精神分裂症的看法如同他對歇斯底里症及偏執狂的看法一致，視之為「壓抑」所造成的心理疾病。在他分析史瑞伯(Schreber)案例中，視之為同性戀的潛意識慾望推動，運用「投射」及「否定」兩項自我防禦機制，心態上的轉變，由「我愛他」（同性戀）轉變為「我不愛他(reaction formation)，因為他恨我(projection)」。然後引起人格退化，由愛別人之心理動力(object-libido)，退縮而轉向自戀(narcissism)，再而透過妄想、幻覺的自救(restitution)以維護心態平衡。從理論的角度來看，佛氏之解釋非常完整。1923年，佛氏出版《自我與本我》(*The Ego and the Id*)一書，認為心理病出自自我與本我之衝突，而精神病出自自我與外界的衝突。佛氏認為正常的人際關係，應該是在童年時形成「親人定形」(object-constancy)，而後是情感投入外人(object-cathexis)將個人之心理動力專注於外人身上以得到滿足。在〈精神病與心理病〉一文中，佛氏解釋「妄想」時說「妄想之根源出自於個人自我與外界的關係出現了漏洞，而妄想則是在此漏洞上的貼補」。

精神醫生韋格(Weigeit)說：「如果佛氏是在精神病院中工作，見到更多精神分裂症的實例，特別是後者的攻擊性行為，佛氏可能會產生不同的理論。」1918年，陶斯克(Tausk)首次以喪失自我邊界(ego boundaries)的概念解釋精神分裂症，日後成為重要的概念。費登(Fedurn)對精神病的解釋異於佛洛依德的理論。費登認為精神病出自個人自我本質上的病變，個人對自己的態度上出現負面的形象，因而產生幻覺及妄想。費爾班(Fairbairn)認為精神分裂症出自與外人關係上(object relation)的困擾。精神分裂症患認為他對別人的愛會傷害別人，因而恐懼、退縮。費爾班認為精神分裂徵候不是自我防禦現象，而是由於無法擺脫口腔期的依賴關係而產生的大災害。1940年代，沙里文在其著名的精神診所治療精神分裂症時，以其特殊的人際關係理論觀點著手。他個人兩年的精神分裂經驗可能是他瞭解分裂症的一項重要因素。沙里文認為精神分裂症出自重大的創傷事件所形成的嚴重焦慮所致。焦慮出自於人際關係中形成的自卑感。而低度自視出自早年母子關係中。沙里文說：「精神分裂症患的內心有深度的恐懼，怕喪失自我，形成一個無形的厭物。」

沙里文的精神診所治療效果顯彰，重視醫療的環境，他特別甄選男性醫生，以男性精神病患為醫療對象，與病患對話時，沙里文採取積極方式，使病患對話。沙里文學派中芮曲曼(Reichman)強調病患的母親為病因，視病患之精神分裂徵候為對一己之仇視敵意的恐懼而產生的反應。阿里蒂(Arieti)將精神分裂症之發展分為四個階段。1940年代，羅森(Rosen)採取「直接詮釋法」，分析病患本我的內涵，似乎對病患產生立即的效果，然而效果不能持續❷。

心理治療涉及的理論

1. 人格成長理論：精神分裂症出自於人格成長過程的困擾，出現「物我不分」的現象。自我與「外人」(object)融為一體，有的病患以消極態度(negativism)、偏執、妄想、或是退縮的方式努力劃清物我界線。1968年，馬勒(Mahler)說：「精神分裂症患之內心出現物我不分的現象，同時，自我與本我的界線不清楚❸，而且「自我」

❷ 羅森的方法之所以不能產生長久效果，乃因病患之人格結構已腐朽，病患之自我已有障礙，僅是顯示其本我的問題無助於患者的人格結構，也沒有修補、加強患者的自我，使之能生存適應。

❸ 1939年，安娜・佛洛依德強調「自我」與「本我」之混淆乃精神病之人格結構特徵。

內部結構部門之界線也不清楚。」1954年，傑可布生(Jacobson)說：「精神分裂症患之自我與其所愛的人的融匯，使得前者對現實的認知出現障礙、困擾，患者回復至生命早期『物我不分』(undifferentiated stage)的境界。」所謂「自我意念」(self-representation)與「他人意念」(object representation)，前者指個人對一己之認知及評估，涉及潛意識之自我身體及人格層面，後者乃個人對別人之認知及評估。

佛洛依德將人格成長劃分為五階段：

(1)人格發展的第一期，大約是初生嬰孩開始的三個月，嬰孩無物或我(object or self)的概念。亦無分內外（自己與外界），所有的只是生理性的需求所產生的緊張(tension)，由需求缺匱之不均衡，回復至需求滿足之均衡狀況。佛洛依德稱這一期為「基本自戀」(primary narcissism)。如果嬰孩的神經體系正常，人我關係正常，則嬰孩之內心將發展進入第二期。

(2)在第二期，嬰孩之內心已產生模糊物我的界線，物及我的概念也都模糊，嬰孩的內心也同時劃分滿足需求，愉快的事件與不愉快受挫折的事件。"S+"代表自我的滿足感。"O+"代表外物滿足自我者。"S−"及"O−"代表負面的自我及他人。

(3)在第三階段，自我好的感覺(S+)與感覺好的外人(O+)的界線逐漸明朗化，二者之間的界線不甚清楚。同時，自我不好的感覺(S−)與感覺不好的外人(O−)的形象也逐漸明朗化。唯 S− 與 O− 的界線不清。在這一階段，S+、O+、S−、O−都是動態的，時隱時現，時而合一，時而分離，嬰孩對外在現實仍無感受(no sense of reality)。嬰孩以一己為中心，外在一切均與滿足一己的需求相關聯。嬰孩對外之認知是自我本位的。「無所不能」的感覺隨愉快滿足的自我出現，當個體之需求遭受挫折而產生痛苦時，遂而產生「無助」感。自我好的感覺(S+)與自我不好的感覺(S−)之分離是為「分隔」(splitting)。「分隔」是一項偏執妄想症患與「臨界精神症患」慣於使用之自我防禦機制。跟隨「分隔」的則是「投射」自我防禦機制的使用，將自我不愉快的感覺投射至外物身上，消除一己不愉快的感覺。

⑷當嬰孩六個月大時，他的內心成長至第四期。進入「好惡不定」(ambivalent)期，並可以感受憂鬱。在八個月大時，生人接近時，嬰孩會產生焦慮感。能識別母親。從八個月至三十三個月大，嬰孩逐漸對外人（母親）形成定形，也就是母親在或是不在，母親是否及時餵食，滿足其需要，嬰孩對母親維持同樣的心態。這一段時期是精神分裂症形成期。1963年，格羅特(Grott)針對母子關係在這一段時期所導致的後果，提出以下的見解：「如果母親情緒不穩、困惑、自我主觀、不能集中注意力，對嬰孩的愛恨交集，嬰孩對母親無法產生完整一致的印象，母親形象有瑕疵。嬰孩自我觀念及對母親觀念的混亂影響其現實感(reality-testing ability)。」

⑸在第五階段，嬰孩的自我觀念及外人觀念均已分隔而固定化。在這一區域，也就是自我與外人的分界處，造成許多問題。精神分裂症患在與人建立親密關係時，可能喪失人我的界線，形成融匯，無法維護獨立自我形象。

2.有關「自我」與「外人」融匯的臨床發現：佛洛依德認為自我發展之第一階段是「身體自我」(body-ego)之出現。精神分裂症之一主要徵候是自我界定(self-definition)的問題。例如分裂症患會抓傷自己，以火燒傷自己，大聲叫使得他可以聽見自己的聲音，在鏡子前長時期注視自己，自己刻意餓自己或過食，與人打鬥，在在都為了肯定自我的存在。

除此之外，精神分裂症患也可以消極對抗方式肯定一己的存在。在兒童成長發展期中，兒童用「不」字顯示自我之獨立。在精神病院中，患者與醫療人員採取敵對的立場，不論是任何事。消極態度表現之方式包括拒絕合作、拒絕會談、違反醫院之規章、拒絕服藥等等。因此而造成物我的距離及差異以彌補病患內心深處物我不分的缺陷。醫療人員應瞭解患者的動機與動力，不要從行為表面意義去詮釋，認為病患拒絕合作。事實上，這是精神分裂症患化解內在危機的方法。心理醫生應該讓病患維持消極主義，不要強求合作。病患與人過度的親切會引起他內在的焦慮，只能在適當時機，指示他的消極態度。心理治療步驟之一是增加「自我」的能力。自我應可以判斷在某種情況下應產生的反應，而不是一味重複同一反應。重複的反應及消極主義等都展現精神分裂症患人格結構的瑕疵，特別是其自我結構功能的瑕疵。

3. 涉身聯想(delusions of reference)：精神分裂症患慣於將外物、情景與自己發生聯想，是為「涉身聯想」。患者注意外在的情況而出神(preoccupied)。例如一架飛機飛過，患者會聯想它具有特別意義。患者感覺他們的思想受外力控制。患者感覺電視及新聞都是指著他而來，收音機的音樂似乎是專門為他播放的。這一種自我與外物混淆，內外不分的狀況類似人格發展初期，在嬰孩期物我不分的境界。患者感覺自己的思想被廣播出去而無隱私感。另一位患者感覺自我透明化，別人都可以看見他的內心。心理醫生的功能是協助患者的自我，指示物我之分界。心理分析醫生在這種狀況下不可維持沉默，維持沉默無異於同意患者的觀點。

有的退化得更嚴重的病患更認為身體一部份的喪失會威脅及其自我。即使是驗血，患者也會生氣、抗議，有的更將排洩物保留，有的拒絕剪指甲。這些嚴重退化的患者缺乏自我安全感，不瞭解剪指甲、糞便乃日常生活的一部份，而以為傷害及其自我，與多數幼童對他寵愛的玩物不能分手之意義相同，都展現物我不分的境界。成年人喪偶時的感覺也是物我融匯的現象，所不同的是社會文化容許後者，視之為正常。性別的辨識困擾也可能展現於若干分裂症患。一位男性分裂症患回憶在中學時與一位女同學性交時，無法分辨他自己是誰？是他自己或是那位女的。整個過程中他感到高度的焦慮❹。當物我界線不分時，患者不停交替使用「投射」及「內射」(introjection)機制，前者將一己的感覺投諸外人、外物；後者則將外人的感覺內化為一己所有。更顯著的是患者將一己之缺點、仇恨外移至別人身上，「不是我不好，是他不好」；「不是我恨他，是他恨我」。投射的仇恨又造成個人對別人的恐懼及逃避的感覺，最後形成偏執妄想症。

精神分裂症患與別人的關係通常是患者恐懼親密關係，通常他們以孤獨退縮的方式維持距離，或是與許多人維持表面的關係。後一種方式又可以使分裂症患維持物我關係，以分化(diversification)的方式，與多人接觸，以確保物我關係而又不威脅自我。由於在嬰孩期未能建立「外物定型」(object-constancy)，因此在成年時與人分離或人際關係惡化時，由於物我不分的感覺產生嚴重困擾。

精神分裂症患的幻覺中感覺外人以多重身份(clone, double)出現。患者感覺心理醫生或護士等人有時是好人，有時是壞人，產生「二分」的現象。在處理病患時，應維持一定的時間表及一定的外在環境，以維持患者的一致感(constancy)。一位病患在同一診所診療時段內，一會兒覺得自己是一位小女孩，一會兒覺得自己是一位老女人。心理治療對精神分裂症患構成嚴重威脅，刺探他內在的隱密，威脅及他的自我，所造成的恐慌無異於個人受強暴的感覺。對許多精神分裂症患而言，「心理醫生」(therapist)一字就是「強暴犯」(the rapist)。

八、精神分裂情緒症(Schizoaffective (SA) Disorders)

美國《精神疾病檢驗手冊》第三冊並未單獨列出此一類型，然而精神醫生根據臨床經驗，發現許多精神病患兼具精神分裂症及情緒症徵候；特別是當患者病發的初期，難以分辨患者究竟是精神分

❹ 這一項例子，顯示精神分裂症物我不分的意識狀態。

裂症或是情緒症。二十世紀之初，德國精神醫生克里普林強調精神分裂症之特性是病況日益惡化，復健無望。在診斷精神分裂症時，克里普林強調以下八項徵候：

1. 恢復健康之可能性低。
2. 病情之發展乃逐次漸進，和緩而不明顯(insidious)。
3. 患者病前具特殊人格結構。
4. 無明顯事件導致發病。
5. 情感表現淺薄、冷淡、冷漠。
6. 生活孤獨。
7. 無法工作。
8. 家庭成員中有類似症狀。

布魯勒學派之心理醫生則以較廣闊的角度詮釋精神分裂症。精神病患凡展現功能性精神徵候者皆屬精神分裂。布魯勒在診斷精神分裂症時，強調：⑴自閉性的思想。⑵模稜兩可的態度(ambivalence)，對人愛恨交集。⑶具若干情緒困擾症狀。⑷具若干次級徵候，包括幻聽、幻覺等。

心理分析學派強調精神分裂症患之自我出現功能障礙。心理醫生之中，西歐學派多遵從克里普林之界定，而美國學派則依從布魯勒的觀點。心理醫生朗格費，根據其長年臨床經驗，駁斥克里普林之觀點，他以「精神錯亂」(Schizophreniform Disorders)命名之，認為是可以治療，可以復健者。朗格費之後的心理醫生劃分精神分裂症為二類型：一種可以治療，另一種則不可以治療。

精神分裂情緒症兼具精神分裂症及情緒症之徵候；具有憂鬱症或躁症之徵候，以及幻聽、幻覺等精神分裂症之徵候。通常，這一類型患者同時具有二種病症之徵候，可能先出現鬱症或躁症徵候，再而出現幻聽、幻覺等徵候。其徵候通常很明顯，導致親友對他產生不良反應。精神分裂情緒症發病期較短，由幾個星期至幾個月。

有的患者可以正常生活數年，而後其病情可能再次發作。患者常會思及自殺，或是採取自殺行動。精神分裂情緒症常是突然發作，患者本人或其家屬感覺不安而就醫。急性症患之治癒率較高。有時患者呈現癡呆徵候，無法與之溝通，但此類徵候通常出現為時短暫。有的患者在症狀發作前呈現意識模糊(clouding of consciousness)現象，然而意識模糊期通常短暫。否則將考慮之是否器質性病變(organic disorders)。患者之病前人格結構、生活方式，及其就醫之時間，決定其治療之效果。如果患者病前無精神分裂徵候，其社交生活及性生活均正常者，如及時治療，則治療績效較佳。患者通常須住院，而抗精神病之藥物治療效果良好。許多患者對電療反應良好，然而患者治癒後，病情也可能復發。

精神分裂症之案例

1997年4月7日《聯合報》刊登一則迷失老人啟事，是一則明顯精神分裂症案例。患者曾憲緒五十七歲，身高一六五公分，祖籍湖南，他是退伍軍人。曾憲緒談話，流利順暢似是正常，直到他談到父親，才會讓人覺得奇怪。

曾憲緒說，他父親叫「曾昭楠」，曾患竊盜罪，在臺北監獄服刑。他說父親對他不好，好幾次將他背部的筋抽掉、腸子拿出來煮了吃，說著說著還要把上衣掀開，讓旁人看他的「傷口」，他要父親不要太過分，後來將父親的手和背部打傷。

他說，小時在大陸從軍，民國四十七年在臺中的野戰部隊，以中尉軍官退伍，然後自謀生活，在軍中時，曾到過鳳山陸軍官校受訓，曾住過臺北廈門街和三重「興隆藥局」附近，沒有結過婚，沒有兄弟姐妹，在臺只有父親相依為命，以前軍中的朋友久沒有聯絡，名字也都忘光了。

依醫院的資料，曾憲緒在退伍後，平常打零工為生，因生活困難，精神壓力倍增而流落街頭，被警察送至迴龍的博愛精神病院，

八十年元月博愛解散再轉至培靈就醫。他哀傷的說，在外面他沒有
多少個朋友，如果出去他也不知道要到那裡。

第五章　情緒疾病(Affective Disorders)

情緒疾病包括多種情緒病變，多數呈現憂鬱症狀。一般人在遭遇不幸事故時，都會呈現不愉快或憂傷情緒，然而這些並非憂鬱症。同時，「憂傷」(sadness)之徵候亦應與憂鬱徵候群(depression as a syndrome)分隔。同樣道理，「躁症」(Mania)之為一種徵候群亦不應與一般性的「快樂」、「興奮」情緒相混。多數精力旺盛的人並無躁症，躁症患者耗費甚多精神體力，然而卻無法完成任何有意義的事。

自人類有文明，有歷史記載以來就有憂鬱症。三千年前，埃及的僧侶即有治療憂鬱症之記錄。紀元前六世紀時，憂鬱症已被視為「疾病」處理。古代希臘醫生希波克里底創設「躁症」及「憂鬱症」(Melancholia)概念，與現代的概念意義相當。希波克里底也已瞭解精神疾病出自大腦病變，而非來自神靈鬼怪的力量。古羅馬醫生阿里特斯(Aretaeus)也瞭解「躁症」與「憂鬱症」屬同一種精神病之兩種情緒變化。在文藝復興時代，精神疾病已形成醫學概念。而同時「心靈」與「靈魂」(mind & soul)之區分，更有助於劃分「醫學」與「神學」的領域。十九世紀末，德國精神科醫生克里普林(Kraeplin)劃分精神疾病為二型，第一類型無惡化(deterioration)之現象，第二類型則有。前者克里普林稱之為「躁鬱症」。十九世紀末期興起的心理分派學派對躁鬱症的根源及治療提供許多學說理論。二十世紀藥物進步，生化理論遂而興起。

《精神疾病檢驗手冊》第三冊(*DSM–III*)劃分情緒症為三類型：⑴主要(major)情緒症、⑵特殊(specific)情緒症、⑶異常(atypical)。主要情緒症包括躁鬱症及憂鬱症。在檢驗躁鬱症時，只要發現躁症徵候，即診斷為躁鬱症。兩極化(bipolar)的情緒症（躁鬱症）通常並非躁鬱輪替出現，而多以憂鬱症之方式出現，間之以躁症為偶發現象。特殊情緒症症狀較主要型輕微。以下分別討論主要情緒疾病：

一、躁　症

躁症的徵候包括情緒高揚，誇張(expansive)及情緒不穩(irritable)。次要徵候包括過分好動、語言急促、思想變化快、睡眠減少、狂妄自大、注意力不能集中、判斷易錯誤。患者思想急促、語言急促、行動急促、睡眠少、精力無限、自認為富創造力。患者思想急速，但多數是個人的特殊見解，缺乏藝術性質。躁症的患者雖然好動，參與多種活動，然而很少成就，多數是無目的的行動，由於注意力不集中，因此無法完成任何工作。

躁症患者情緒高昂、表情愉快，然而是漫無目標，且具有壓力之感。對挫折忍受力極低，因此情緒變化大。患者可能顯現幽默、善良、友善，然而挫折出現時，會立即變化，變為憤怒、仇視，具有自大誇張的表現，患者感覺自己的權力及重要性，誇張幾乎到了精神病的狀況。有的以神自居。狂妄自大，對人輕視，常導致別人的排斥、敵視。

躁症的好動可能展現為性行為的泛濫，好參與政治活動及宗教活動。躁症患者的電話費通常都很高，他們不能感受其行動是否適當及對別人的干擾。也常呈現購物狂、不當的投資決策。躁症患者的語言音量大而無休止、急速，又常有故意玩弄詞語的現象，過度誇張的禮貌，有時突然高歌，無視於其適當性。睡眠減少，有時則日夜不眠不休。躁症亦兼有精神症狀者，有時出現幻覺、妄想，幻想幻覺的內涵與躁症相關，有時感覺與神通話、神授以使命等，以神的使者自居。

二、鬱　症

患者感覺鬱卒，其情況明顯、持續，兼以其他徵候。然而也有憂鬱症患不自覺憂鬱者。憂鬱及無望的徵候足以判斷症狀，然而這項主要徵候未必顯現。診斷鬱症之三條件為：⑴愉快感之降低、⑵對外界興趣的下降、⑶體能下降(anergia)。患者具以上三條件者，雖無憂鬱感，亦足以證明為憂鬱症。

除了主要徵候之外，另有副徵，包括：情緒易受激動(agitation)、體重下降、失眠、喪失食慾。兒童患者體重不增。然而也有食慾大增的現象。情緒激動或行動反應遲緩都可能出現。前者包括不安的現象(restlessness)、不停走動，或搖動手足；後者包括行動減少及無語、語調貧乏。自我評價下降，內疚深刻。患者難以集中注意力，計數困難、判斷困難，難以從事複雜事務，猶豫不決，記憶力衰退，自殺意念及行動時而有之。

流行率(Epidemiology)

患躁鬱症的機率為人口1%。無性別差異，通常在三十歲之前發作。中上社會階層罹患率較高。患者在躁症期，工作意志提昇，可能促進其工作效率及成就。最近研究顯示患者近親罹患率高達25%。

憂鬱症患佔全人口3%～5%。個人終身罹患率，男性為8%～12%，女性為20%～26%。罹患年齡通常自二十幾歲開始。患者近親罹患率高達20%。

生物學研究顯示單卵雙胞胎同時罹患率為67%～79%，雙卵雙胞胎其罹患率僅15%～20%。此項研究明白顯示憂鬱症的遺傳性。

治療方面，過去臨床經驗顯示電療(electro-comvulsive therapy, ECT)頗為有效。對慢性憂鬱症，三環抗鬱劑(Tricyctic Antidepressants)頗為有效。最近藥物治療顯示藥物改變大腦中阿敏尼（胺）

(amines)的新陳代謝，抗鬱劑的功效在於增進阿敏尼的生產。治療躁症的藥物藥性正相反，躁鬱症患須同時施行心理及藥物治療。如果憂鬱症患對三環抗鬱劑反應良好，然而卻未調適心態行為或生活習慣，則其病情將重發。良好的人際關係及社會支援具有長遠醫療效果。

抗鬱症藥物分兩大類，第一是三環抗鬱劑，第二是MAOI'S。美國醫生很少用 MAOI'S，因其副作用較強。然而 MAOI'S卻是績效很好的藥。電療仍是最有效，而不具副作用，然而卻具有若干社會性後遺症。1792年，美國民主黨副總統候選人伊哥頓即因為有電療記錄，而遭社會及選民排斥。

"Lithium"是治療急性躁症兼預防的良藥，同時兼治躁鬱症，然而卻可能有後遺症，影響甲狀腺及腎機能，亦可能造成失憶症，最好間隔時段使用，對躁鬱症患使用「三環抗鬱劑」及"Neuroleptics"也須小心，Neuroleptics可能會產生鬱症，而三環抗鬱劑則可能產生躁症。

情緒症內涵複雜，包含多種情緒變化。躁鬱症與單一鬱症顯然性質不同。藥物治療效果頗佳，遠優於精神分裂症的治療。

躁鬱症事實上只是憂鬱症之一類型，躁症患者遲早都會邁入鬱症。躁症患者展現自我膨脹、活動增加、睡眠減少、語言急促、注意力不集中，參與多種活動，然而不能貫徹行事。1981年研究顯示，工業國家約1%的人口在一生中會經歷躁鬱症。男女罹患率相近，單純憂鬱症中則女性較多。在年齡層次方面，近來研究顯示青春期及二十幾歲發病率高。英國研究發現躁症患率隨年齡增加，半數在五十歲以上。發病率週期為三至九年，也就是說三至九年發作一次。年齡愈大，發病率週期減短，也就是說重犯之時間縮短，而發病期增長。躁鬱症患年歲較大者再患率增加。最近美國六大校園研究發現，躁鬱症患者多始自二十幾歲，而憂鬱症患者則始自三十幾歲的後期。中上社會階級罹患率較高。近年研究發現年輕的人憂鬱症罹患率增加。

婦女產後期六個月之內罹患精神病率高。家庭成員中如有憂鬱症患，則罹患率增加二、三倍。人格結構及最近生活經驗則明顯有關。最近英倫研究顯示，女性缺乏親密男性朋友者患憂鬱症率較高，比正常人高達四倍。無職業或有年幼子女者，罹患率較高。

憂鬱症似乎是危害人類最深、最普遍的疾病。世界人口中至少2%～3%罹患嚴重憂鬱症，幾乎每一個人都至少遭遇短期的憂鬱症。憂鬱症患中，10%～20%乃長期患者（慢性），無法治療，他們工作效率低、服藥就醫率高、自殺率高。憂鬱症又導致許多生理疾病，與癌症的效應相似，對家人的影響至為深刻。憂鬱症患就醫率不高，因此，實際罹患憂鬱症的人口更多。女性患憂鬱症比例為男性二倍。

《精神疾病檢驗手冊》第三冊界定「憂鬱症患為具明顯徵候至少二週者」，以別於常人短期的悲傷、憂愁。嚴重的生活遭遇例如喪偶、斷肢等都可能造成憂鬱症。對憂鬱症的根源，學術理論分為二大派系，一派強調生活環境及經驗，另一派則強調生化因素。

遠在1854年，法國醫生法利(Falret)已發現躁鬱症。1896年，克里普林劃分躁鬱症與精神分裂症。佛洛依德二分「悲傷」與「憂鬱症」，前者乃正常人經歷悲傷，然而經過一段時間後，個人乃將生命力(libido)從失落的人生再轉移至正面。憂鬱症患則內化喪失的人物，而將生命力內化，無法外移，形成物我不分，終而形成憂鬱症。佛氏的《憂傷與憂鬱症》(*Mourning and Melancholia*)一書至今仍是研究重要論述。

三、憂鬱症的類型

(一)原生性的憂鬱症(Endogenous Depression)

既無誘發因素，也無神經質現象，在正常的人格結構下產生。

㈡神經質的憂鬱症

患者具長期神經質徵候，終而轉變為憂鬱症。

㈢突發性憂鬱症

病前人格狀況良好，突發事件導致憂鬱症。

㈣憂鬱型人格結構

個人人格呈現憂鬱特徵。

憂鬱症通常展現三種現象：⑴憂鬱情緒，感到無望、內疚、自貶、心靈痛苦等。⑵動力減退。⑶焦慮。又包括若干副徵候，例如：無胃口、睡眠困擾、性生活困擾。行為表現包括：不參與社交活動、常哭泣、有自殺念頭及行動，加上面部表情沒精打采(listless)、腰痠背痛等現象。

精神醫學說：「焦慮症患活在未來，躁症患者活在現在，憂鬱症患則活在過去。」憂鬱症患無法感受悲傷(sadness)，他們視世界為空洞、混亂、無意義、無前途、無發展。

一位憂鬱症患之自述：

我感到悲哀，然而不可思議的是，我對我的妻子、子女缺乏真心的關懷，無動於衷（情感上的麻痺）(emotional anesthesia)。我感到自己一無可取，陳舊凋謝，別人為我寫的推薦信，我自己也不相信。我不斷的思念我所犯的錯誤、我過去的痛苦，我對前途無望，不見光明。

憂鬱症患對過去深刻內疚，認為現在及未來均無法彌補過去的錯誤，也無法贖罪。許多憂鬱症患早晚感覺差異很大，早晨情緒最壞，而後逐漸改善。受特殊事故影響而產生的憂鬱症，則反其道而行，早晨感覺很好，而後愈來愈壞。憂鬱症患都感到焦慮，然而並非焦慮症患都感到憂鬱。焦慮激發情緒，憂鬱則壓抑情緒，然而多數憂鬱症患兼具兩種特質。

㈤激動性的憂鬱症(Agitated Depression)

焦慮成為主要徵候，促使患者從事重複不斷、無目的的行動，不停的來回走動，或是吟嘆。相反地，呆滯性憂鬱症(Retarded Depression)則行動緩慢、語言低沉、有氣無力，更而無聲無動，然而二者均展現思想的貧乏，無新意、無動力。

多數憂鬱症患自我評價低、內疚深、自我缺陷感深，不能作決定。即使是晨間醒來，起身與否亦難作決定，穿那件衣服？是否打領帶？早晨吃什麼？個人似乎僵化，無法作決定，不敢採取行動，疲倦。一位憂鬱症患自述：

在十一月，某日清晨我醒來時，窗外所見是漫長的道路，到一月為止，我似乎變成了另一個人，好似惡魔控制了我，我無氣力、無動力，我不欲穿衣，在室內無所事事遊蕩，對我自己不關心，對別人也不關心，不注意自己的衛生，我開始飲酒，似乎不論飲多少都不醉。

喪失記憶是另一特徵，也不能集中注意力。一位患憂鬱症的大學老師自述，在讀書時，「我每一段落必須一讀再讀，難以與人對話，寫作的能力降為零」。

另一位患憂鬱症的精神科醫生自述，其憂鬱症開始時，缺乏性慾，繼之是不能集中注意力，連閱讀報紙也提不起興趣，而後是嚴重的憂鬱症。而在其復原的過程中，注意力及性慾也是最後才恢復。

喪失食慾、體重下降（也有少數是食物過量者）、便秘、抱怨疼痛，通常是頭痛，也有胸腔痛、腹痛、肩痛、背痛、腰痛者。偏執妄想、重複意念、左思右想(ruminative)的憂慮為憂鬱期出現前的人格徵候。容易發怒也是憂鬱症常見的徵候，加以不喜歡動、不喜歡參與社交(passivity)、對別人的過度依賴、過度之自我主觀、對外人的感受不敏銳，使得憂鬱症患與別人關係產生困擾，也使別人難以與憂鬱症患建立親切關係。

1.睡眠困擾(sleep disorder)：對憂鬱症患而言，睡眠給予他片刻的安寧。然而90%以上的憂鬱症患具睡眠困擾，也常是憂鬱症患的第一項徵候。通常是失眠焦慮，患者難以入睡。此外，午夜二、三點時醒來也是憂鬱症患之常態。患者睡眠時左思右想，通常睡眠時時中斷，早晨感到疲倦。另一型態的憂鬱症患則沉睡不起，每日睡十四、五個小時。

2.無望感(feeling of hopelessness)：無望感可測量憂鬱症的深度以及其自殺的可能率。如果一位憂鬱症患感到健康恢復無望，對未來無望，則可能陷溺於妄想，可能進入精神症階段，對患者而言，自殺似乎是合理的解答。患者必須入院，加以監視。其他感到無望之憂鬱症患亦須監視。

3.自殺：自殺人口中，50%左右出自憂鬱症。多數憂鬱症患有自殺的念頭，中度及重度憂鬱症患中，則60%～70%有自殺的念頭。憂鬱症患必須防護其自殺。憂鬱症的初期，自殺的可能性最高，在這一階段，患者對發生的事件感到高度焦慮。另一危險階段，則是當患者病情將復發時，或已改善時，或已失去徵候時。在這一時期中，患者有的重現憂鬱而感到絕望，乃採取自殺行動。在憂鬱症患出院之後的三個月時期，必須特別注意。女性患者企圖自殺率較高，而男性患者自殺成功率較高。

在診療過程中，必須查詢患者自殺的意願及可能，意願高者應予適當防護。單身、獨居，年過六十的男性，且具酗酒症而無宗教信仰者自殺率最高。其次，過去曾自殺者，自殺率高。再而，憂鬱症患突然呈現鎮靜狀況時，亦展現有自殺的可能。

㈥憂鬱精神症(Psychotic Depressions)

許多憂鬱症患屬精神症患，展現內容貧乏、內疚之幻想，認為他沒有心臟、沒有內臟，認為世界末日將來臨。過去，這種案例很多，而今，由於及早治療，憂鬱症患尚未陷入嚴重精神病期已獲治療。然而憂鬱症患中，20%為憂鬱精神症；他們具有幻覺、幻想、思維錯亂，及極度不恰當的行為。

㈦異常憂鬱症(Atypical Depression)

不屬於《精神疾病檢驗手冊》規格的憂鬱症：有的發作期短，未及醫治已痊癒者。

㈧情緒疾病(Affective Disorder)之重發

據克里普林及其後的精神科醫生估計，情緒病患之中15%～50%在一生中只發作一次，然而曾住院的情緒病患幾乎都有重發的可能。因此，較嚴重的情緒病患均應視之為有重發的可能。針對個別情緒病患而言，無法預測他是否會再犯，也無法預測他是以躁症或鬱症方式發作。如果病患過去曾數次出現憂鬱症，則可診斷之為單純憂鬱症，而以後再發作時，也以憂鬱症為主。

當病患年齡增長時，患者復發的次數亦增加，年齡愈大，復發的次數愈多，發病的時間亦愈長。躁鬱症患的週期較短，從第一次發作至第二次發作之間的時間短。年輕的患者有時間隔一、二十年才發作一次。在治療痊癒後的三個月時間是最主要關鍵，易於重發。

㈨自　殺

情緒症，特別是憂鬱症之自殺率頗高。自殺人口中，90%具有某種精神疾病，只有5%～7%的自殺者屬正常人，憂鬱症患佔自殺人口50%。具情緒症患的自殺率是正常人之三十倍。

㈩慢性情緒疾病(Chronicity)

情緒症持續兩年以上是為「慢性」，有十年以上慢性情緒症患仍康復者。時發時好者是為「間歇性」(intermittent chronicity)。過去，醫藥不進步時，醫院中許多情緒症患如憂鬱症或躁症，與精神分裂症患雜處。近年，由於醫藥進步，僅15%憂鬱症患退化為慢性。

四、情緒症的心理治療(Psychosocial Treatment of Affective Disorders)

近年來精神疾病之分類趨向以顯性病徵，即徵候，加以分類。近年，治療精神疾病的藥物進步神速，例如以“Phenothrazines”治療精神分裂症，以“Monoamine Oxidase”及三環抗鬱劑治療憂鬱症，以及以“Lithium”治療躁症。以下我們將專門討論治療憂鬱症的心理治療方法。

㈠心理分析

憂鬱症具有明顯人際關係之背景。在佛洛依德的著作《悲傷與憂鬱症》一書中指示，個人在生命初期（嬰孩及童年時）遭遇不幸人際關係之挫折（指親子關係），易於感染憂鬱症。成年後在愛情關係上呈現曖昧不明的心態。成年時，親密人際關係之喪失，或是情愛受威脅，都足以造成憂鬱症。後期心理分析學家修正佛氏的理論，認為易於產生憂鬱症患者具有特殊人格結構，需要外人不斷的肯定及保證，需要極多的愛及稱讚。這一類的人依賴別人以滿足其自戀的需求，依賴別人以提昇其自我觀念、自我評價（鄧麗君的「我希望不要讓我離開你」之歌詞展現病態自戀）。如果他們依賴的需求遭遇挫折即會引起自卑、惶恐不安，而後導致憂鬱。後期的心理分析學者認為個人具脆弱的自我觀念及自視低者易於產生憂鬱症。

另一心理動力理論強調患者深刻感受其本身實質的條件與其理想相差太大，因而導致憂鬱症。個人在童年時期，如在人際關係中遭遇重大傷害，例如受父母排斥、冷落，或是早年失母，這種經驗影響個人日後人際關係，易於感受人際關係挫折，因而產生憂鬱。

心理治療的目的在於重建人格結構、個性結構，而不是消除徵候，強調改進個人對別人的信賴，改善個人人際關係之機制，促使個人表達情感，特別是表達憂傷的情感。在治療過程中，刻意使患者去體驗高度的焦慮及壓力，治療通常須要數年之久。近年來，許多由心理分析學演繹而形成之精神醫療方法陸續出現，其目標則以降低憂鬱症之徵候，解除神經症狀，同時改進患者之生活品質。1950年代以來，許多心理分析治療憂鬱症之醫生希望減少治療時間，以病人與治療者之間的「轉移」(transfer)關係為治療方法之重心。心理醫生以積極行動，使患者參與對話，將注意力集中於一特定焦點之上。

心理醫生史特勞普治療一位三十幾歲女性時好時壞的憂鬱症患，描寫這位婦女在晤談時展現不在意的粗忽心態，心理醫生希望她討論事實，而不是她的感受。於是醫生向她建議，患者則認為別人對她所說的話無興趣，因此她故作不在意，以免使她自己難堪。醫生追問何以她覺得別人對她無興趣，乃發覺患者在幼時，父母偏愛她的姐姐。

患者與醫生合作是為「醫患結盟」(therapeutic alliance)。醫生展現對患者問題重視，同時尊重患者，並展現友情，促使患者自行解釋病情，醫生加以詮釋，醫患相互合作以達成治療之目的。醫生更阻止患者退化，不讓患者回憶及於口腔期或肛門期，因為一旦提及早期事件，治療的時間將拉長。心理醫生習福樂在治療一位病患時，缺席了一次，病患大怒，堅持要醫生補診。醫生在對話中將注意力放在患者當前之非適應性行為之上，不追溯其童年往事。然而，至目前為止，短期心理治療的績效，仍缺乏實證之證實。

㈡人際關係治療法(Interpersonal Therapy, IPT)

以治療憂鬱症為目的的人際關係治療法(IPT)是由克勒曼(Klerman)及衛斯曼(Weissman)兩位心理醫生，根據沙里文及梅爾的學說理論研究創造而成。IPT與傳統心理分析學理論不同之處在於，後者將注意力放在患者人格內心的問題上，而IPT則將注意力放在患者自幼的人際關係上。將患者當前之人際關係及壓力，以及患者應變之方式視之為患病之根本原因。沙里文強調研究患者之人際關係，作為治療的重心。沙里文理論取材自現代人類學及社會學。

IPT之第二項理論根源來自包貝(Bowlby)的研究人際聯繫(attachment)。包貝的研究發現人際關聯及親切關係(social bonding)對個人心靈結構及運作影響重大，當人際關聯及親密關係遭受破壞時，即可能產生憂鬱症。

IPT以病理學之觀點切入憂鬱症，視之為受外力干擾而形成之疾病，需要治療，患者本人對憂鬱症無須負責。IPT劃分憂鬱症為三層面：第一是徵候之形成；第二是社會及人際經驗；第三是個人的人格結構。在使用IPT時，心理醫生建議以藥物治療徵候，以心理治療處理其人際關係。雖然憂鬱之根源涉及遺傳及人格結構因素，然而憂鬱症的發作則導因於人際關係及社會心理脈絡之中。不良人際關係誘發憂鬱症，而憂鬱症也導致不良人際關係。因此在治療過程中，IPT強調人際關係之調整。

人際關係治療的目標有二，第一是降低徵候，第二是增進患者的自尊(self-esteem)。後者之重點在於加強個人之人際關係及處事能力。IPT是一項短期治療方法，無意於重建患者的人格結構。IPT瞭解患者的童年人際關係對其病情之影響重大，然而卻將注意力放在患者當前的人際關係上，認為患者童年經驗及童年人際關係之影響將展現於其當前的人際關係中。

IPT是一項短期心理治療，為期十二至十六週，以治療時好時壞的單一憂鬱症為目標。心理醫生採取積極參與之方式，重視患者當前的問題及患者的社會功能，而患者的自我防禦機制，或是內心的衝突矛盾則不在治療的範圍。在行為方面，患者展現的特性，例如缺乏積極主動、缺乏社會人際技巧、思想的扭曲等等都只在討論患者人際關係時同時討論。

IPT運用的策略及方法：第一為降低患者的憂鬱徵候，心理醫生

「教育」患者，指示患者憂鬱症的徵候及本質，以及發展過程。心理醫生與患者討論其徵候，希望促進患者樂觀進取的心態，促進患者對未來的希望，告訴患者憂鬱症是一種普遍性的心理疾病，痊癒的比例甚高。IPT亦使用藥物治療。

IPT的第二項目標是復健患者的社會功能及人際關係。IPT指示憂鬱症患之四大問題，並指示相關的治療方法。四大問題是為：⑴悲傷、憂傷(grief)。⑵人際爭執。⑶社會角色之轉換。⑷患者人際關係的缺陷。以下是若干案例：

1. 憂鬱症涉及延緩的悲傷或是扭曲的悲傷。

案例：一位六十八歲女性，因先生去世而得憂鬱症。其夫患病長久，使得患者生活孤單寂寞。患者的症狀包括廣泛之悲傷、內疚，及無望感。治療的過程及目標，第一是使患者表達其喪夫之悲痛；過去，患者因怨恨而阻礙了她的悲痛，治療的第二步則是幫助病人重建生活情趣及人際關係。

2. 人際爭執。以夫妻間之爭執為例，治療則以角色轉變、角色爭論為主，視患者之動向決定治療的方法。如果患者希望維持其婚姻關係，或是終止其婚姻關係，則治療方法不同。如果患者決定解除婚姻關係，則IPT治療的重心將是「角色轉變」(role transition)的問題，心理醫生必須幫助病人克服患者對離婚後新社會角色之諸多恐懼疑慮，尋求情感上的支援，幫助患者掌握新的社會角色、新的生活及環境。

如果患者的問題是角色衝突、角色行為的爭議，則治療的目的在於指認角色之職責及化解相互間的衝突，增進兩人之間的溝通，適當的調整對於對方角色的期望，選擇諸多的替代方式化解二人間之爭執糾紛。同時要求患者決定改善之行為，須切實執行。

3. 患者的憂鬱症如出自於個人在人際關係方法上的瑕疵、障礙，例如個人孤獨的生活習慣，或是無法享受人際關係的樂趣，或是因患者長期憂鬱，降低其社會人際功能。心理治療的重點在於減少其社會孤立，指示其過去人際關係有好及不好的，應朝好的人際關係方向發展，心理醫生與患者之關係也是討論重點之一。

案例：一位二十二歲男性，當他與交往三年之久的女友關係破裂時，產生嚴重憂鬱症。患者是一位餐廳工人，他母親因病而未工作，患者因母病而憂鬱。心理治療中，發覺患者除了與母親的關係親切外，無其他親切人際關係，更發覺他缺乏社會人際的技巧。治療的目標指向患者過去親子關係之特性，以及他與母親關係的衝突矛盾。患者對心理醫生透露他對人的態度，醫生則依此訊息以治療患者，幫助他重建適當的人際關係。

IPT更使用⑴探詢之技巧，以瞭解患者問題之重心及病前人際關係、家庭背景等等。⑵鼓舞患者之情緒朝正向發展。⑶解釋情況及病情。⑷溝通之分析。⑸運用「治療關係」（醫生一病人）以治療。⑹改變患者人際行為之技巧。

IPT之使用，特別是與藥物並用時，效果良好。

㈢憂鬱症的行為治療法(Behavior Therapy)

行為治療法依據司金勒(Skinner)操作制約理論，解釋憂鬱症。1965年，行為學派學者費思特(Ferster)認為憂鬱症出自於正向增強之喪失，當個人喪失親人、喪失工作等時，正向增強消失，造成個人憂鬱及痛苦的感覺。患者缺乏社會技能，或社會資源，當他喪失了慣常的增強來源時，他失去了快樂。

行為治療法在於增進憂鬱症患與周遭環境之正面增強關係，降低其負面增強關係。也有行為治療者強調增強患者的社會技能。因此，改變患者的生活習慣乃行為治療的重心，改變患者的行為，即可導致其思想情緒的改變。

行為治療法又可分為四大學派：

1. 李文遜(Lewinsohn)之「社會學習理論」。首先是二週的行為診斷，主要在於增進患者的社交生活及社會技能。

2.瑞姆(Rehm)之「自我控制治療法」。

⑴重點在於增進患者正面增強之行為及社交活動。

⑵建立可實現之生活目標，在歸因方面，建立正確、現實的因果觀念。例如：事業失敗時，應該瞭解不是神靈、不是別人的錯，也不是運氣，通常是自己的錯誤。

⑶增加正向的行為，以增強自信。

3.赫生及貝拉克(Helson & Bellack)之「增強社會技能治療法」。

⑴教導患者如何增強自信及溝通技能。

⑵訓練患者人際溝通、人際交流。

⑶訓練患者對外來的刺激及別人的反應作正面的詮釋。

4.麥克倫(Mclean)之「多重模式治療法」。檢驗患者之徵候，然後針對每一個問題、每一個生活領域，發展特殊的治療方法。在治療開始之前，先以問卷方式，探測患者的六大社會技巧缺陷，包括三項重要缺陷，是為：⑴溝通的缺陷、⑵行為效率的缺陷、⑶社會人際交往的缺陷，及三種次要缺陷：⑴缺乏自我肯定、⑵難以作決定及⑶缺乏解決問題的能力。每一位患者都必須歷經糾正訓練。

行為治療法的重點，在於增加患者獲得正面增強的行為及活動。指示患者，增加這些活動之後其憂鬱即可降低。同時提示患者，日常生活應避免不愉快的行為，不愉快的人際關係或是不愉快的情境。教導患者對不愉快情境改變思想反應，以正面積極的態度去面對不愉快的情況，更須學習預期不愉快的情況及失敗。教導患者自我酬賞有意義之行為，增加可獲正面增強之行為。教導患者如何放鬆情緒，改正患者之思考，避免負面的思想，改以正面的思想。教導患者：⑴停止負面的思想、⑵與負面的思想爭辯、⑶與非理性的思想爭辯、⑷改正過去歸因之錯誤。

㈣認知行為治療法(Cognitive Behavioral Therapy, CBT)

認知行為治療法源自於四大理論，是為心理分析學、現象學、認知理論及行為學派理論。強調個人經驗的主觀性以及非理性的信仰所產生的情緒反應。認知行為治療法之創始人貝克(Beck)認為憂鬱症出自於三重認知因素，及一套特殊的認知機制(scheme)，出自於認知錯誤，及錯誤的訊息過程。三重認知因素包括：⑴對一己的錯誤蔑視、⑵對世界的錯誤負面訊息、⑶對個人未來之負面認知。憂鬱症患所使用之認知架構好似一副黑眼鏡。認知錯覺包括持續不斷的對自己及對事之負面詮釋。

認知行為治療法通常以個人為對象，必須充分瞭解患者。治療者(therapist)本身的條件對治療的效果有重大影響，必須具備親切的個性，必須以真誠態度對待病患。在治療開始時，與患者商討治療的行程，要求患者在家中作業，學習新的社會技巧，治療者與患者密切合作，向患者解釋憂鬱症的形成因素及過程，解釋憂鬱與思想之間的關係，及其與情緒、行為之間的關係。認知行為治療法與心理分析法不同，後者不重視解釋。

認知行為治療使用三項技術：⑴發掘患者的自動思想(automatic thinking)、⑵測驗患者的思想、⑶分析患者思想中錯誤的假設。例如一位憂鬱症患認為如果他去打保齡球，別人一定會譏笑他的笨拙，治療者則帶領患者前往打保齡球，證明患者的想法是錯誤而不必要的，然後告示患者應改變他的這一種錯誤的、悲觀的自動思想。

另一位患者總是自責，認為一切錯誤均出自於他的錯誤，治療者必須指示其他可能造成錯誤失敗的因素。

案例：一位五十歲的銀行家，將銀行財務虧損歸罪於一己。以下是患者與醫生的對話。

患者：我不知道製造了多少的錯誤，這些錯誤將使我失職。

治療者：請你告訴我是那一些錯誤。

患者：我批准了一項貸款，然而卻變成了呆帳，我的決定是錯誤的。

治療者：可否說得更清楚些。

患者：我記得貸款的申請手續是完整的，貸款的抵押也無問題，貸款者之信用很好，然而最後貸款卻出了問題。

治療者：當你在作決定時，你是否已知道會有問題？

患者：作決定時不知道，六個星期後才知道，然而我的職責是替銀行賺錢，而不是賠錢。

治療者：當你決定這個貸款時並無問題，因此問題之發生並不是你的錯誤。

第六章　神經症 (Neurotic Disorders)

第一節　神經症之類型

依據美國精神醫學學會《精神疾病檢驗手冊》第三冊(*DSM–III*)指示，神經症屬精神疾病之一種，具有一項或多項徵候，對患者造成不適感，患者自知其症狀有害(ego-dystonic)。患者對現實沒有脫節現象，其行為並無重大差錯，然而小錯則有，神經症屬長期症狀，無生理因素。*DSM–III*指示，神經症包括：⑴焦慮症(Anxiety States)、恐慌症(Panic)，⑵普遍性的焦慮反應，⑶偏執強迫行為症(Obsessive-compulsive Disorder)，⑷恐懼症(Phobia Disorder)，⑸危機後緊張症，⑹心身症狀，⑺分解症，⑻無精打采神經症(Dysthymic)，⑼性心理錯亂(Psychosexual Disorder)。《國際精神疾病分類手冊》第九冊(*ICD–9*)分類與*DSM*相似。

一、焦慮神經症(Anxiety Neuroses or Anxiety States)

焦慮乃多種精神疾病之徵候。《精神疾病檢驗手冊》第三冊劃分焦慮神經症為三類：⑴焦慮症、⑵恐懼症、⑶創傷後心理症(Post-traumatic Disorders)。焦慮症又可分類為三型態：⑴恐慌症、⑵普遍化焦慮症(Generalized Aanxiety Disorders)、⑶偏執強迫行為神經症。

在心理分析學的領域內，恐慌症及慢性焦慮症都被視為焦慮情緒之顯現。近年臨床研究顯示恐慌症與慢性焦慮症的生理過程不同，因而《精神疾病檢驗手冊》第三冊劃分之為二類型。然而二者共同之處頗多，現逐一討論。

恐慌症、心臟病、神經衰弱(nervous exhaustion)、氣喘症等等都是焦慮症之徵候。恐慌症患者時而發作，或是慢性長期，患者隨時可能猝然感到驚惶失措，感到危險的來臨。心臟病醫生常是注意心臟病生理層面的障礙。美國內戰時期(1860's)達柯斯塔醫生(Da Costa)發現士兵中有心律不整，然而卻無生理因素者。達柯斯塔認為這些心律不整現象出自交感神經(sympathetic nervous system)障礙，是戰時患者之心臟緊張過甚造成。

心律不整(irritable heart)，又稱達柯斯塔徵候群(Da Costa Syndrome)，時常在戰爭中出現。1895年，佛洛依德在〈焦慮神經症〉一文中，視之為焦慮的後果。佛氏稱之為焦慮神經症，因為這一類徵候的共同特徵是焦慮。

焦慮乃心靈與身體功能的交匯點。心理分析學派二分「焦慮」與「恐懼」：前者出自對內部的威脅，受壓制之內在需求急於擺脫控制，而恐懼則為對外在威脅之反應。事實上，這種二分法是不能成立的。在許多的情況下，焦慮與恐懼常是同時存在。當個人為抵制內在需求之壓力，而採取自我防禦時，個人感受心靈上的痛苦。在美國內戰期間及十九世紀，醫生們處理戰爭恐慌症時，都只重視其生理現象，同時也以生理因素解釋。十九世紀的精神醫生雖然已察覺焦慮乃戰爭恐慌症的主要徵候，仍是以生理因素解釋之。

佛洛依德早年的理論，強調性需求不能滿足而產生焦慮。佛氏早年診治病人中，性無能者不乏，佛氏乃以為性慾受壓抑而產生焦慮。日後，佛氏更創設「壓抑」概念，焦慮被視為過多的生命慾不能發洩所致。佛氏早年心理分析學理論，慣於引用「水壓」(hydraulic)的觀念，以解釋生命慾(libido)之展現。過多生命慾無法發洩好似過多的水無法排洩，造成壓力，因而呈現焦慮。在佛氏理論發展後期，他對心靈結構的詮釋，由過去的「層次學理論」(topographic view)演變為結構論(structural view)。心靈結構由過去的「潛意識」、「前意識」及「意識」三層面演變為「超我」、「自我」及「本我」的結構。從新的結構理論觀點，佛氏糾正其過去的錯誤，視「焦慮」為自我防禦功能，防止內在需求的展現，此內在需求的展現（例如性慾），一則可能傷害個人之身份（例如未婚者不能滿足性需求，已婚者也只能在適當時候展現），一則可能引起「超我」的譴責，或是外力之傷害。在這樣的觀念之下，焦慮擺脫了過去的生理因素，而成為單純心理現象。在「焦慮」的警示之下，自我(ego)乃運用「壓抑」，或其他自我防禦機制，以抵制內在需求之出現。在新的理論架構中，焦慮不再是壓抑的後果，反而是焦慮導致壓抑之使用。

㈠當代心理動力理論(Psychodynamic Theories)對焦慮的解釋

焦慮乃所有情緒疾病之徵候，展現個人內心之激動，干擾個人心靈的平衡。焦慮乃「自我」的警示，顯現內在之需求、驅力將出現於意識層面，或是尋求發洩。這些內在驅力之展現將與社會規範抵觸，或是帶來嚴重後果。警告「自我」必須採取防禦，以抵制此破壞性的內在驅力出現。如果防禦成功，則內在驅力消失，至少在意識層面消失。例如多數人對性慾壓抑成功，性慾不呈現於意識層面，不干擾個人心靈之平衡及生活。然而，在許多情況之下，自我防禦抵制焦慮時，會產生許多徵候，例如女性的性冷感、男性的性無能，即為成功壓抑性慾的後遺症。許多時候，單一的「壓抑」不足以抑制內在的驅力，乃不得不應用其他自我防禦機制，例如「心身轉換」(conversion)、「轉移」(displacement)，及「退化」等。歇斯底里症患的突然癱瘓，就是心身轉換現象。正如同一個人遭遇重大心理刺激突然昏倒是一樣的，由心因導致生理反應。通常，內在驅力之壓力過強，自我防禦只能暫時阻止其呈現於意識層面及發洩，無法完全消除。例如「懼高症」，很明顯是在壓抑內在驅力不成功後，所展現的心理徵候，然而它至少可以將患者的焦慮集中於一點，而不致造成全面性的破壞，是為「補救性」的徵候(restitutive sympton)。

如果「壓抑」不成功，或是個人不曾使用其他自我防禦，則焦慮將自然展現。焦慮對個人的影響，則視個人內在衝突矛盾的性質，再則視個人童年生活及成長經驗而決定。個人童年時塑造的人格結構，以之應付成人世界的問題，是否適用，是否充分。成年生活經驗中的刺激，激起個人內在的衝突矛盾，干擾個人的心態平衡，引起焦慮，個人乃發動各種自我防禦。個人在童年時所塑造的自我防禦，通常不能適用於成人世界。

例如一位女性在童年時，由於父親的冷漠、嚴厲，女童對父親產生模稜兩可、愛恨交集的態度，如果在童年時她慣以「發脾氣」的方式處理與父母的衝突，而成年後，與丈夫發生衝突時，再度引發她童年的心理及自我防禦，仍是以童年的方式來對抗其丈夫。然而丈夫不同於父母，因此這位女性使用其慣性的自我防禦機制時，未必能有效果。

通常，患者既不知己身內在的心理動力，亦不能體認外在的刺激，導致其內在衝突的重現。所以，心理醫生必須透過觀察及患者的陳述，以圖瞭解患者的神經症徵候，及其焦慮的根源。當心理醫生面對焦慮症患時，他必須衡量兩大問題：⑴病患恐懼的內在驅力為何？⑵患者恐懼其內在驅力如以行為展現，可能導致何種後果？

1. 內在驅力。焦慮源自內在本能性的驅力(drives)，通常是性驅力或攻擊驅力。在診治過程中，透過「聯想」及對話，病患逐漸透露他內在衝突的根源。焦慮的產生不是單純驅力的問題，而是驅力推動的行為所導致的後果。

2. 後果(consequences)。患者擔心其內在本能慾望如產生行為可能發生的後果，其憂慮決定其焦慮的程度。依據後果的性質，焦慮又可劃分為四種類型：

⑴超我型焦慮(Superego Anxiety)：良心是人類專有的特性，對個人的行為及人格影響至為嚴重。個人之良心反映社會道德價值

規範，然而每一個人的良心結構又不盡相同，反映個體的特殊背景及成長經驗。普通人行為違反重大道德規範時，都會產生嚴厲的良心譴責，有時可能導致嚴重的後果，造成個人精神情緒上的不良反應。憂鬱症常是超我型焦慮的產品，患者自以為犯下滔天大罪，犯下無可挽回的罪過，自覺罪孽深重，將入地獄。超我型焦慮可以產生「偏執強迫行為神經症」。以下是精神醫生詹尼(Janet)所提出的案例：

阿奇力，三十三歲，在病發前是一位婚姻美滿、好動而愉快的商人。過去他身心健康。然而在一次短程的商務旅行回來後，他太太發覺他人格出現重大變化。他突然顯現鬱卒、退縮，不願談話。他變得神經緊張、易怒，睡眠的時間愈來愈長，而且疑心自己感染了多種疾病。他的情況日益惡化，對人對事都無反應，喪失意識。然而兩天之後，他突然顯現一種完全不同的心態行為；他變得活潑，與家人相處親切，而同時顯露焦慮，自認受惡魔控制而不斷發出對神的咒罵。

精神醫生詹尼描述這位病患是一位矮小，面容憔悴可憐，以低沉的語調不停的對神咒罵。阿奇力會說「神應受懲罰，鬼才相信三位一體，鬼才相信聖母。」然後又以顫抖的聲音說「這不是我的錯誤，不是我說出這些猥褻神的話。我想盡方法，閉住我的嘴，不讓我說出這些咒語。然而在我體內的魔鬼卻不斷的發出咒語，我感覺到他迫使我說出這些對神不敬的話。」

在催眠之下，詹尼自患者處得悉若干訊息。阿奇力透露他在病發前的一連串事件，而這些事件在他自催眠中醒覺時並無記憶。在他病發作之前的商務旅行中，他與一位女性發生關係。在他歸程中，他猝然感到驚慌，恐懼在不當心時被他太太察覺，因而他展現退縮，不願說話。然而他的內疚卻隨時日俱增。他自以為受到懲罰而罹患多種疾病，而後他產生惡夢，夢見自己死去，而且入地獄，被惡魔所圍繞。最初這些只是惡夢，而後惡夢的感受逐漸參與意識中，所以有兩天的時間，他陷入半昏迷狀況（他感覺進入地獄中）。然而當阿奇力自催眠中醒過來時，他對這一切都毫無知覺，只感到受惡魔的驅使，發出惡咒。所以，精神醫生詹尼以催眠方法顯現患者的超我型焦慮症，症狀包括「精神分解」(dissociation)及偏執強迫行為症狀，其焦慮症之根源，出自於他的外遇事件，良心的譴責使他使用「壓抑」，而壓抑又造成他精神分解。

⑵去勢焦慮症(Castration Anxiety)：廣泛的意義指個人恐懼身體受傷害或能力喪失。之所以取名為「去勢焦慮症」乃因患者常產生去勢聯想及性別身份之混淆。

案例：一位三十二歲已婚的男性求診，時時發作嚴重恐慌，患者無法解釋其發病原因，他不斷向精神醫生解釋病發前他工作勤奮且有效率，而同時他對剛開始的企業感到非常惶恐，恐懼會失敗。有一天他恐慌症發作，使他無法說話，他突然憶起在他發病前的幻想。一個大的鐵錐鑽入他的生殖器。之後的幾天，他恢復記憶。在他七、八歲時，對他母親的衣著很感興趣，而當母親不在家時，他會穿上母親的衣服。他又承認在他成年時，對女人內衣感興趣，很想穿女人內衣，然而他從未穿過，每當這種意念興起時，他就會發生恐慌症，使他無法思考。

這位病患的去勢焦慮症是生殖器受傷害的幻想，及性別混淆的幻想侵入意識時，產生恐慌。通常這一類患者具有同性戀的焦慮，發生於青春期，當他們與其他男性接近時，引起潛在的同性戀慾望，這種慾望威脅及他們的男性身份，因而產生強烈而摧殘個人人格完整性的恐慌。

⑶分離焦慮症(Separation Anxiety)：與親密人士分離產生焦慮。一個患者陳述每次離家出遊時都會感覺緊張焦慮，並且有各種

生理徵候，全身不舒服，並且幻想旅途中發生災禍，將使他的子女失去父親。離別之日，焦慮特別嚴重。所幸的是，一旦上了旅途之後，症狀即消失。

(4)本我焦慮症(Id Anxiety)：患者感覺對內在的衝動將失掉控制，害怕他會從事非理性的行為。通常，這些人感覺內心的憤怒，然而對暴力攻擊行為感覺嚴重的矛盾不安。最嚴重者，可能感覺到「自我」之瓦解，展現於急性精神分裂症。

案例：一位具強烈焦慮患者求診時，展現多種生理徵候，出汗、顫抖、大聲呼吸，然而卻不自知其焦慮的原因。在診治過程中，在他的聯想中逐漸發現他有破壞及攻擊別人的憤怒。最後，患者陳述他害怕對其內在的憤怒失卻控制而導致無理性的行為。

焦慮症的心理根源(Psychogenetic Sources)

案例：一位二十三歲女性患高度焦慮症八個月而入院治療，她無法解釋她的高度焦慮，唯一可知的是她腦海中常出現她與父親親密擁抱在一起的影像。此一腦海中的影像使她焦慮不安，時刻揮之不去。在她的記憶中，她童年時與父親關係好，然而成年後則否，她並刻意避免接觸她的父親。她的病徵是在最近出現。最近她有些財務困難，她父親對她很好，幫助她。她記得當她有財務困難的幾天中，有一夜她作惡夢，夢見她在一個動物園內，聽見奇怪嘈雜的聲音，動物園管理員告訴她，這正是動物交配的時期。她在夢中看見一隻灰色大象躺在地上，舉動左腿，準備起身。她從夢中驚醒，一身是汗。從此，她發生嚴重焦慮。

醫生要她對夢解釋，她記得幼時仍睡在嬰孩床時，與父母同房，有一次她醒來，見到父母正在性交，父母見到她醒來就立即停止。她又一次看見她父親勃起，當她注視時，她父親立即以被單遮蓋，也是舉動左腿。在她陳述過去事跡時，她時時驚慌而無法言語。與醫生對話之後不久，她的焦慮消失，心目中的影像也消失，她從醫院出來，回到家裡，幾個月之後再查詢時，都無任何症狀。

患者的過去許多方面都不甚明白，然而她的夢及她的聯想、她與父親的關係等等，都可以瞭解，當她與父親關係轉好時，促發她幼時壓抑的記憶。當她陳述一切之後，她的焦慮消失，在在顯示她的焦慮源自「戀父情結」，當她在那一段時期（性器期）所發生的一切，雖然被壓抑而不自知，然而卻不斷的影響她成年的生活。

㈡發展心理學及自我心理學的貢獻

焦慮以兩種方式展現：⑴以驚慌的方式出現，自律神經體系大量的釋放，使得個人急速流汗、心跳加速、發冷等副作用，無法思想或行動，暫時癱瘓。⑵是以一種危險警示的方式出現，不論是由於內在或外在的危機，焦慮不嚴重，警告個人作事前準備，以防止危險的來臨。

佛氏晚年的理論中，視焦慮為自我功能的一部份，警告個人危險的來臨，焦慮產生於認知之後，當個人觀察一件事，一個情況威脅及他時，同時勾引起過去痛苦的經驗，使他產生焦慮。

佛氏早年的理論，認為焦慮是生命慾轉變為生理、自律神經的現象。他認為焦慮的深度應與其相關的生命慾成正比。例如一位性無能的男性呈現嚴重焦慮，其驚慌的焦慮的深度與性高潮的情感程度相似。然而佛氏卻無法解釋何以性高潮是愉快的感覺，而焦慮則是痛苦的。

以後的心理分析學家認為恐慌性的焦慮是嬰孩或童年恐怖經驗的重現，當代研究兒童心理發展及成年人有缺陷的自我(defective ego) 之功能運作證實這項理論。現在心理學瞭解嬰孩在三、四個月大之前不能產生焦慮。在這段時期，嬰孩只能產生生理反應及不愉快感覺，例如餓、冷、痛等等。一直等到嬰孩認知感覺開始發展，個人之自我雛形乃逐漸出現，屆時嬰孩能夠真正感到焦慮，預期不幸的來臨。在嬰孩與四周不斷接觸過程中，其自我逐漸發展成長。每當他飢餓時，他的母親餵他食物，使他得到滿足，逐漸地他能夠辨別、認識他的母親。在嬰孩成長過程中，自我逐漸分化、強壯、成熟，對人及情境的認知增進。焦慮已不再是生理性的反應，不只是針對創傷的反應，而是心理性，並且能夠預期某一情況的來臨。然而即使是在成年，即使個人人格健全，在遭遇嚴重的災禍時(trauma)，個人仍會驚惶失措，自我崩潰，喪失理性、邏輯，喪失與現實接觸。如果災禍持續，痛苦加深，則個人的自我功能逐漸退化而至於無分化境界(undifferentiated)，可能由心理層次而退化至生理層次。焦慮亦同時變化，逐漸退化至嬰孩期的生理，及無分化的型態。同樣道理，我們見到精神分裂症患及臨界精神症患(borderline)的嚴重焦慮，可以視之為嬰孩期之原始焦慮(primitive anxiety)，出自於自我成長過程中發生障礙，出現瑕疵，患者對「離別」(separation)的焦慮增強，使得他對焦慮失卻控制，焦慮以恐慌失控的型態出現。

焦慮的分類幫助我們瞭解許多病況，然而，要瞭解精神疾病，勢必從個人之自我結構層面去瞭解其焦慮的性質及其始源之時期。生命早期出現的焦慮對個人的威脅較深，具有較深精神醫學意義，亦可能較難以治療。在分析焦慮症時，沙里文強調母子關係，並且認為在嬰孩生命早期，母親將她的焦慮傳遞給嬰孩。此外，在心理學領域中，學習理論(Learning Theory)強調焦慮乃制約反應，是在生活過程中學習得來的。正好似早年巴夫洛夫的實驗，將一隻狗訓練成為神經質的狗。學習理論對恐懼症的治療較有幫助。筆者在童年時，曾目睹一隻狗發展神經症的過程，筆者所飼養的一隻小狗，在一次車禍中被車輾過，一隻腿傷殘。從此以後，每當牠見到車子來臨時，即呈現癱瘓性的焦慮，全身顫抖，而匍匐於地。平時，這隻狗並無異狀。學習理論使我們體會許多焦慮是出自生活經驗，有的是急驟的災害。例如一位女性受到強暴，或是一個人被搶劫的經驗。

然而也有許多焦慮，例如超我型焦慮則可能是長期累積而形成，個人的焦慮逐漸加深、變質，由特殊的情況轉變為無分化性，由心理面轉而為生理面。焦慮的持續及惡化對個人人格結構的影響，對自我的殘害，均具有深刻的精神醫學意義。我們見過許多正常人經過嚴重災禍之後，退化為精神病或神經病。逐次長期的焦慮，再加以患者敏感的人格結構，相信都可以產生精神病，或是神經症。許許多多的生理疾病，例如胃病、心臟病、高血壓，或是甲狀腺症等都與焦慮有密切關係。正好似筆者所說的那隻狗，由特殊的一次經驗而轉變為自律神經體系的反應。

㈢臨床現象

《精神疾病檢驗手冊》第三冊又劃分焦慮症為二類：⑴恐慌焦慮症(Panic Anxiety)及⑵普遍化焦慮症。二者雖不同，然而具有若干共同處。

發作(onset)：

1.恐慌焦慮症之出現有兩種方式：第一是以不自覺，逐次的焦慮累積而成。第二種方式是突發的。據《精神疾病檢驗手冊》的指定，必須在三週之內，在無特殊狀況之下，患者至少發生三次恐慌症狀，乃斷定為恐慌焦慮症。除了驚慌、恐怖感覺之外，並須具備至少以下徵候之三種：

⑴出冷汗。

⑵心跳快速。

⑶胸部感覺不適。

⑷呼吸困難。

⑸發暈、感覺衰弱、暈眩。

⑹感覺四周不實在(feeling of unreality)。

⑺皮膚發冷、發熱。

⑻發抖。

⑼恐懼會死、會瘋，或是無法控制自己。

2.「普遍化焦慮症」具有以下徵候（*DSM-III*）：

⑴肌肉緊張、手顫、發抖、易怒、易激動、易倦、無法放鬆、眼皮跳動、皺眉、面露疲態等。

⑵自律神經性反應、出汗、心跳加速、發冷、手僵硬、口乾、發暈、頭重腳輕、胃不適等。

⑶不幸的預感、焦慮、憂愁、恐懼、擔心、反覆思慮。

⑷易激動、易怒、失眠、不能集中注意力等。

恐慌症通常發作始自青年期，患者通常不知其根源，不瞭解其根源可能是「壓抑」的結果。根據臨床經驗，父母之一患心臟病去世的子女可能感染「恐慌症」，以胸痛、心痛等現象出現。

患者感覺極痛苦。有的患者對恐慌症所感受的痛苦、恐懼，深過任何生理性的痛苦。以下是一位年輕生物學家記載他在十幾歲時恐慌症之經歷：

> 在歸家的途中，我突然感到心跳不已。幾乎路上遇見每一個人，我都以為會注意到我的狀況。我也遇見了我的友人P，我真希望他會帶我回家。我走進一間圖書館，坐下之後，感到心跳加驟，我感覺血液衝上我的面孔，我聽見我的心跳。我感覺到我的血管都快爆炸。我輕輕的呼吸，深恐我的心臟無法承受。我也不知是如何回到家裡的，休息一陣之後，好了些。然而這次經驗對我的打擊很大❶。

這位生物學家的陳述顯示嚴重焦慮症患的恐怖心態，以為自己隨時可能死亡。有的患者在症狀發作時，感覺必須逃跑、躲藏，或大聲叫喊。

---

❶　這位生物學家二十八歲病死。

一、恐懼症

依據《精神疾病檢驗手冊》第三冊之界定，恐懼症為：

對一特殊物，情況或人的非理性恐懼，而產生迴避的行為。患者自知其恐懼之非理性。恐懼症又分為三種類型：⑴公共場所迴避症(Agoraphobia)、⑵社會恐懼症(Social Phobia)、⑶簡單恐懼症(Simple Phobia)。

以下是一位對乘飛機有恐懼症的心理醫生自述：

我因自知有「乘飛機的恐懼症」，所以特別乘火車去費城。今天天氣不好、霧很濃、視界不良，火車則加速趕路。在旅程中，我看見鄰座一位乘客的報紙，其頭版登載：「大霧中火車車禍，十人死，多人受傷。」我心中開始預感，乘坐的火車亦可能出車禍，我開始閱讀我帶來的小說。過了一會，我又開始想，如果我不是恐懼乘飛機的話，我現在應正在飛行中。當我想到坐在飛機坐椅上時，我的手開始出汗、心跳加快、心情緊張。我極力將我的注意力轉回書本上，試圖不要想乘飛機的事。

我相信以上的陳述是瞭解「恐懼症」的一項好例證。我現在乘坐的火車，在濃霧中飛馳，而不久之前一輛火車在同樣狀況下出車禍，然而我的內心及身體卻為了一件純屬幻想的事件而恐懼緊張，不為當前的危險所動。似乎我應該為當前的情況焦慮緊張才對。

恐懼症與一般焦慮症不同之處，第一，是具有特定的對象。第二，恐懼症缺乏事實之依據，或是過度誇張。第三，患者瞭解其恐懼之非理性。

然而，恐懼症的第三項特徵是值得爭議的，相信許多恐懼症患不瞭解其恐懼的非理性。社會心理學家費生吉(Festinger)創「認知不協調理論」(Cognitive Dissonance Theory)，可以解釋許多不自覺的恐懼及其因應而產生的思想。費氏於1934年印度大地震後，訪問災區居民。當時，在大地震之後，當地謠傳更大的地震即將來臨。1995年2月，美國洛杉磯城發生大地震，地震之後，當地人也謠傳更大的地震即將來臨。費生吉提出的疑問是:「為什麼在大地震之後，災區的人會相信更大的災難將來臨?」費之解答是: 大地震造成當地居民的恐懼、恐慌，然而地震已過去，恐懼及恐慌仍在，造成居民認知的不協調，為了使其認知協調，居民乃產生「大地震將會再次出現」的意念，以合理化其內心的恐懼及恐慌。這項理論及這種現象也說明許多患恐懼症的人不知其恐懼的非理性，而以許多理由去合理化其恐懼及恐慌。

㈠臨床症狀

除了少數例外情況之外，多數恐懼神經症發作於青春期及青年期，通常是面臨一項特殊的情況而突發。發作的原因不明，通常是在心理治療過程中逐漸發覺其病源。

㈡徵 候

恐懼即恐懼症的徵候。在某些情況下引起患者強烈的焦慮，而引發的情況似乎不具有強烈的成因。心理醫生羅斯(Roth)根據其臨床經驗，發覺許多恐懼症發作時，亦同時產生「非人性」(depersonalization)的現象，患者的自我失去功能，喪失意識、理性邏輯，可以從事許多莫名其妙、不合身份的怪事，與歇斯底里症中出現的「意識之矇混」(clouding of consciousness)現象相似。患者似乎是在半睡半醒的狀況，作出許多奇怪的事。恐懼症患竭盡所能避開他恐懼的事物及情境。恐懼症的恐懼對象也有若干共同之處，例如對「街道」、「公共場所」、「人群聚集的所在」、「封閉的地方」(例如電梯及飛機和汽車等)。焦慮的程度以及焦慮所產生的後遺症，例如癱瘓，則視情況而定，因人因地而異。

第二節　神經症之根源

焦慮乃一切神經症之根源。焦慮與恐懼不同。第一，是焦慮的瀰漫性(diffuseness)及不確定的感覺。即使是危機明顯，焦慮的反應仍是一種不確定的感覺。第二，在焦慮時，受威脅的乃是人格的核心結構，每一個人具有獨特的重要價值觀念，也有他的重要危險事物，足以威脅他的重要價值；危險事物的出現均促成焦慮。

焦慮與恐懼的另一顯著差異在於前者對危險持無助的心態，無助的心態可能由外在的情況造成，例如地震，使人感覺無助。也可能是出自於內心狀況，例如「軟弱」、「膽小」等等個性。所以因人而異，同樣的情況可能引起不同的反應，恐懼或是焦慮。例如在深夜聽見樓下有聲音的時候，一位家庭主婦可能產生心跳加速、出冷汗等現象；而她的先生則可能持棍棒下去探查。

當神經症患展現焦慮的時候，不一定有危險出現；或者事實上的危險，與其過度的焦慮反應不成比例，有時候，神經症的恐懼是由想像而產生的，其強烈的程度可以與真實危機之下所產生者相當。然而，不論是真的，或是假的危機，對於神經症患所造成的焦慮則相似。佛洛依德解釋神經症患的焦慮出自於本能受超我的壓制，「無助感」則來自於「自我」處於「本我」、「超我」兩大壓力之下。所以，他認為壓抑的本能在釋放之後，神經症患的焦慮就會消失。

促成焦慮的內在危機意識之中，敵意(hostility)是最主要的因素。在神經症患中，不論是何種神經症，均使得患者感到軟弱與易於受害(vulnerable)。他常會感到受別人的排斥，受別人的虐待、冷落；因此，他常常會產生憤怒、嫉妒、破壞及虐待性的衝動，以及防禦性的攻擊。其次，他對於外人的恐懼，使他不敢攻擊別人，因而，對別人的敵意形成了焦慮。相互矛盾衝突的需求亦會造成焦慮，一位追求獨立自主的人，而又同時希望依賴別人，自然會造成焦慮。

荷尼認為在焦慮之中，受威脅的不是個人的「自我」，而是個人的「安全感」。而個人的安全感是建立在某一些自我防禦的基礎之上，荷尼劃分焦慮為兩大類型，第一是基本焦慮(basic anxiety)，第二是顯性的焦慮(manifest anxiety)。焦慮常被壓抑下去，可以透過夢、心理徵候及情緒不安等狀況展現。兩種不同焦慮之分辨如下：例如一個人在危險的國家內旅行，他有槍械自衛，有食物，他感覺得到能夠自衛，因此並沒有明顯的焦慮感，沒有顯性的焦慮。然而如果他缺乏槍彈、缺乏糧食，危險是很明顯的，因而他產生顯性的焦慮。

基本焦慮顯現於神經症。它出自於個人童年時，一方面是對父母的依賴，而另一方面則是對父母的反抗；兒童對於父母的敵意必須壓抑下去，因為他必須依賴父母。當一個人將敵意壓抑下去之後，使得此人產生無助感。在壓抑敵意之後，原本他應該防禦自己的時候，他反而展現「順從」、「友善」的態度。再而，童年對父母的敵意又會產生「父母會報復」的恐懼感；因此，這位神經症患會感覺無助的處境，感覺外在的世界是一個有敵意的世界。

佛洛依德解釋「神經症」為「自我」的軟弱，承受來自「本我」及「超我」的壓力；荷尼則以為神經症之無助感為基本焦慮的本質。荷尼比喻一位神經症患好似一個走鋼索的人，他必須全神貫注於走鋼索，因而無法抵抗外來的侵略，神經症患所採取的自我防禦機能，使他的心態行為僵化，無法適應外在變化多端的世界及來自各方面的壓力。最後，神經症患的無助感亦出自於神經症的強制性驅力(compulsory neurotic drives)。神經症的僵化人格結構，無法對外來的攻擊產生適當的對抗，也使得患者焦慮。神經症患的無助感也同時出自於一方面患者擁有高度、迫切的願望，希望能夠達成；然而又同時缺乏動能，缺乏努力的意願；患者的這二種矛盾心態都很強烈，都很迫切(imperative)，使他陷於無助的境界。

對於焦慮根源不同的詮釋，自然也產生了不同的治療方法。依據佛洛依德的觀點，化解焦慮，甚而化解神經症狀的主要工作是解除對本能的壓力，加強自我的能力。然而依據荷尼的看法，心理分析醫生，在適當的時機，應該向病人解釋，病人處於一個兩難的境界，而要求病人尋求其困境的根源。當病人向心理醫生顯示敵意的時候，醫生應該向他解釋，病人的神經症個性使得他產生敵意，亦因而產生焦慮，將病人的根本問題落實於他的神經質個性。如此分析治療，可以縮短治療時間，同時瞭解病人的個性結構。佛洛依德透過夢的詮釋以瞭解病人的潛意識，荷尼認為也可以透過夢的解析瞭解病人的顯性焦慮，更而瞭解病人的內在衝突。

在佛洛依德「超我」的觀念之下，佛氏以為一些神經症患堅持高度而且僵化的道德標準；其生命的目的不在於追求快樂，而在於追求完美、公正；他們認為應該做到盡善盡美的地步。他們的這種強迫性個性使自己絲毫不放鬆，不容許任何的差錯，他們認為自己可以控制任何的情緒及場面，如果有失誤時，他們就感覺焦慮及內疚，不斷為現在及過去的錯誤而自責。他們成長於不良的環境中，然而他們認為不應該受過去不良環境的影響及限制；他們認為個人應自強，應該忍受痛苦，不應該有情緒反應。他們童年的內疚造成成年過度的責任感。這種神經質的超強責任感展現為泛濫性的自我職責。佛洛依德以「自我疏離」(ego-alien)來表達這種心態，似乎超然的道德規則約束了個人，個人已經不能作主，不能夠自行抉擇，內在的道德規範已經變成了外在的獨裁君主，控制住個人。個人可能會感受到內在的這種獨裁，強制性的道德約束，然而仍舊是一味遵從，要求自己盡善盡美，在任何的時刻不容許逃避，不容許差錯，也不容許情緒化的反應❷。

❷ 很像是二次世界大戰時期，德國人與日本人的個性，自我完美主義，堅強、無感情的個性結構。

這一類的人感覺到自己的雄心萬丈，然而卻不能體會這種雄心的後遺症。他們有時感覺到「焦慮」，而不瞭解他們的一生都是受焦慮驅使，個人也時時刻刻感覺到道德的壓力，而不瞭解這種壓力對於他與別人的關係及對其自我所形成的壓力及影響。總之，這些人之要求，不論是道德，或是雄心，都僵化了，都過分的強烈。

如何證明神經症患具有這些內在強迫性的要求呢？荷尼以為有三種證據：

第一是患者的過度反應，既非情境所要求，更非對他自己有利者。第二是當個人不能達到強烈、強迫性的自我要求的時候，產生焦慮、自卑以及自責。第三是此人時時以為別人在譴責他，或對他有高度的期望。而事實上則並非如此。第三種現象常出自於「投射」，將一己的高度期望投諸於外人。從佛洛依德的「本我心理學」觀點，這些神經症特性出自於個人自戀、自虐，及死亡慾的本能，出自於「戀母情結」時期，內化父母的結果。

荷尼認為這一類型神經症患具有強烈願望，希望達到高度的目標，然而卻並不努力，並不夠真誠(genuineness)。他們追求高度道德的標準似乎是有可置疑之處。正好似許多中國人，滿口仁義道德，而在行為上則既不道德，也不仁義。心理分析學家亞歷山大認為這些追求道德的神經症患，在追求道德目標的時候，只是形式主義，是偽善而非真誠的。這些追求絕對完美的神經症患只是在形式上表現盡善盡美，而在實質上則未做到。就好似許多體重過重的人，雖然期望以運動減輕體重，而又不願意勤苦的運動，於是採取形式主義，隨便的做一些運動，當然這些人的體重不會下降。事實上，許多神經症患的完美主義者也就好似這些假運動的人士，他們不是真正的從善，不是真正的完美主義，只是形式上的、幻想性的滿足其內在完美的驅使。神經質的內在完美要求，標準太高，事實上很難以滿足，神經症患乃以完美形式主義代替實質的工作。

舉例來說，如果一個人發覺自己時時情緒化反應，容易發怒，他應首先努力克制自己的脾氣，更進而分析自己的性格結構，尋求自己容易生氣的根源，改變個人人格結構中的問題。然而神經症患則不同；首先，他會以各種理由來解釋他的易怒，理性化他的易怒，他會極力控制，在缺乏自制的時候，他也會產生強烈的自責；然而他不能瞭解，不能體會，他的人格結構有問題，才導致他的容易發怒。由於他不瞭解其深層的問題，他的易怒個性不斷的展現，當他在接受心理分析的時候，他也體會到他過去的努力無效，他也會順從心理分析醫生的指示，知道自己人格結構有問題。當然當心理醫生指示其內在缺陷或問題的時候，他會展現焦慮及不滿，他會起而批評分析之不當，或是以為心理分析醫生過於誇張他的缺陷。神經症患的這種問題，周而復始不斷出現。

神經症患求治者，多數是因為受神經症徵候所苦，而事實上他們內心排斥心理分析，不願意揭露內心深處的秘密。他們只希望治療外在的問題，不希望涉及他內在人格結構的問題。神經症患之追求完美，只是形式主義，而非實質的。他們不願意，也不能夠付出龐大的代價。例如近幾年來，時常見到廣告登載，「七日管理人才魔鬼訓練」，廣告宣傳充滿誇大不實之詞，吸引許多擔任企管主管的人物。然而事實上，人際關係的能力，須經年累月的訓練，加上經驗及天份，絕不是幾天之內可以學成者。因此這一類的訓練就好似神經症患希望一步登天，無須漫長的努力奮鬥。

神經症患的「獨立」個性乃出自於反叛，而非出自於內在的力量，因此，他的獨立性是很表面化的，膚淺的。事實上，這些神經症患依賴性很強，他們的行動、感覺、思想常以別人的期望為準，他們過於重視外人的評鑑。他們努力表現他們的獨立性、公正性；他們表現的公正性似乎是不容置疑的。然而實際上他們做作、偽裝。許多現代知識分子也都是如此，自以為很公正、道德；而事實上則只是虛假、表面性的，骨子裡則是自私自利。

神經症患於童年時，受父母的限制及約束，他們壓抑對父母的反抗。由於不幸的童年環境、經驗，個人的自我成長受到阻礙。他們必須遵照父母的期望去做事，喪失了個人的創造性及主動性，喪失了個人的目標、個人的願望、個人的判斷力。而在同時，個人與別人的關係疏離，對別人恐懼，在這種的處境下，個人的發展方向乃以自戀、自虐，或是以完美主義出現。

完美主義的神經症患通常來自於「自以為是」的父母，父母行使無限的權威；神經症患在兒童期遭受許多不幸的待遇，父母親偏愛其他子女，他們常常無故受責，他們感覺不平、憤恨，而同時又不敢公開表達其不平或不滿。在這種不幸環境下成長的兒童，不以自我為取決的決策者，而以外在的權威為依歸，這些兒童不僅是以父母的道德判斷為依歸，甚至是他們的喜惡及苦樂都以父母親的意願為己意，兒童失去了自己的判斷能力。其自我喪失了它的自主性及獨立性。個人的人格在這種狀況下成長，好似一位脊椎骨受傷的人，以「保護帶」維護脊椎的直立，缺乏自我獨立而不自覺。他的強迫性個性(compulsive character)展現獨立性，而不自覺其自我的軟弱，這一類人在表面上展現堅強，實質上則是軟弱、恐懼。他們與自虐病患不一樣，自虐病患明白表示依賴性及軟弱；完美主義的神經症患的自我軟弱則屬於隱性的。

此外，他們以誇張的形式遵守規範，遵守社會的期望，使得他們免於遭受別人的指責、攻擊，免於與人為敵，他們強迫性的標準維繫了人際和諧的關係；再而由於他們嚴格遵守各種規範，他們產生自大的感覺，類似自我膨脹；然而他們又與自戀者有不同的地方，自戀者以一己的特性而驕傲，愉快；這一類的神經症患則以指責別人為樂。即使是他們出現內疚感的時候，也引以為榮，以內疚感作為一己道德崇高的表現，如果心理分析醫生指示病人過分自責，病患則反駁，以品德高尚自居，病患以此高姿態批判別人，得到虐待性的滿足；總之，這一類人總是以衛道人士自居，而實際行為上則眼高手低。

尼采在《旭日初升》(*The Dawn of Day*)一書中，描述這一類人說:「這一類人以道德為名，爭取榮譽，以指責別人顯示一己之崇高。以修女為例，修女以貞潔自居，嚴厲的指責所有與她不同的婦女，都是屬於這一類型。」同樣道理看看我們這時代的一些以貞操為榮譽的婦女們，對於敢於冒犯她們榮譽的男士嚴厲討伐，似乎非置之於死地而不止。這一種以懲罰外人以表示自己貞潔、崇高，以滿足自己的聲望慾，充滿了虐待狂的本質；在懲罰的過程中，完全忘卻了那一位受指責者是一位善良的人士，是一位誠實、正直、有前途的人士，只因為冒犯了她的榮譽感及她的面具；因此，不論他具有多少美德，都應置之於死地，這些「聖女」以這種方式贏取榮耀——魔鬼的榮耀，將來人類亦必須償還這一筆債務，未來的女性必須為這位「聖女」穿上「貞操帶」。目前，社會上以「性騷擾」為名的虐待狂，正是這一類型神經症患，為全人類全世界帶來心理黑死病。

這一種「復仇式」的勝利，起自於多重原因，這一類的人無法從正常人際關係中，或是工作中得到滿足，因為他們對於「愛」或「工作」都視之為一種負擔，他已喪失了對人的熱愛，喪失了自發自動的愛，而對別人的怨恨則似乎是無限的。他虐待性的衝動出自於他無法掌握自己的生活，他生活中的一切都是由別人作決定，他感覺到他生活在「責任」的壓力之下，使他感覺到窒息。他的責任感不是出自於「自我」的滿足及喜歡，他以「正義」、「美德」來超越別人、壓制別人，成為他發洩的管道。這些人（神經症患）在表面上顯現和順的個性，而在骨子裡則反抗所有外加的職責、外來的約束。只要是他必須做的，他都反抗。他的興趣只剩下吃甜食及閱讀神秘小說，在其他的場合，人際關係中，他都是以不合作的姿態出現，他顯現不安定及惰性，生命及一切活動都變得無意義，由於他自幼喪失了自主的能力，一切行動非出自自願，而是出自於別人的指示、指令；個人接受別人的指令，既非心願，又無樂趣，久而久之，個人喪失了快樂，對所有的事及人際關係都視之為別人加諸於己身的職責，他不願意承擔這些職責，他怨恨、無奈；他反抗所有的工作，反抗所有的人際關係，視別人的關懷、好意為別人對他的命令，他產生了「抑制」(inhibition)，這種人常陷溺在兩極的情況中，一方面希望將工作做好，而另一方面又缺乏工作的意願，缺乏主動力，結果他形成了長期的惰性。有時他也會奮發工作，但都只是短暫的時期，然後又恢復到懶惰的習性中。在長期工作壓力之下，他時時希望放棄工作，或是將工作推卸給別人。這種病人之雙重個性，一方面是順從別人，一方面是反抗性，使得心理治療非常困難。心理醫生希望病人合作，也會引起病人的反抗、叛逆；這些病人在外表上看起來很和順，而在實質上則極力阻礙醫生的醫治工作。

依據荷尼的看法，這一類病人內心最深沉的焦慮恐懼是恐怕別人發現他的真面目，在他平靜的外表下所隱藏的自我中心主義，他們「欺騙」、「欺詐」，並非真正的大方，並非真正的熱心，並非真正的公益，這些人不愛工作，也不愛人，他只是希望藉此以贏得榮譽。他拒絕深度討論任何問題，拒絕與人深度的親密關係，以免別人發現他的真面目；如果他的主管喜歡他，希望給予他重要職責的時候，他會拒絕，以免別人發現他是騙子的真面目，發現他的懶惰，發現他的缺乏動力、缺乏效率。

在「偽裝」的面具之下，這些人隱藏他們的敵意、他們的懶惰、他們的欺詐、他們的不誠實等等真實面目，這些人對別人的心態上是「別人不信任我，別人不歡迎我，別人不喜歡我」！這一類的病人，排斥心理分析，雖然他們希望剷除他們痛苦的心理病徵候、他們的痛苦，但是卻不願別人挖掘他們內心深藏的秘密。他們怕被人發掘真象而恐懼、焦慮，更因為他們以完美的姿態出現，以虐待方式指控別人而增加他們的恐懼及焦慮。總之，這類人的人格，在成長過程中，喪失了獨立自主性，服從父母的指令，心不甘、情不願；成長以後，仍舊依附於外在的道德、價值觀念之上，以尋求自尊、榮耀。然而內心深處卻缺乏動力，對父母的怨恨，使得個人的道德形成了假面具，為了維護自尊，個人將這副假面具以嚴厲的方式展現，對別人指責、苛求。正好似尼采在《旭日初升》一書中所說：「修女為了維護貞潔而譴責所有正常人的性行為」；目前，臺灣社會在急速變遷的過程中，最矛盾的莫過於婦女的性觀念，一則是潛意識的需求，另一則是「超我」的貞操觀念，二者衝突，造成嚴重焦慮，展現於許多的神經症狀，對於所有性的行為表現均以嚴厲的態度對付，強烈的譴責以維護一己的崇高貞潔。這些人追求貞潔是為了榮耀，「貞潔」變成了手段。這些人的嚴厲對付性騷擾，似乎是在掩飾內心深處的秘密。佛洛依德以為是潛意識的性慾望造成的神經症；荷尼則認為這些人是怕別人揭穿他們虛偽做作的真面目，他們的焦慮來自於他們的偽裝、假面具，恐懼別人揭發他們的假面目，使他們蒙羞。正好似通姦的人怕別人看見，謀殺犯必須剷除人證，這些偽善人士，以嚴厲的道德面目對付不同的人，其目的不外掩飾其色厲內荏，其虛假的面目。

荷尼強調人必須以真面目呈現，不能以假面目維護一己的安全感，只有當我們去除焦慮、恐懼，以一己的真面目呈現，個人乃能得到真正的快樂、幸福。許多神經症患以完美的假面目出現，喪失了真實的自我，產生了偏執神經症(Obsession)；固執，依附在一項特殊的價值、道德觀之上，似乎為了後者，例如個人的貞潔，而可以犧牲性命。然而，從此一觀點來看，是否「昇華」作用也是神經症狀呢？依據荷尼的看法，似乎二者之間是有區別的；神經症患的貞潔是一個假面具，而真正昇華的人的貞潔則不是面具。

有關「壓抑」的爭議，佛洛依德認為個人對於外人的恐懼及「自我」對「超我」的恐懼，因而產生壓抑的現象。荷尼認為當個人的兩項需要，或是慾望互相衝突時，其中的一項可能被壓抑，以免妨礙另一項需要的滿足。個人為了維護善良、友善的面具而壓抑其「破壞性」的慾望，也可能為了維護一己的安全而放棄破壞性的慾望。荷尼認為「壓抑」之使用最主要的目的仍是在防止焦慮的呈現。佛洛依德認為是不道德的意念，在超我的壓力下受壓抑，荷尼則強調凡是與個人面具不相符合的特性均受壓抑。顯然地，佛氏與荷尼的觀點重疊之處甚多，然而又不盡相同。佛洛依德強調「壓抑」出自「超我」的壓力，而荷尼強調「壓抑」出自自我逃避焦慮。

在壓抑的過程中，神經症患為了防止焦慮的出現，壓抑了一切罪惡、本能慾望之念頭，然而荷尼強調，壓抑也同時限制了人類「自發自動」(spontaneous)的情感與願望，抑止了個人的判斷力。後者在壓抑的過程中遭受抑制，形成神經症僵化的個性及人格特性。荷尼強調，神經症患之強調「完美」，外在表現的完美，完美的形象，促成他們使用壓抑，凡是與面具不合的特性，均受壓抑，凡可能影響其面具者也都在壓抑之列。佛洛依德因此強調「超我」之反自我特性，荷尼認為如果一個人需要維持完美的面具，自我攻擊是無可避免的。佛氏將社會道德與「超我」劃上等號，而荷尼則認為二者在實質上是不一樣的。荷尼認為神經症患之「完美」只是面具，是假的，是不真實的，是偽裝的。如何才能夠分辨神經症的偽裝與真正具有道德感的人呢? 荷尼強調偽裝之完美主義者妨礙個人的人格成長發展。神經症患之採取「完美」面具是出自於恐懼，為了維護心靈平衡而採取之手段，他在表面上偽裝完美，而在骨子裡則反對。他在表面上對人友善，而實質上則感覺是負擔。他對人的友善具有強迫性，如果非出自於受迫的潛意識影響，他會是另一種人。神經症患的友善及完美主義就好似一個被暴力挾持的人，在暴力威脅之下，不得不合作，不得不友善；所不同的，是受暴力挾持者的偽裝友善是出自意識行動，而神經症患之友善及完美主義則出自潛意識的行動。神經症患的完美面具顯現「不真誠」(insincerity)、「誇張性」、「傲慢性」，以及「殘忍」、「虐待」的特性，這些個性並非患者刻意培植者，而是在神經症發展的過程中所出現的。心理分析醫生的目的是在幫助這些病患解除這些症狀，因為這些人格特性使得神經症患感到痛苦，使得他們與別人的關係受到損害，使得他們與其自我疏離，使得他們不敢透露、表白內心真誠的情感。心理分析的目的在於解除這些病患的偽裝，然而這也是心理分析治療過程中最困難的部份。威廉・詹姆士曾經說過：「放棄偽裝」是一大快樂。荷尼從臨床經驗中體會，神經症患如果能夠放棄他們的偽裝，較之他們終日保持完美、道德的偽裝，將會為他們帶來更多的快樂與平靜。

一、「內疚」與神經症

在傳統心理分析學中，「內疚」並不佔重要地位。然而自從馬西諾斯基(Marcinowski)強調「所有的神經症都是內疚神經症」之後，內疚一詞在心理分析學中開始扮演重要的角色。自「超我」觀念出現以後，心理分析學家更形重視「內疚」觀念。在臨床經驗中，心理分析醫生重視「內疚」的隱性表現，而非其顯性意義。許多神經症患陷溺在各種方式的自責中，似乎永無止境，自己對自己的一舉一動解釋，是否傷害了別人的情感。另一種內疚展現的方式則為對別人的批評過度的敏感，過度的重視別人的反應。第三種內疚展現的方式，則似乎是刻意尋求懲罰。神經症患之過敏反應好似一位偷了東西的女傭，對主人任何問話都會敏感。佛氏對神經症患「內疚」的解釋是患者具有超強的「超我」，「超我」與「自我」對立衝突，壓制「自我」所產生的反應。病人深刻的內疚是對其內在的罪惡感贖罪，內疚好似罪犯背負的十字架。

荷尼認為內疚出自個人違反道德規範而產生的內心痛苦反應，然而內疚是個人主觀的反應；荷尼認為神經症患之內疚為偽裝，為達到某種目的的手段。

對於外人指責之過敏反應顯示個人外在完美形象與其內在本質之差異。由於個人必須維護外在形象，因而「批評」構成對其形象之威脅。神經症患將自己的自尊(pride)建立在完美主義標準之上，然而這只是假象，並非真正的自尊自信。神經症患之完美主義是形式主義而非實質的，是建立在主觀意識基礎之上，而非客觀的事實基礎之上。神經症患的完美主義具有強迫性(compulsiveness)，因而對別人的批評感覺是對一己人格之污蔑。

佛洛依德對內疚、自我譴責的解釋是個人由攻擊別人轉而攻擊自己，然而神經症患之自責只是為了達成某一種特殊的目的，其自責的目的似乎是在控制焦慮的出現。神經症患之自責好似一個犯了錯誤的人懺悔，所不同的是，神經症以完美主義自居，而又自知內在之缺陷，乃以自責掩飾其內在缺陷。然而這種人最忌諱別人的批評，每遇批評時必起而反抗。

從心理分析學的觀點來看，神經症之自責是轉移作用(displacing)的後果；他原意是譴責別人，然而他又同時害怕譴責別人，當然這種情況發生在童年時期，當時他有充分的理由譴責他的父母。神經症之特性之一是患者一方面需要依賴別人（父母）而同時又恐懼別人，在這種狀況之下，他對別人之懷恨愈積愈深，然而由於恐懼對方，個人不敢譴責對方，因而轉變方向，譴責自己。佛氏認為是個人向攻擊者認同。在第二次世界大戰中，在德國集中營中的猶太人，由於受迫害過深，對德人深懷仇恨，也同時深懷恐懼，在此狀況下，一些猶太人向管理集中營的德國人認同。想像當我們在童年無助的狀況下，如果父母或監護人殘暴不仁，我們也可能向這樣的父母或監護人認同，轉而自我譴責。在種族歧視的白人社會中，許多少數民族份子轉而攻擊自己所屬的種族，也是出自同樣的心理。

二、文化與神經症

佛洛依德的心理分析學理論過度強調生物本能因素，忽略了文化因素；十九世紀的西方社會，由於社會文化因素造成中產階級人格結構的特殊個性，造成中產階級人士情感上之孤立，自我中心主義，自社會群體退縮，強烈的財物慾望及強烈的榮譽地位慾望。佛洛依德以生物本能的概念來解釋這些現象。但是依據二十世紀人文科學的看法，佛氏的生物本能理論可能錯誤。荷尼以人類學、社會學的立場批判佛洛依德的生物學理論；荷尼以為文化與神經症之間的關係是質的關係，而非佛氏所說的「量的關係」。

根據荷尼的看法，個人神經症的發展出自個人疏離的感覺，敵意、恐懼、及自信心的降低，這幾項因素本身並不足以造成神經症，然而這幾項因素結合在一起的時候，會促成個人的無助感，促發個人認為面對的是一個危險的世界，而自己是無助的。由於這種基本缺乏安全感、基本的焦慮，因而促使個人以僵化的方式尋求安全及滿足。因此我們必須從文化、社會環境中尋找促成個人情感上孤立、人際之間敵視，缺乏安全感、恐懼、無助感的因素。

首先，荷尼認為當代西方文化強調人際競爭的價值觀是造成神經症的禍首。其次，個人在當前的經濟體制中，不安全的地位促成個人缺乏安全感。在強烈競爭的環境下，個人易於產生失敗的恐懼感，例如臺灣的聯考，不知製造了多少夢魘。現代社會中，家庭與宗教的式微，使得過去保護個人的體制喪失了功能，個人的安全感因而降低。

製造神經症的第二重因素，包含「禁制」(inhibitions)，個人神經質的需求及努力。根據臨床經驗，神經症患之表徵雖然變化多端，然而內在本質則相同，神經症患一方面希望贏得勝利，贏得成功、成就；然而同時又希望得到別人的愛；患者一方面希望遠離別人，而同時又希望佔有別人；一方面希望自立，而又同時希望利用、依賴別人；一方面希望隱蔽，一方面又希望成為英雄、天才。

神經症患同時追求極不相容的「安全」與其他需求，為滿足其安全感，他發展無法滿足的雄心壯志。他以復仇的方式來表現自己，尋求名望、地位，尋求財富，掌握別人，以維護一己的安全感，因而造成病人的痛苦及無助。神經症的特色在於他恐懼別人之排斥，恐懼別人不同意他。而同時又急於爭取聲名和地位，以上幾種神經症因素，多出自於文化，而非如佛氏理論所說以為是出自生物性因素。

神經症患所經歷的心路，也是一般人生活中可以體驗者，所不同的只是程度而已，然而神經症患，由於其高度的焦慮，他的要求顯得更迫切，不相容的願望之間的衝突也因而更尖銳。神經症患也因而無法尋求適當的解決方法。

然而何以在同樣情況之下的人，有的人發展形成神經症，有的則不會呢？事實上，仔細分析之，則瞭解雖然是在同一個家庭之中，每一個子女的情況差別很大。父母的偏愛、是男是女，而每一個人的成長經驗、心路歷程也都不同。然而，如果某一社會文化，出現較多的神經症或精神病，則顯示該一社會文化具有某一些特質，足以促成神經症或精神病。社會文化的內涵對心理分析醫生治療的幫助不大，但是可以幫助我們擺脫過去生物本能理論的限制。

三、社會結構與神經症

佛洛依德的理論以中產階級性壓抑而產生的心理疾病為診療對象。在1908年〈文明的性道德與現代焦慮症〉一文中，佛氏以為現代文明的性道德觀念，壓抑性本能，對中產階級造成傷害。在西方社會中，焦慮、神經症及性困擾也因而日益普遍，同時受現代教育的中產階級兒童亦普遍感染神經症。

在《圖騰與禁忌》(1913)一書中，佛氏開始分析社會文化，他發覺在不同社會文化體制中，個人的情感成長相似。1927年，佛氏出版《幻想的未來》(*The Future of an Illusion*)，他以心理分析學觀點分析宗教，視之為幻想。在宗教體制之下，成人回歸至童年依賴，受保護及安全的境界。

1930年，佛氏出版《文明的不滿》一書，更廣泛討論其對人類文明的看法。在這段時期，佛氏已提出「死亡慾」理論，認為人性具備雙重本能慾望，生之慾及死之慾。佛氏認為「攻擊」乃人類文化之最大障礙，在文明社會中，在教育體制下，個人將攻擊內化，成為內疚，因而人很少快樂，是人類為文明付出之代價。從而，內疚也構成人類文明演進之一大障礙。

對於人類攻擊慾的展現，人類社會必須設法制止。在人類文明體系中展現許多與個人人格組織類似的神經質性質。佛氏預期使用心理分析及於人類社會，然而他也非常慎重，由於社會、文明與個人人格是不同性質的體制，使用於個人的心理分析方法未必能適用於社會文化！佛氏更進而說，預期人類未來的社會，文明也可逐漸改進，更能滿足人類的本能慾望。然而社會文化由於其本質上的特性，有的層面是無法改進的。以美國文化的演變，特別是二次大戰之後，變化迅速，似乎是更難滿足人類的本能慾望。因而衍生的問題卻也更多，似乎人性之中具有內在的矛盾衝突，例如貪得無厭、好逸惡勞，加以外在環境的限制，例如有限的資源、人際衝突等等，在在均造成人類痛苦及危機。因此，當代西方文明確實走向解放之途，不再壓抑本能，然而人類是否更快樂，或是精神疾病就會降低了呢？

現代西方文明解放人性，然而卻未為西方人帶來快樂，可見佛洛依德理論的出發點有錯誤。佛氏以為神經症及不快樂均出自於對人性之壓抑所致，然而在佛氏的後期，他也發現許多心理問題並非出自人類本能的壓抑。當他的理論由「本能論」轉而為「自我論」時，他已經承認本能並非人類精神問題的唯一根源。

第三節　心理分析學對神經症之詮釋

佛洛依德自1886年執業以來，皆以治療神經症為主要職務。在他執業之初期，當時治療精神疾病主要的方法是催眠及電療（當時的電療與二十世紀後半期之電療方法不同)。佛氏發覺電療無效，他使用催眠術直至1896年，之後，他改用「自由聯想」的心理分析方法。佛洛依德認為神經症出自心理因素。在佛氏以前的一百年時間中，心理醫生(psychiatrist)一直認為精神病出自大腦病變或是遺傳因素，過去的心理醫生反對以「心理學」解釋精神症。在佛洛依德與其友人富萊士(Fliess)的通信中，顯示佛氏早年企圖以生理學及神經學(Neurology)解釋神經症，而後放棄這一條途徑。

佛氏視神經症為內在驅力受壓抑之後，無法自然發洩或滿足，轉而透過其他生理或心理管道發洩而形成。這些神經質發洩展現的方式都是扭曲事實的，又可分為兩類。第一是「歇斯底里症」，是以生理方式展現壓抑的內在驅力，這些內在驅力不容於「自我」，無法呈現於意識層面。例如戀母情結、同性戀的傾向等等。在歇斯底里症狀下，壓抑的意念及情緒都從意識層面消失。而在恐懼症及妄想症(Paranoid)中，壓抑的情緒(affect)並未全然自意識中消失，然而這些情緒卻從其原有的意念（例如同性戀）脫離，而掛勾在一項對他無意義的意念之上（例如恐懼乘飛機)。新的事物、情境或人物（恐懼症的對象）與原有的意念之間的關係特別。患者透過「轉移」(displacement)將情感由原有事物轉移往另一相干的事物。正好似普通人如果白天在工作上遭遇困難，回到家裡向妻子發怒，或是向無關的路人發怒一樣。恐懼的轉移目標也是在一樣的方式下進行。例如原先與性驅力相關的焦慮以不相干的方式展現，個人走到擁擠的場所感到焦慮，後者似乎是毫無意義的，但是也正好似一個人對無關的人發怒一樣，他的怒火是有原因的。

在佛洛依德理論發展後期，佛氏自臨床經驗中得悉：⑴恐懼症患有焦慮徵候，而偏執妄想症患則未必有。⑵焦慮乃性驅力無法發洩之後果❸。佛氏更發覺焦慮可以流動的形式，隨時出現，或是以急性焦慮症狀出現。慢性焦慮症患時時感到不自在。在1909年的「小漢斯」(Little Hans)案例中，小漢斯對馬有恐懼症，佛氏認為焦慮乃出自於生理因素，神經動能(nervous energy)未能自然展現，而轉換成為恐懼。神經能量可能來自生命慾，然而也可能出自於任何一種受阻礙的情緒。而情緒的受阻也未必來自外來因素，例如「性節制」或「中斷式性交」；也可以來自內在的心理因素，例如壓抑。

受壓抑的情緒可以透過投射而轉移至外在的世界。例如一個人仇恨他的父親，這項仇恨透過投射變成「他的父親仇視他」，因此他感到焦慮不安。因此，患者為了避免焦慮，避免接觸他的父親。而後，透過「轉移」，對父親的焦慮又可以轉移至另一人、物身上。小漢斯的案例證明佛氏的理論。五歲的小漢斯由於戀母情結，對父親產生仇視，此項仇視不受「自我」接受而受壓抑，部份轉變為焦慮。同時，部份的仇視則投射至父親身上，父親被視為危險人物，然而父親經常出現，無法避免，小漢斯的焦慮無法消除。於是小漢斯乃透過「轉移」，將他對父親的焦慮轉移至馬身上。於是小漢斯只要不看見馬，就可免除焦慮。由此案例可見「恐懼症」之結構及形成過程複雜，涉及多重防禦機制的使用。成年人的恐懼症結構與兒童相同，不同的是成年人恐懼症都涉及童年心理症經驗。

1926年，佛洛依德發表《抑制、徵候及焦慮》(*Inhibition, Symptom and Anxiety*)一書，其中佛氏陳述其最新的焦慮理念，認為焦慮乃自

❸ 佛氏之病人應是性無能患者。

我警示之工具，警告危險將來臨，不僅是外在的危機，也可能是內在的，例如一些不受社會道德容許的本能慾望。焦慮促使自我採取防禦。因而，在佛氏新的理念下，焦慮促使自我使用「壓抑」。在佛氏過去的理念中，他以為受壓制的內在驅力引起焦慮，最明顯的例子是性無能，而佛氏早年診治的病患中，不乏性無能者。以後，佛氏診治多種病患，乃改變其理念。

佛氏後期對恐懼症的詮釋，仍是以童年戀母情結所引起的衝突為重心。在成年時，患者的性慾永遠涉及戀母情結的意味，因而產生閹割恐懼症。在童年時，戀母情結所引起的衝突除了引發「自我」使用「壓抑」之外，亦使用「轉移」，於是患者乃將對父親的焦慮轉移至另一物、人，或情境之上。如仔細分析，轉移的目標與原有焦慮的對象都有特殊的關係存在。而且，轉移的目標，例如「高處」通常是患者可以避開的，是而透過「躲避」(avoidance)，患者得以避免焦慮。以下的案例，說明恐懼症患使用多重自我防禦機制，特別是「轉移」、「躲避」等。

一位二十八歲的女性對船有極度恐懼，即使是圖片上的船她也不能忍受。在心理治療過程中，她透露對「性」非常有興趣然而也非常恐懼，恐怕在性交過程中傷害及其性器。逐次的對話中，患者透露她的病徵起自於青春期，她與男友在船上作愛；事後，她肯定她母親已知道，並且她以母親的旨意與男友斷絕關係。不久之後，她對船的恐懼症發作。在持續心理治療過程中，她又透露在童年時對她父親的愛意及性慾，及因而引起的強烈內疚及焦慮。從以上的對話中，不難瞭解患者以「轉移」機制，將她對父親的焦慮轉移至與男友作愛的船身上。

自佛氏理論出現之後，日後的心理分析學家不斷的修正佛氏理論。他們認為除了閹割焦慮之外，離別焦慮亦可能引起恐懼症。另有學者指示攻擊性的驅力以及性前期(pregenital)的驅力也都可以形成恐懼症。二十世紀初葉，心理醫生普林士(Prince)之一項案例說明恐懼症的新發現。

案例：患者是一位四十歲女性，患者對教堂的尖塔及鐘聲產生恐懼症。恐懼症發作於青春期。在心理治療過程中，醫生要求她聯想時都引起焦慮，特別是提及教堂的鐘時，患者也時時聯想到她死去的母親。然而，患者的徵候一直是個謎。最後，普林士使用催眠術；患者在催眠狀況下，醫生給她一支筆，由她自動書寫。催眠下書寫屬精神分解(dissociation)現象，患者在催眠狀況下可以寫出字句。這位女士很快的寫下以下的句子：「在GM教堂，我父親帶著母親去“B_1”，母親死在那裡，而後我們去“B_1”，他們切割了母親的屍體。我不斷的禱告、哭泣，希望母親可以活過來，而這時可厭的教堂鐘聲不斷的響。」當她寫到最後一段時，她開始感到焦慮緊張。待她自催眠醒來後，她說不知其所寫，也不知為何焦慮。她陳述母親過世的事，然而卻並無任何情緒表現。當她母親去英國時患重病，在手術室治療不癒去世。而在整個過程中，患者不斷祈禱，在她居住的旅舍中，可以看見教堂的塔尖及聽見不斷的鐘聲。教堂的鐘每十五分鐘即搖動一次。不斷的鐘聲干擾患者的心靈至巨，她厭惡那些干擾的鐘聲，並且感到生氣。從那之後，教堂鐘聲引起她憤怒。而後患者又陳述，她曾有一次未去禮拜，她懷疑是因為她的疏忽而導致她母親生病。她母親死去時，患者認為是她的過錯導致母親的死亡。

患者成年之後仍持續對她母親的死懷有內疚、罪惡感。她透露，因她病重須赴歐洲就醫，她母親隨行，在旅途中母親去世。患者相信如果母親不是被迫去歐洲，是不會死的。同時，患者也為她哥哥早年去世而內疚。她經常感覺她所遭遇的許多事故都是她的錯誤所造成。她不敢外出旅遊，深恐家中發生意外。

雖然普林士一再強調案例中患者未涉及任何與性相干的事故，

然而許多當代心理醫生仍懷疑案例中患者牽涉及性的問題。分析中顯示患者攻擊性的衝動構成她生病的重要因素之一。她的非理性偏執，堅持她母親的死亡是她的過錯，而在整個發展過程中，她將所有的注意力放在一個很小的事物上——教堂的鐘聲，這一項事物似乎在整件事中是無足輕重的。從母親去世後的二十五年，患者只要能避開教堂的尖塔、鐘及鐘聲，就可以避免焦慮及內疚，最後必須一提的是她的偏執狂念頭，認為許多災禍都是她造成的，她自我扮演悲劇中的主導者使她列入「偏執妄想症」。由於恐懼症患通常都兼有偏執意念，因此許多心理醫生將「恐懼症」納入「歇斯底里症」與「偏執妄想症」之間。

根據臨床經驗，佛洛依德相信性的問題造成精神情緒之困難。他過去催眠術治療的經驗顯示，神經症患出自以往的性經驗；日後的臨床經驗也證實，多數神經症患有性的困擾，有的更是顯性的，例如性無能或是性變態。佛氏早年企圖以「性本能」解釋一切神經症患，然而神經症徵候眾多，許多似乎與性無關。佛氏為了維持其原先的理論，不得不擴展「性」(sexuality)的概念。個人生命慾在成長過程中，可能遭遇兩種障礙：一為「膠著」(fixation)，另一為「退化」(regression)。佛洛依德認為個人如果能夠解決在性方面的問題，則他在非性慾層面的精神困擾也可以解決。然而後期的心理分析學家荷尼認為這一論點與事實不合。佛氏以本能解釋神經症，荷尼則以後天環境，特別是人際關係之困擾解釋神經症。在成長過程中，兒童遭遇困難特別是早年親子關係的困擾，無法解決，因而形成特殊的人格特性。神經症則出自兒童或成人在面臨安全受威脅時所採取的心理措施。

「歇斯底里症」是心理症的一種，具有生理徵候，然而卻沒有生理的根源。如果「歇斯底里症」出自於心理因素，則心理因素又如何轉變成為生理疾病？佛洛依德以「轉變」(conversion)一詞來解釋二者的關係。

在解釋神經症之初，佛洛依德以為「不可忍受的意念可以來自於任何情緒」，佛氏又將這些情緒歸納入性的意念。佛洛依德二分神經症為：第一、實際神經症(Actural Neuroses)；第二、心理神經症(Psycho Neuroses)。其實際神經症觀念不為以後的精神科醫生所接受。而心理神經症(Psycho Neuroses)又可二分為：

1. 歇斯底里症(Hysteria)，歇斯底里症源自童年受性騷擾，屬被動性的性騷擾(passive seduction)。

2. 偏執神經症(Obsessional Neuroses)，源自於童年主動性的性騷擾(active seduction)經驗。

佛洛依德之前，精神醫學界以為「神經症」及「精神病」皆出自於生理因素(organic)，難以治療。佛氏強調神經症的心理因素。佛氏認為如果神經症不能治療，乃是因為醫生對病情瞭解不夠。佛氏之觀點對神經症的治療產生樂觀的看法。

佛氏在早年行醫時，使用催眠術治療神經症，但他發現有的病人可以催眠，有的不可以。佛洛依德體會其中必然有心理因素，因而創立「移情」(transference)及「抗拒」(resistance)二概念。佛氏也認為焦慮在神經症中扮演重要的角色。起初，佛洛依德以為焦慮來自於性生理的壓力，例如久無性生活者展現的焦慮。

1892年到1896年間，到佛氏創立「自由聯想」的方法，取代了「催眠術」，成為心理治療的主要工具。所謂「自由聯想」，即由病人隨興之所至發言，不必考慮其邏輯性或道德性。然而在1900年之前，佛氏仍然是一個神經科醫生(neurologist)，而非真正的心理分析學家。

1896年後，佛洛依德放棄以催眠術治療心理病，他改用：(1)紓洩法(abreaction)及(2)使潛意識觀念呈現於意識層面，二種方法來治療神經症。所謂「紓洩法」(abreaction)就是使一個人將痛苦經驗(traumatic)中所壓抑的情緒能夠解放。1895年，在《歇斯底里症研究》(*Study of Hysteria*)一書中，佛洛依德已經提出「內省」(insight)的觀念，也就是使個人之潛意識觀念意識化，在佛洛依德早年治療的工作中，他透過催眠術，使病人陳述其童年往事及其潛意識中的意念；在1900年《夢的解析》一書出版後，「內省」概念逐漸形成心理分析學之主要概念。

佛洛依德對神經症治療的貢獻，至今仍無出其右者，佛洛依德強調透過心理治療，透過神經症患之「移情作用」，醫生「化解」(work-through)病人之抗拒，以治療病人。在佛洛依德時代，對於神經症之瞭解仍在啟蒙時期，在其有生之年，神經症、精神症，及介乎二者之間的「臨界精神病」(borderline state)都未曾清楚劃分。佛氏在治療神經症的過程中，發覺二種不同類型的神經症，是為：⑴移情型神經症，病人對治療醫生產生童年親子關係（戀父、戀母情結）的轉移。⑵自戀型神經症(Narcissistic Neurosis)，病人無法與醫生建立親切關係，也無法與醫生溝通。

在「生命慾理論」(Libido Theory)中，佛氏強調在人格發展過程中每一個階段都可能遺留下一些殘渣或是缺陷，這些缺陷影響個人日後人格成長及人格結構。這些缺陷是為「膠著」(fixation)。神經症患在遭遇壓力時，回歸至童年膠著的時期，通常指生命之初期五年，與童年性心理關係密切。戀母（父）情結的膠著最為重要，佛洛依德視之為一切神經症之根源。佛氏更劃分不同類型神經症與不同成長時期膠著之關係。如今心理分析學界公認，心理症愈嚴重者，其膠著的時期愈早。

在神經症理論發展的後期，佛洛依德提出「自我防禦」(defense)的概念，是為建立「自我心理學」(Ego Psychology)之開始。在神經症的分類中，兩大派別分立；一派認為各種神經症是獨立的，互不相干，是為「質的分類」或稱「質的觀點」(qualitative point of view)。

另一觀點又稱「量的觀點」(quantitative point of view)，認為每一種神經症也都牽涉其他類型症狀，或多或少，而以其展現之特殊症狀命名。在1920年《神經症分類》(*Types of Onset of Neuroses*)一文中，佛洛依德說：「在各種不同類型神經症之中，每一種事實上都牽涉其他類型的特色。」病人發作時呈現週期性(successive waves)，間隔以健康時期，而每一發作期(onset)又都有其特別發作的因素。因此，神經症之分類只具形式功能，神經症之本質則是個人之「自我」已無法防禦外力之侵擾，如果遭遇特別的壓力，個人的「自我」喪失應有之功能，因而產生神經症狀。如非這些特殊外力因素，具有神經症傾向的人仍可能是潛伏性而非顯性。佛洛依德強調神經症出自「本我」(id)與「自我」(ego)之衝突，又強調「神經症」與常人之間的差異僅是一線之隔。常人也會遭遇類似的壓力，然而常人的「自我」能夠適當地化解外來的壓力。如果外來壓力太大，或是持續很久，超越個人「自我」抵抗能力之限度，則正常人會變成神經症。神經症有輕重之分，輕者使用鎮靜劑、安眠藥。重者則產生嚴重心態行為之扭曲。例如當今名歌星麥可傑克遜之戀童症可以稱是嚴重的神經症。

依據精神疾病「量的觀點」，則正常人與嚴重精神病之間可以劃分為許多不同的層次。首先是「正常人」。從現代精神醫學的觀點來看（美國精神醫學學會），一個精神正常的人的精神情緒狀況使得他可以：⑴有效率的生活工作；⑵維持正常的人際關係；⑶沒有嚴重的內心衝突矛盾；⑷沒有嚴重的憂鬱、煩躁的感覺；⑸沒有脫離現實的感覺，例如幻覺、幻聽、幻想等等。但是，一個正常人，在人生路程中，也可能經歷不正常的時期，例如一位在離婚前後的人，其心情不正常是可想而知的。另外，一位正常人也可能走過一段不正常的時期。例如佛洛依德，在他的自傳中說，當他父親去世之後的兩年，他一直處於精神危機的狀況。透過富萊士醫生的幫助，及佛氏本人卓越的自我分析，佛氏乃得以康復。佛氏的自我分析也顯現他的情緒問題與他童年生活經驗及記憶關係密切。父親去世只是一項觸發劑，觸發佛氏內心的問題，使之爆發而形成精神情緒的困擾。

第二種人應該是「神經質」(neurotic)的人，這些人已有明顯的情緒問題，然而他們的情緒狀況尚不致於危害其正常生活、工作，或正常人際關係。這些人最明顯的徵候是焦慮，有的須要使用鎮靜劑或安眠藥，有的則顯現惡夢，僵化，偏執的思想行為。這些人仍是正常，只是他們已情緒化；生活及人際關係已受影響，然而不嚴重。

第三種人是「神經症患」(neurosis)。神經症患所展現的心態行為種類很多，但他們的精神情緒狀況已嚴重干擾及其正常生活及人際關係，然而只是局部性的，他們的人格結構中，「自我」部份有缺陷，而大部份仍正常。酗酒症是神經症的明顯例子，然而多數酗酒症的人仍維持正常的工作，正常的人際關係。至少在表面上他們仍是正常人。這些人有嚴重的焦慮，以及嚴重的偏執心態行為，但是，他們也可能有卓越的地位及成就。當代人物中，最明顯的例子是美國的名歌星麥可傑克遜及大明星伊麗莎白泰勒，前者之神經徵候展現於他在外形上由一位黑人男性變成為白種女人，及其戀童症。伊麗莎白泰勒，根據她的自傳記載，則自二十五歲始，與毒品、酒精結了不解緣，一生中不斷出入戒毒、戒酒的診所。

第四種人是介乎「神經症」與「精神症」之間，他們的精神情緒已惡化，超越了神經症，但還不足以被納入「精神病」。在精神醫學中，這些病人被稱為「臨界精神病」(borderline)。這些人在思想行為，或是情緒方面已有脫離現實的現象，但從其整體的人格結構而言，他們仍是維持在正常人的生活圈子裡。透過仔細的觀察，才能夠瞭解這一類型的人思想違背邏輯理性，行為有時脫離常態，情緒也時而發作。好似佛洛依德所說，這些人的生活好似浪潮，可能某一波段是正常的，然另一波段則不正常。這些人在日常生活中展現明顯的徵候，情緒不穩定，明顯的憂鬱症，或是躁症，或是二者交替，這些人心靈已明顯紊亂。日常生活及人際關係已嚴重受干擾。

第五個層次是「精神病」(psychoses)。這些人的思想已脫離現實，無法維持正常生活、正常人際關係。這些人之中許多已進入精神療養院，有的則流浪街頭，幸運留在家中的也是過著隔絕的生活。

值得一提的是在佛洛依德的時代，或是後期的心理分析學之中，很少討論及「人格違常」(sociopathy, psychopathy)的精神疾病。然而在德國心理分析學家克里普林的著作中，卻廣泛討論這一種類型的人。當代美國精神醫學學會則將「人格違常」列入精神疾病四大類型之一。佛洛依德當然早已觀察到這一類型的精神現象，然而他認為人格違常不屬於心理分析研究或治療的範圍，佛洛依德甚至認為「精神病」也已超越心理分析研究治療的範圍。然而後期的心理分析學家，例如沙里文，則以醫治精神分裂症而聞名。

精神疾病既然只是量化的概念，而不是「質化」(qualitative)的概念，事實上我們無法劃分不同類型精神疾病之間的界線，我們所見到的只是精神疾病之嚴重性，從輕微的至嚴重的，以及病患的顯著徵候，以劃分病患的類型。當代精神醫學將人格違常也納入精神疾病的範疇，則我們瞭解許多的神經症患也都有人格違常的問題，所以「神經病」、「精神病」、「瘋子」、「騙子」、「罪犯」之間的界線也日益模糊。一個有嚴重緊張焦慮徵候的罪犯是神經症也同時是人格違常，由此可見，正常人與不正常的人的界線也是日益模糊，使一般人對精神疾病的現象也日益混淆。

歇斯底里症及偏執神經症

在兩種神經症之中，偏執神經症出自壓抑的童年性經驗，偏執神經症將一項理念(idea)中的情感抽離；而在歇斯底里症中，病人則將情感及理念均壓抑入潛意識中。偏執神經症展現於外在心態行為方面是愛恨交織，佛氏解釋之為肛門虐待期(anal sadistic phase)之膠著引導產生偏執神經症。在兒童時期，產生愛恨兩種情感，而恨(hate)被壓抑下去，而後又以反向作用(reaction formation)方式呈現。所以偏執狂表面呈現的情感與其潛在的情感正相反。

1908年，佛洛依德出版《歇斯底里妄想與雙性(Bisexuality)之關係》，佛氏類分「歇斯底里症」為二型：⑴轉化型，由神經症狀轉化為生理症狀，例如癲癇症；⑵焦慮型。歇斯底里症的徵候(symptoms of Hysteria)具有以下的意義：

1. 象徵過去痛苦的記憶及經驗。

2. 以肉體痛苦代替心靈痛苦，心靈的痛苦透過轉變(conversion)形成為生理的痛苦。

3. 歇斯底里症狀滿足病人之某種願望。

4. 實現潛意識之幻想。

5. 歇斯底里症徵候可以滿足病人之性需求，並代表病人部份的性生活。患者恢復受壓抑的童年性需要滿足方式。歇斯底里症展現二種衝突矛盾的意願，一則展現本能需要（性）於意識層面，另一則企圖壓抑之；也可能是展現多種不同潛意識願望，然而都與性關係密切。歇斯底里徵候又同時展現男性與女性的性幻想，是為雙性❹。

在《圖騰與禁忌》一書中，佛氏作更詳細說明。病人童年手淫之願望受壓抑，而成年後以偏執性行為展現。偏執神經症的思想使用次級的(secondary)防禦，以抵制初級(primary)的偏執意念，在語言方面「扭曲」甚多，例如「替代性語言」、「簡化」、「扭曲」、「切斷」(ellipses)等。偏執神經症患通常都很迷信，雖然他的智力可能很高，

❹　佛洛依德認為人的初期為雙性。

然而，懷疑、經常拖延、不作決定，個人經常關注「死亡」，想到死，而且對死的看法很特別。

偏執神經症患思想之怪異，佛氏歸因於偏執狂的「思想萬能」之特性(omnipotence of thoughts)；偏執神經症患並不以為他的思想是個人內在的。而以為是真實(real)外在的，佛洛依德以「思想萬能」稱呼病人之這種意念。因此，病人產生許多魔術性的思想。「思想無所不能」的觀念加以眾多之魔術觀念，使佛氏聯想偏執狂與原始民族之「禁忌」(taboo)諸多相似之處。

在偏執神經症患的言行中，情緒(feeling)時常被「轉移」(displaced)，這是由於病人將一種理念中的「情感」抽離所致。在偏執狂的言行中，我們發覺多重退化的現象，以思想代替行動。如此我們乃能瞭解魔術的意義。偏執狂的思想類似魔術，希望以思想代替行動達到其目的，而這種行動也是一項退化的行動，意味著缺乏邏輯、理性。

早先我們已經說過，佛洛依德以為神經症患與普通人只是「一線之差」，是程度上的差異，而非本質上的差異。佛洛依德的臨床經驗中，發現許多男女都有性的困擾。每一個人的思想言行中都參涉潛意識因素的運作。「移情」與「抗拒」更是普遍的現象。是而最後佛氏認為全世界的人都是他的病人，在人格成長過程中，發生誤差的是為「神經質」，因此佛氏不僅注意神經症的徵候，更注意其潛在性格結構上的病變。

佛洛依德日後發現以上所討論的三種神經症也只是神經症的一部份。例如性行為的困擾就與以上三種神經症無關。夢的困擾（焦慮性、恐懼性的夢）更是常見；膠著及退化也是普遍的現象。因此對神經症的研究已由早年的徵候神經症(Symptom Neuroses)轉而為性格神經症研究。佛洛依德對於治療徵候性神經症頗有貢獻，然而對於性格神經症則瞭解不多。

第四節　制約理論(Conditioning Theory)的詮釋

1900年左右，俄國生物學家巴卜洛夫(Pavlov)開創心理學界聞名之「制約理論」，認為一切動物及人類的心態行為，皆透過學習而產生。巴卜洛夫所作的狗的實驗，證明與食物同時出現的鈴聲，不久之後，能勾引狗分泌唾液及胃液。如果以電擊狗，同時響以鈴聲，電擊狗使之痛苦，久而久之，單獨的鈴聲亦會引起狗的恐懼及焦慮。筆者曾豢養一隻小狗，不幸被汽車輾過，一腿殘廢。自此之後，每當這隻狗見到汽車時，即全身發抖，不能動彈。這隻狗受傷後見到汽車即發抖的行為，乃標準神經症現象。

1920年，美國心理學家華生(J. B. Watson)發表〈制約情緒反應〉一文中，陳述一位名叫阿伯特的嬰孩患有對白老鼠及兔子的恐懼症。這位嬰孩的恐懼症則是由心理試驗製造出來的。

阿伯特是一位十一個月大、身心健康、個性穩定的嬰孩。對各種動物無不良情緒反應。心理學家將一隻白鼠放在他面前，當他正要伸手接觸白鼠時，在他後面的心理學家立即敲鐵板，嬰孩受到驚嚇，立即停止觸摸白鼠的動作。這樣的實驗作了幾次以後，嬰孩看見白鼠時已無觸摸意願。幾天之後，當心理學家在無鐵板聲下將一隻白鼠交給阿伯特時，阿伯特大哭大鬧，立即退縮，幾乎從實驗室的木檯掉下來。又過了十多天之後，阿伯特不僅對白鼠產生畏懼反應，同時對兔子、狗也都產生畏懼反應。過了十七天之後，阿伯特的制約反應開始淡化，心理學家又以鐵板聲強化其制約反應。待阿伯特週歲之後，他對於長毛動物均產生畏懼感，甚至對聖誕老人的白色長鬚也產生畏懼反應。

從以上的實驗中可見，臨床經驗中所見的「恐懼症」可以透過實驗的方式製造，實則是一項「制約反應」。實驗中並且見到制約反應的漫延，由原先的白鼠延展至類似的動物及東西。作者認為實驗結果可以解釋恐懼症的成因，而佛洛依德的性學理論似乎是虛置的。這一項理論對治療恐懼症頗有價值，近年來應用頗為廣泛。

第七章 人格病變(Personality Disorders)

自1950年代，美國精神醫學學會出版《精神疾病檢驗手冊》以來，即納入「人格病變」為精神疾病類型之一。從人格結構的層次來看，人格病變與一般人心目中之精神疾病不同，後者展現非適應性之心態行為，患者之困擾源自人格結構中「自我」(ego)部門之障礙。人格病變患者之心態行為並不危害患者之生存適應，卻是常常危害社會其他人的生命財產。其次，人格病變難以治療。第三，在嚴重性方面，「人格病變」的嚴重性介於「精神症」(Psychoses)與「神經症」(Neuroses)之間。人格病變之類型繁多，許多與精神症及神經症重疊。例如人格病變中之「分裂人格症」(Schizoid Personality)，屬輕度之精神分裂症。患者仍能維持正常生活，然而其思考方式及語言，行為方面時而出現違背常理邏輯者。人格病變之中又有「輕度人格分裂症」(Schizo-typical Personality)，患者偶而呈現幻聽、幻覺現象，時而出現怪異的言行。但仍能維持正常生活。人格病變中最顯著之類型是「心理變態」人格(psychopathy)，又稱「病態心理」(sociopathy)，或「反社會人格」(antisocial personality)。本章將討論兩種主要人格病變類型；第一是「心理變態」，第二是自戀症。

第一節 心理變態(Psychopathy)

一、心理變態的特性

「心理變態」一詞，源自於十九世紀初葉法國醫生皮奈爾(Pinel, 1801, 1806)。當他診治精神病患時，發覺許多具有暴力、衝動、攻擊行為的病人意識清楚，並無精神錯亂的現象，他稱這些人為「心理變態」人格。

二十世紀初葉，德人克里普林(1915)將心理變態人格劃分為七種類型：

1. 衝動(impulsive)型。
2. 情緒不穩(unstable)型。
3. 易激動(excitable)型。
4. 騙子型。
5. 反社會(antisocial)型。
6. 愛爭執型。
7. 怪癖型。

一九五〇年，史耐德(Schneider)又將心理變態人格增加為十種類型，除了克里普林之七種類型之外，又增加：

8. 意志薄弱型。
9. 獨斷型。
10. 冷酷無情型。

美國精神醫學學會界定病態人格之條件為：(1)無法與人建立持久親密的關係；以及(2)具有長期的犯罪偏差行為。

心理變態人格，根據克萊克勒(Cleckley, 1941)及韋史尼(Wishnie, 1977)的分析，具有下列各種特徵：

> 不能顧及個人行為之長遠後果，對於當前之報酬難以抗拒；追求刺激、享樂主義，重利忘義；只重視行為的正面效果，而無視於其負面效果。例如吸毒犯，只想到吸毒所帶來的快感，忽略其嚴重的後遺症以及違法的事實。嫖妓者，為了滿足性慾，忽略道德規範及其他後遺症。

此外，心理變態的人亦具有以下特徵：

對未來可能的懲罰不敏感，無法自懲罰中學得教訓，無法抑制受懲罰的行為；在酬賞、快樂的引誘下，難以抑制與法律規範抵觸的行為。例：1970年代，美國芝加哥大建築商具有同性戀嗜好，早年由於同性戀而被監禁，但他並沒有因為被監禁而停止同性戀的行為，反而變本加厲。自從監禁以後，他開始殺害與他交媾的同性戀少年，最後在殘害了三十多位少年之後被捕。在追求快樂時，心理變態的人無能力抑制、延後本能慾望，急於滿足本能慾望，罔顧社會道德規範及懲罰；而且心理變態者行事衝動，對挫折忍受力低。

近年來，美國精神醫學學會以反社會人格(antisocial personality)代替心理變態的概念。界定反社會人格型態為：

這一類型的人，缺乏教養，時時與社會群體為敵，他們無法參與社會群體，無法與社會價值認同。這些人非常自私、心態奸詐、險惡，缺乏責任感，衝動而缺乏內疚，也不能自經驗及懲罰中學習，他們慣於指責別人，而對於一己之缺陷則習以文飾。

1978年，美國精神醫學學會所出版的《精神疾病檢驗手冊》(*DSM-III*)，將反社會人格型態劃入精神疾病類型之中，其特性如下：

1. 未經社會化。
2. 行為上經常違反法律、道德。
3. 對社會群體的價值，無認同感。
4. 個性上極端自私、冷酷、衝動、無責任感、無內疚。
5. 對挫折忍受力低。
6. 不能自經驗及懲罰過程中，吸取教訓。
7. 慣於責人，習以護己。
8. 合理化己身行為。
9. 通常在十五歲以前，已具備反社會人格之端倪。

10.與家人、同學、朋友等無法建立良好的關係。

11.工作不穩定。

12.在十五歲以前，具備以下項目中兩項以上非法紀錄：

(1)慣性逃學。

(2)被學校開除。

(3)少年犯罪。

(4)逃家（至少二次）。

(5)慣於說謊。

(6)很小就有性行為。

(7)很小就開始飲酒。

(8)偷竊。

(9)惡意破壞。

(10)成績惡劣，顯然低於其能力之所及。

13.十五歲以上者，有過以下三項紀錄者：

(1)工作上經常曠職、失業，不穩定。

(2)一次嚴重犯罪紀錄或三次因交通違規而被逮捕。

(3)兩次以上離婚、分居。

(4)多次打架、毆打別人。

(5)多次偷竊。

(6)非法營業（如娼妓及相關行業，販毒等）。

(7)多次欠債。

(8)漫無目標的遊蕩。

(9)無精神分裂症狀，或智能不足症狀。

在分析討論心理變態及反社會人格根源時，史密斯(Smith, 1985)認為心理變態主要出自價值偏差，而非出自生理遺傳因素。社會上許多有成就、有地位的人，具備巧言令色、強取豪奪、奸詐欺騙等心理變態的特性，而這些人，在現代強調功利主義價值觀的工業都市社會中，似乎是最能適應生存者，如何可稱之為反社會性?

史密斯以下列特性界定心理變態性格(Christie & Geis, 1970)：

1. 道德觀念薄弱，習於欺詐，見利忘義。
2. 對別人無情感，以他人為工具，滿足個人之目的。
3. 喜歡玩弄手段，無崇高理想。
4. 無精神病跡象。

克勒克萊(1976)認為心理學家及心理分析學家所引用之反社會人格型態概念，內涵過於廣泛，幾乎涵蓋所有犯罪個性。他強調心理變態一詞與犯罪一詞，內容差異甚大，大多數犯罪的人並非心理變態或反社會人格，而大多數心理變態者也未必參與犯罪。他說心理變態者與罪犯最主要的區別是，前者的行動缺乏具體明顯的目標，一般而言，其行為亦難以常理解釋。心理變態的人常為自身製造許多無謂的煩惱及困惑，很少會參與重大罪行，或是暴力犯罪。然而後者也有許多例外情形。例如近幾年來國內發生許多件極為殘酷的暴力犯罪，似乎都是出自心理變態人之手。例如民國七十五年合江街的凶殺案，一對退休老年夫婦正準備出國養老時，卻被他們的女婿謀殺，而謀殺之手段極盡殘忍，似乎只有心理變態的人或缺乏良知者，才可能做出如此傷天害理之事。

變態心理或反社會人格型態之觀念更強調從事犯罪的人，其犯罪行為是出自人格根源。例如葉布朗斯基(Yablonsky, 1970)在描述暴力犯罪群體之核心分子時，認為他們都是缺乏良知、良能者，因而做出各種極盡殘忍之行為。而另一些學者則指出這些核心分子，所以從事極其殘暴的行為，乃是出自於領導身份的角色行為，所謂「人在江湖、身不由己」。

葛斯(Guze, 1976)認為反社會人格屬於精神疾病之一種，無法矯正；因此凡屬於反社會型犯罪者，唯一處理方法為終身監禁。葛斯之觀念似乎是過於嚴格、悲觀，然而事實上，多數惡性罪犯是難以矯治的，似乎唯一的解決方法、防止他們再次犯罪的方法是長期禁錮。至少我們應該禁錮這些嚴重罪犯，直至他們能徹底悔改。在《狂飆》(*Rage*)一片中，我們見到美國有類似的監禁制度。在片中顯示部份美國嚴重罪犯被置入精神治療中心，直至病人精神狀況完全康復，乃予釋放。在處理嚴重犯罪案件時，不妨邀請學者專家諮詢，分析罪犯之人格結構，如屬於心理變態、缺乏良知良能的類型，則應考慮施以長期監禁。

在貴(Quay, 1964)所作之少年犯罪研究中，他劃分少年罪犯為三型，其中之一為心理變態型(psychopathic delinquency)。其特性為性格兇暴、缺乏道德觀、桀驁不馴、行事衝動、不服從權威、逃家、追求刺激。貴氏更發覺對於這一型少年犯施以輔導治療效果不彰。

辛頓等人(Hinton, et al, 1976)分析重大刑犯，發覺其共同特徵之一是心理變態。辛頓等人以「基本心理變態型」(primary psychopathy)稱之，其特性為居無定所、好惹麻煩、外向、冷漠無情、缺乏想像力、違抗社會、操縱及欺詐別人。

哈爾(Hare, 1978)等人對四十八位監犯作多種人格分析，其中主要類型之一是心理變態型，具備的特徵如下：開始犯罪的年齡較早、缺乏教養、衝動、過度追求刺激。

布萊克本(Blackburn, 1973)分析七十九位具攻擊性罪犯，發覺其中19%屬心理變態者，具強烈攻擊性、破壞性及反社會行為。

謝林(Schalling, 1975)分析一百多位累犯，對其人格結構劃分為三大類型，其中之一為基本心理變態型，其特徵為極端外向，低度焦慮。另一種為次級心理變態(secondary psychopathic personality)，具高度焦慮感，然而不順從，富衝動性及攻擊性。

布萊克本之分析，認為基本心理變態型罪犯具強烈暴力犯罪之傾向，易於產生強盜、殺人、傷害罪；而次級心理變態者則具有退縮、孤僻特性，易於觸犯煙毒罪。

莊耀嘉於1986年在臺灣研究變態心理與犯罪之關係，莊抽樣研究全國罪犯四千二百八十六人，其中十八歲以下佔9.4%，十九至二十四歲佔24.8%。在全國犯罪人口比例中，十九至二十四歲及二十四至二十九歲所佔比例最高，各佔犯罪總人口25%左右。其次，為三十一至三十六歲，約佔全國犯罪人口之16.4%；四十一歲以上佔18.5%；十八歲以下佔9.4%；三十七至四十歲佔6.2%。

莊耀嘉研究的一項重要發現是：初次犯罪的年齡愈低，則成為累犯的可能性愈高。1978年的美國精神醫學學會《精神疾病檢驗手冊》(*DSM–III*)也以十五歲以前是否有犯罪紀錄來衡量反社會人格。依據莊耀嘉之研究，初次犯罪年齡愈低，則追求刺激及病態享樂的傾向愈高，其社會化程度愈低，其偏差價值愈高；也就是說，初次犯罪年齡愈低者，具備心理變態的比率愈高。

近年來，犯罪學研究發現少數嚴重罪犯從事多項嚴重罪行，如果我們能將這些罪犯長期囚禁，則可以解決許多嚴重犯罪問題。美國犯罪學權威俄伏斡等人(Wolfgang, 1972; Cohen, 1983)均曾作類似的建議。然而這一項犯罪防治計畫牽涉及許多人權及倫理道德的問題，有待一一解決，乃能正式提出。

二、檢驗心理變態人格的方法

㈠行為檢定表

依據以下犯罪之行為特性，而決定是否屬於心理變態：

1. 初次犯罪年齡。
2. 犯罪次數。
3. 判刑次數。
4. 犯罪多元性。
5. 犯罪類型。
6. 濫用藥物。

㈡問卷方式

包括以下四種測量表（參閱莊耀嘉，1986）：

1.社會化量表(Socialization Scale)，包括以下項目：

⑴缺乏設身處地為別人著想的能力。

⑵對家人充滿怨恨，覺得幼年受虐待。

⑶沮喪及疏離感，對己身及別人缺乏信心。

⑷功課很差，頑強不馴(Gough, 1960, 1952)。

社會化量表又包含以下五個分量表：

⑴反抗父母量表。

⑵家庭氣氛量表。

⑶反抗社會量表。

⑷情緒困擾量表。

⑸忍耐性量表。

2.無法克制量表(Disinhibition Scale)，又分為四(Zuckerman, 1979)：

⑴追求刺激與冒險量表。

⑵追求新奇經驗量表。

⑶無法克制慾望量表。

⑷對事對人易感厭煩量表。

3.心理變態測量表（見 *DSM-III*）。

4.偏差價值測量表：由史密斯(1985)所製訂。

三、心理變態犯罪的例證（轉載自《聯合報》，5.26.1987）

高雄有一個玷污女童廿多次紀錄的「精神耗弱」男子，一再懇求醫師為他作「永絕後患」的任何處置，因為他知道自己控制不了自己。醫師認為的確應該替他「處置」一番，但是苦於沒有法律依據，愛莫能助。

據警方資料記載，這名卅一歲的林姓男子十五歲時曾玷污鄰家女童，經協調和解，六十一年又對鄰童施暴，六十三年非禮教會的女教友，判刑入獄五年，六十九年假釋出獄。七十三年當兵退伍後，雖然有了安穩工作，也有女友，但自七十三年六月起至七十五年三月，前後玷污廿多個十二歲至十六歲的女童。他對醫師說，事後他都很後悔，甚至痛打自己，但碰到「有機可乘」時卻又再犯。

去年，他被高雄地方法院送到市立凱旋醫院做精神鑑定，經心理測驗發現他缺乏自信、有情緒困擾、急躁、自我要求高、智力測驗優等、染色體及荷爾蒙測定都正常，顯示不是生理因素作祟；而且他完全能意識到自己的行為是侵犯，且努力抑制，卻控制不了自己。

替他作各種測驗及會談的張和平醫師說，林姓男子談吐斯文，而且程度很好，對於醫師的各項詢問及檢查相當合作，甚至一再痛哭流涕希望醫師替他「斷根」，否則他寧願被判死刑。

醫師認為，他是家庭悲劇的受害者，他如今的性心理一直停留在性蕾期到戀母情結之間的三、四歲年齡。他玷污女童沒有得到快感，本身也非性衝動，只是控制不住要去做，是精神醫學上稱的「固定異性戀童症」。

凱旋醫院院長郭壽宏說，林姓男子長期處於心理矛盾狀態，導致性行為偏離，屬於「性倒錯症」，所以鑑定他的精神狀態為「精神耗弱」。他認為監禁不足以防範其累犯，應當給予「建設性治療」，才能將累犯率減至最低。

所謂「建設性的治療」即人為的去勢，如今外國已有使用長久的女性避孕針劑「狄波」給男性作為化學性去勢，但是國內法律不允許此種行為，醫師也不能將它視為治療的方法之一。

張和平說，「狄波」會壓抑男性的睪丸激素分泌，減少勃起，但不是沒有性的慾念，應當不算是「重傷害」。但是即使病人自願，因於法無據，實在愛莫能助。

第二節 自戀症(Narcissism)

自戀是很複雜的現象，包括虛榮，自大，爭取榮譽讚賞，希望得到別人的愛，卻同時無法愛別人，與人疏離以維護自尊自信，追求理想，創造的願望，對外在的形象特別關切。以上列舉的心態都是以一己為主，以一己為對象。1938年，齊爾保(Zilboorg)，在〈孤獨〉(*Loneliness*)一文中曾說，「自戀不是自私，也不是自大，而是一種很特別的心態；個人選擇一己為愛戀的對象，不是因為他不愛別人，或是恨別人，只是他似乎時時刻刻在尋找一面鏡子，以讚賞自我的形象。」

依據佛洛依德的生命慾理論(Libido Theory)，自戀具有「性」的意味，而一般人的自尊、自信，或是自我的理想則無性的意涵。後者（自尊、自信）乃生命慾去除「性」之後的衍生物(desexualized derivatives of libido)。荷尼(K. Horney, 1939)認為自戀出自自我膨脹。自我膨脹正好似通貨膨脹，物品的價格超過它的價值。自戀是個人對一己之愛慕及尊敬，超越常態。當一個人要求別人對他的尊敬、愛慕超越了他的市場價值，超越他應得的尊敬及愛慕時，就是自戀。近日報載在臺北舉行的郭富城演唱會，許多女孩子為了能一睹郭之風采，排隊四天去買他的演唱會門票。這表示郭富城當今的聲望極高，而別人對他的愛慕敬仰反映他的市場價值。但如果另一位小歌星也舉辦大型演唱會，而會場冷清無人，則這位小歌星就是自戀。

荷尼認為自戀源自個人童年時期與人疏離，一則可能是親人喪亡，也可能出自對別人之恐懼，恐怕受到傷害。此人與別人之正面(positive)情感日益淡薄，他喪失了愛別人的能力。這種童年環境造成兒童對一己意念之困惑，不僅傷害其自尊，也傷害及其自發自動(spontaneous)的精神。造成這種現象的家庭因素眾多：(1)父母親秉持自以為是的絕對權威，子女為求平靜，不得不遵從父母的限制及規定；⑵父母自我犧牲的心態行為，使子女感覺非感恩圖報不可；⑶父母將一己之挫折，投射至子女身上，視子女為天才，過度誇張子女的才華品貌，使子女自我膨脹，超越現實的限制。以上的三種家庭情況，均可能使得子女為了得到父母的愛，必須遵從「外在」的指示。父母強迫性的要求，使子女喪失了「真實的我」(real me)❶。在這樣環境下成長的人的意志、願望、感覺及善惡之分辨都因而癱瘓，他也喪失了自我評估的內在價值標準。他以別人的態度，別人的價值標準衡量自己。別人說他笨，他就自以為笨；別人說他聰明，他就自以為聰明。

以上的家庭因素如果再配合傷害個人自尊的其他條件，例如父母對他的批判，父母偏愛其他子女，使得這位兒童喪失安全感，使他急於表現自己。此外，所有因素足以傷害兒童的獨立生活能力，損害其責任心，損害其創造力者，均足以促使產生矛盾的心態；表面上遵從超我的要求，而潛意識中則抗拒超我，因而產生自虐或自戀的現象。

個人自我膨脹可以逃避自我污蔑的感覺，將自我形象設立在空中樓閣之中。當個人與外在真實世界日益隔離時，也與其真實自我日益疏離，這使得自我膨脹的妄想日益逼真。自戀狂的人並未完全捨棄現實，而是「現實」具有另一種意義。個人自我膨脹的意念取代了受壓抑的自我。在自戀的情境中，他也可以忘記過去不受母愛的悽惊，過去不受別人尊重的事實，他以自抬身價超越別人對他的評估。如此的妄想可以化解個人受別人壓制，受別人傷害的心靈危機，免於罹患憂鬱症，免於精神崩潰。自戀也同時改變了人際關係，個人以高姿態出現，而不是屈辱的姿態。從此以後，在自戀者的心目中，凡是不尊敬他的，就是不愛他，他對別人的態度亦視別人是

❶ 「真實的我」乃十九世紀末心理學家威廉·詹姆士創設的概念。

否奉承他而定。他的安全感是建立在別人的恭維之上。因自戀而感覺自己很堅強，世界很友善。任何的失敗均足以威脅他的安全感，如果別人恭維第三者，也會引起他的不快。以上所討論的是自戀的基本型態。如果個人與真實的外界及真實的自我尚未嚴重的疏離，則在有利的情況之下，個人仍可能渡過難關，重新恢復真實之自我，然而如果個人所處情況持續不利，個人與真實世界、真實自我日益疏離，則個人愈陷愈深，而終至於不能自拔。

自戀可能產生許多負面的後果。第一，個人的創造力及成就均因而下降，第二，個人對事物之態度亦因自戀而改變；自戀者因別人恭維他而與別人親近，因工作可能帶來聲名榮譽而工作，因而展現膚淺、表現慾及機會主義。個人即使贏得榮譽，也知此榮譽不實，不會持久，為了降低個人心態不平衡及安全感的缺匱，個人乃加深自戀，追求更多的功名，更多的自我膨脹，甚至有時，不可理喻的將一己的缺陷解釋為榮耀。如果自己的寫作不能發表，自戀者則以為是別人不懂得賞識他的才華，如果無法與別人共處，則都是別人的過錯，別人有眼無珠。自戀的人更進而感覺世人都虧欠他，他認為不須要事實證明，世人都應該承認他的才華，他的天才。如果他是一個男人，則女人都應該仰慕他；他無須證明他的優異之處，他無須努力奮鬥，無須成就，就應該得到榮耀(glory)。潛意識中，他對別人及人際關係懷恐懼感，他的人際關係日益惡化。如果別人不恭維他，不承認他的才華、美麗，他就對別人仇視。他日益孤立，日益陷溺於自戀的幻覺中，也因而產生了許多與道德抵觸的心態行為：自我中心主義、報復心、不信任別人，如果別人不重視他的才華則惡言相向。

個人自戀的程度，一則取決於個人心靈破碎的程度，再則視個人自戀與其他個性，例如虐待、自虐等之結合。自戀者也可能脫離社會群體，形成精神分裂症人格。自戀是西方文化，或是現代文明的特色。西方文化特別凸顯人人各自為己，人際疏離的特色，自戀現象普遍。許多自戀者也都是舉世知名的人物，只是他們缺乏安全感；在缺乏安全感之驅使下，他們追求榮耀，然而他們放棄一己之努力奮鬥，放棄一己真實自我，一味依附於自我肯定的優越條件之上。最常見的是一位外形美麗的女人，將個人的自信及安全感建立在美貌的信念之上，她的缺乏安全感，使她緊緊的依附在自戀的妄想中。

自戀與自信

1994年10月25日，《聯合報》副刊以「自戀」為主題，刊登了幾篇論文，其中一篇的標題是〈自戀與自信之間〉。在這篇論文中，作者引用了許多當代臺灣的人物為例，描述自戀的現象。文中也一再引用高雄醫學院張永源教授的分析。

「自戀」是一個非常有趣的心理分析學主題。平時我們看電視時，時時會感受到某些影劇界人士自戀的表現。事實上，當一個人在選擇他的職業時，已經展現了他的個性特色；影劇界人士既以表演為業，自然免不了「自我表現」的性向。這是心理分析學的看法；一個人在選擇職業時，自然受到內心潛意識動力的影響。另外，從社會學的觀點來看，長期扮演一種社會角色，也會加強個人的某一種個性。所以「演員」與「自我表現」是互為因果的。當然，自戀的現象並非侷限於某一種行業，我們在各行各業之中，都可以找到自戀症者，只是某一些行業，例如影劇、政治界之中，自戀症的比率較高。

自戀與自信之間確實沒有明顯的界線，正好似佛洛依德所說，神經症與正常人之間也沒有絕對的標準。然而就以《聯合報》短文列舉的幾位自戀症患來看，我們會異口同聲的說，這幾位人士是自戀。似乎我們一般人在說到「自信」時，是以一些具體客觀的標準，來衡量一個人的成就，客觀的成就與他主觀的自信是否相對稱；如果二者對稱，我們稱之為自信，如果不對稱，我們稱之為自戀。以當代國內人物為例，自信的最佳人證是李遠哲先生，他的成就與他對自己的自信相稱。當然，絕大多數有自信的人，未必有李遠哲先生之卓越成就。如果一位家庭主婦辛苦了一輩子，而後家庭生活幸福，先生有安定的職業，子女都順利的完成了學業，也都成家立業，這位女士也可能對自己產生自信。所以自信心是出自一個人的努力及他的成就。當一位年輕的學子辛苦讀書若干年之後，考進了大學、考進了研究所時，他也產生了一份自信心。

相反地，我們看看自戀的現象。以《聯合報》所舉的例子來看，一位舞者以鏡中的形象而驕傲，一位歌星在銀幕看見自己的面容覺得美極了而戀戀不捨，一位學者覺得自己的辯才無礙，都是在自說自話，缺乏社會群體的認同，也未反映重要的社會價值觀，所以，「自戀」顧名思義，與自信畢竟是有區別的。

第二，自戀與自信所牽涉的情感及行為表現方面，也有區別。自戀永遠是以誇張的方式展現，而自信則通常是以平淡的情感展現，如果我們見到一位很有成就的人自我誇張時，我們也認為他已邁入了自戀的境界。早年的世界拳王穆罕默德・阿里，以及戴安娜王妃，都有明顯自戀的傾向，雖然他們也都是舉世聞名的人物，然而舉世聞名的人很多，功名成就高過他們二位的更多，為什麼他們二人會有自戀的現象，而大多數的名人沒有呢？很明顯地，這二位自戀的名人，在他們的性格結構中，具有某些特質，使得他們展現自戀。

「自戀」的第三項特性是排他性，「自信」則沒有排他性。記得聞名世界的中國歌星鄧麗君，在提到其他世界級的中國歌星時，她總是以不屑的口氣說：「她怎麼能與我比較？」也就是說，她自以為是獨特的。穆罕默德・阿里及英國黛安娜王妃也都有這種傾向，自以為是舉世無雙的，不容別人與他爭奪這一項名位。自戀的排他性也展現了它心理動力的特異之處，似乎反映早年生活經驗中的挫折；自戀者的排他性，也是對於現實(reality)的一種扭曲。自戀的獨一無二的狂喜心態必須建立在一項主觀的意識基礎之上，不容許世界上的人比他更好。事實上，這種想法是無法面對現實的、缺乏現實的基礎。只有透過主觀的排他性，以達到他獨一無二，自戀的境界。

十九世紀末葉，美國心理學家詹姆士(William James)在他著作的《心理學導論》一書中，製作了一個測量「自信」的方程式。他說：

$$個人自信=\frac{個人成就}{做作、偽裝}$$

一個人的自信等於他的成就除以他的「做作」及「偽裝」。在這個方程式中，個人的成就愈多，偽裝愈少，則自信愈強。例如李遠哲先生，成就高，做作少，自信自然很高。反之，一個人成就低、做作多，其自信就很低。例如一位小歌星，既無才華，又無名氣，只有倚賴做作，虛張聲勢，則此人的自信自然很低。

佛洛依德在分析自戀時，認為自戀者是在童年的人際關係中，通常是親子關係中，出現了障礙。舉一個例子來說，如果我們看見一個小孩子時常吮手指，通常我們瞭解這個小孩子遭受了挫折，而以吮自己的手指自娛。自戀的心理類似吮自己的手指，當一個人在童年時，在親子關係方面，感情遭受了挫折，而將原來愛戀的對象轉變為自己時，遂形成自戀。所以，自戀是出自於童年感情上遭受挫折，因而形成的一種不正常心理。這是佛洛依德對於自戀的解釋。我們似乎也必須同意佛洛依德的看法。自戀是一種幼稚的心態行為，心理分析學認為它出自兩種可能根源。第一，是當一個人的人格發展在童年時期，與父母親的關係上出現了障礙，其人格發展停頓下來，未能繼續向上發展，因而出現自戀的心態行為。在人格發展的過程中，自戀最早呈現，大約在一、二歲之前，是為口腔期，在這一時期人際關係遭受挫折，人格發展有可能形成自戀的傾向。另一種可能是「退化」。佛洛依德在討論人格發展時，常常提到「退化」的現象。任何一個人，在任何年齡，如果遭遇嚴重的挫折，都可能退化。挫折愈嚴重，再加以個人的性向(character structure)特徵、個人人格發展出現障礙的時期愈早，則人格退化愈嚴重。報上登載一位少女，月薪兩萬元，卻購買了三件三萬元一件的名牌襯衣，這位少女的心態已經很嚴重，這不是自戀，是嚴重的自卑感所造成的。似乎在這位少女的內心深處，對自己毫無信心，完全依賴外物以支撐個人的人格，否則就要崩潰，倒下去了。此外，更病態的自戀狂是「暴露」。我們都瞭解「暴露」是病態的心理行為，然而當一個人站在鏡子面前，沾沾自喜而至於達到忘掉別人，忘掉客觀世界的存在時，這個人也是有問題了。

「自戀」的程度不等。一般人都多少有些自戀；也可以說「自己愛自己」是生物天性本能的一部份。正如佛洛依德所說，是人類「生之本能」(eros, life instinct)的展現。如果每一位凡夫俗子，庸才醜貌的人不少許自戀的話，豈不都變成為憂鬱症患。但是，過度、誇張的自戀是一種心理病徵，展現人格發展的停頓在童年口腔期，或者是人格退化的現象。自戀除了達到自娛的目的之外，無助於人際關係之發展，無助於個人事業前途的開拓。過度的自戀是不正常的，是病態的心理行為。

第三節　偏執妄想症(Paranoid Disorders)

偏執妄想(Paranoid)，指個人執著於一理念，而不為一般人所認同者。偏執妄想之程度不一，嚴重者陷入精神分裂症，中度則陷入神經症及人格病變之中。偏執妄想乃多數精神疾病之徵候，本節討論將限於人格病變層面。

偏執妄想症中最常見的是「被迫害妄想症」及「狂妄自大妄想

症」，然而二者又是相輔相成的，患狂妄自大妄想症者通常亦有被迫害妄想徵候。如果某人才華絕世，成就卓越因而狂妄自大，這不是精神疾病，因為此人之才華及成就乃舉世公認。以1960、1970年代之世界拳王穆罕默德·阿里為例，他以狂妄自大見稱，然而他的才華及成就，世人無與倫比，因此世人也都認同於他的尊貴身份。而他的狂妄自大也就不具有精神疾病之色彩。具偏執妄想症者，特別是狂妄自大妄想症中，都是沒有才華、沒有成就的人。似乎一個人的才華成就與其狂妄症之嚴重，恰成反比的關係。才華成就愈低的人，其自大狂妄症愈嚴重。以一項社會學的實例為證，美國社會中，許多無以為生、領取社會救濟金之貧戶，常有使用「凱迪拉克」汽車者，「凱迪拉克」汽車在美國社會一直代表上層社會階級，代表卓越成就、財富、地位。記得在1960年代，非董事長階級不得使用「凱迪拉克」轎車。領救濟金之貧戶使用「凱迪拉克」轎車，是典型的狂妄自大妄想症患。這種超越現實的狂妄自大，正好彌補患者現實生活中最欠缺的地位及成就。當這位貧戶置身於凱迪拉克轎車中，遂而幻覺其高貴、尊嚴，因此也暫時滿足了他最迫切的慾望。在他的幻境中，他贏得了尊嚴。

妄想之形成遵循一定的邏輯次序，似乎是很合理，同時，患者之人格結構受影響不深，患者思考清楚，可以維持正常工作。偏執妄想(paranoia)一詞源自古希臘文，意指「心靈偏離」(a mind beside itself)。德精神醫生克里普林以「偏執妄想症」命名，指患者偏執於其妄想，然而其思想有條有理，無幻聽、幻覺現象。梅爾(Mayer)繼承克里普林之研究，發現七十八件案例中，五十位病患日後演變成為精神分裂症。

佛洛依德對偏執妄想症之研究，歷經十多年之演變。1911年，在分析史瑞伯(Schreber)案例時，他認為患者之被迫害妄想症乃出自其對父親之同性戀，透過「否定」(denial)及「投射」(projection)自我防禦機制之運作而形成。克萊思麥(Kretschmer)在西北歐之研究所得之結論是「一些個性比較敏感的人，兼具憂鬱，悲觀或自戀性格者，當遭遇某種特殊情況時，遂而產生偏執妄想症」。克萊思麥強調這一類型病患很少演變發展成為精神分裂症。北歐精神醫師朗費德(Langfeldt)劃分精神分裂症為二種類型。第一是「精神分裂症核心類型」，患者逐漸喪失神智，逐日惡化；另一類則為「突發性」(acute)，病前人格完整，其治療率較高。

1941年之研究調查發現在四百名妄想症患中，一百五十二名為妄想分裂症，六十三名為老年癡呆症，三十八名為單純妄想症，三十六名為躁鬱症，二十一名為「失控精神病」(Involutional Psychosis)，四十名為其他類型精神分裂症，五十名為其他類型精神病。依據美國《精神疾病檢驗手冊》第三冊(*DSM–III*)指示，在所有妄想症患中，大約30%屬單純妄想症。愛荷華大學精神診所五十年之檔案顯示，僅0.1%～0.4%之精神病患為單純妄想症。在芝加哥大學精神病院十個月的診療記錄中，40%患者具妄想徵候，其中三分之二為妄想精神分裂症，四分之一之主要徵候為心理病。

病源(Etiology)

多種情況可以引發妄想症。妄想可能在精神分裂症發展過程中出現，憂鬱症患者也可能出現妄想徵候。許多器質精神病(Organic Psychoses)也可能出現妄想徵候，許多精神醫生強調先天遺傳因素。佛洛依德以「否定事實」、「反向作用」(reaction formation)，及「投射」三種自我防禦機制解釋「史瑞伯」案例；史瑞伯有潛在同性戀傾向，以自我防禦機制化解其因同性戀傾向而形成之精神壓力，首先以「反向作用」將「我愛他」之同性戀傾向轉變為「我恨他」，再以「投射」將「我恨他」變成「他恨我」，因而形成「被迫害妄想症」。

對人缺乏信賴似乎是妄想症患之共同特徵。心理分析醫師認為患者自幼成長於父母有精神困擾之家庭中，患者自幼感覺別人對他敵視，對別人之諷刺特別敏感。妄想症患之內心會產生「假想的群體」(pseudo-community)。患者既然認為別人在迫害他，當然無法承受與別人在一起之壓力，因而退縮獨居。時時以為別人對他有惡意，別人聯合對付他。在美國，妄想症患以「聯邦調查局」、「黑手黨」，或是「共產黨」為其心目中的「假想群體」在迫害他。「假想群體」對妄想症患產生兩種心理功能。首先，其假想群體以具體實質的形式解除其內心莫名的焦慮。其次，既然迫害他的人是特定的群體，則他可以感到安全，自由自在的與其他人交往。妄想症可以使用「假想的群體」而使得他的症狀不致惡化。也有心理醫生認為妄想症出自於患者之自戀；自戀的自我優越感會產生許多負面的情緒。既然是自戀，其誇張之優越感自然缺乏實質的基礎，也缺乏別人之認同。患者以「投射」，認為別人迫害他，可以加強其自我優越感。以假想的敵人消除他因為虛構之自我優越感而產生之諸多負面情緒。

妄想症患在人際關係中，時時感受一己之缺陷，呈現孤獨、自大、人格僵化、疑心病等。因為一己塑造之種種假象，遂而透過「投射」，不信任別人。當別人揭穿他的假象，即使是輕微的暗示，都會引起他的仇恨及報復。患者以一己的一些特別生活經驗，例如在股票市場賺了一筆錢，或是時來運轉，找到一份收入高的工作，透過「偏執」(obsession)、妄想，而將這些生活遭遇詮釋為一己之特殊能力。一般的人都有自我偏袒，狂妄自大的傾向；妄想症患之自戀人格，強化其自我偏袒、自大的傾向。妄想症患之思想似乎很合邏輯，具有理性，然而事實上則是選擇一些符合他妄想的資訊，建構他的妄想。

值得一提的是，輕度的妄想是現實生活中最好的興奮劑及鎮靜劑。試問世上，絕大多數貧困無以為生，沒有才華、沒有能力，也沒有成就、沒有地位的人，如果沒有妄想症，將必然形成憂鬱症。

人類最重要的需求之一是贏得別人的尊敬，試問一位一無所有、一無所能的人如何能在現代社會中贏得別人的尊敬。所幸這些人可以塑造一個妄想的境界，置身其中，滿足一己尊貴的慾望，也因而心安理得，快快活活了。因此我們也可以瞭解狂妄自大妄想症之普遍性。人類生活最終目標都是爭取快樂，「妄想」既不花錢，也不犯罪，只要不傷害別人，實在是價廉物美的仙丹，比宗教信仰更受廣大群眾歡迎。一般的宗教信仰教導世人承受痛苦，而「妄想」則帶來財富、地位及尊嚴，妄想的境界就是個人的天堂。

第八章　心理治療(一)：心理治療理論

第一節　心理治療(Psychotherapy)簡介

所謂心理治療，顧名思義，即由心理醫生透過對話為病人治療有關人格、認知、情緒等因素所構成的偏差行為及心理困擾。心理治療之內涵，包羅萬象，幾乎隨專家之所長及所為而界定。心理治療之一是病人自我治療(self-therapy)，當年佛洛依德曾經應用於己身；荷尼曾為此而著作；而雷克(Reik)認為自我治療是所有心理治療中最有效的方法。

心理治療與心理輔導(counseling)的分野是屬於量而非質的差異；大致而言，心理治療聆聽病人傾訴的時間較多，而輔導者則施教的時間較多。其次心理治療作較深度的分析，凡是以言談思想等方式幫助病人恢復心理健康者，是為心理治療。心理治療不包括藥物治療，也不運用任何器械（例如：電擊）。

心理醫生柯西尼(Corsini, 1984)在紐約監獄任職時，以其行醫的經驗來解釋心理治療。一位三十歲左右，面貌端正的犯人，走入他的辦公室。以下是他們兩人的對話：

犯人：下星期四我將假釋出獄。

柯：恭喜你，那很好。

犯人：在未出獄之前，我特別來向你致謝，多年來你為我的服務。

柯：但是我並沒有為你作什麼呀？

犯人：兩年前我離開你的辦公室時，我感覺我飄飄欲仙。我感覺到獄中的情境都改變了，我變成了一個新人，從那次以後我遠離了竊盜集團，而加入了正人君子的群體，我修習學業，而領到高中文憑；我也同時學習繪圖，也得到了文憑證書，我再加入教會，再次與久無連絡的家人連繫，而他們也將於我出獄之前來探望我。我認清自己，我現在開始對未來，抱著滿懷希望；從前我以為心理治療醫生，只是作空泛之談，而今乃知昔日之非，我非常感謝你的幫助，你改變了我的人生。

然而根據柯西尼的記錄，他從來沒有與這一位病人交談。柯於是回答：你肯定是我嗎？依據你所說的情況，這種人格轉變需要多年，然而我從未與你交談過。

犯人：不錯。是你。你兩年前對我所說的話，我銘記在心。

柯：我說過什麼呢？

犯人：你說：「我的智力很高。」

由於這簡短的幾個字，竟然改變了這位犯人的一生。在這之前，這位犯人的自我觀念一直都很低落，認為自己愚蠢不可及，而且自以為精神不正常，他的家人以及友人也都如此稱呼他；在學校裡，他成績一直很差，更證實了他的自卑。然而柯西尼為他作智力測驗，而且肯定了他的高智力之後，他突然之間覺悟，他以往並不笨，只是他比他的粗俗朋友們智力高，因此他的朋友們無法理解他而以為他笨。由於這一次的智力測驗，及醫生對他的肯定，而改變了他的自視，改變了他的心態行為。這是心理治療的一個好例子。

所以柯西尼在無意之間，作了心理治療；在沒有理論、沒有方法，及無意的情況之下，產生了心理治療的效果；然而另外有兩位病人，已經在柯西尼的診所治療十年，卻一無進展。

有人說心理治療專家就好似一位商人，是否能夠成功的推銷他的觀點給病人。從這一觀點來看，心理治療專家的主要功能，在於幫助別人，改變別人的心態。

依據柯西尼的統計，目前心理治療共有二百五十多種學派；有的心理治療比較流行，有的則否。

心理治療源自於十九世紀末葉，最早始自於瑞士醫生杜波爾(Du-Bois)；他以對話的方式治療精神病患。另一位則為法人皮奈(Pinet)，他是在佛洛依德開始行業時，最有名的心理治療專家。

1902年，以佛洛依德為首的心理分析學派成立。其中以佛洛依德、阿德勒、榮格(Jung)三人為主。心理分析學強調心靈內在之衝突矛盾。克尼斯(Kris, 1950)界定心理分析學為「以衝突的觀點分析人性，視心靈為衝突之場所；衝突的力量來自多方，有的是意識所覺察者，有的是潛意識。而心理分析學則強調潛意識在心靈作用中的重要性。」

衝突矛盾是人類生命中不可或缺的條件，人類必須周旋於兩大對立的勢力之間；一方面是原始生物的各種需求、慾望，另一方面則為社會文化所制定的各種限制規範。在短短的數年之內，人類必須學習社會所賦予的各種智識、價值規範、語言文字等等。在生活成長的過程中，個人必然遭遇無盡的衝突矛盾及挫折。

人類心靈運作的第一項原則，是遵循原始本能的動力，尋求快樂而逃避痛苦(Freud, 1911)。在生命之初，在嬰孩尚未接受社會化以前，尋樂避苦的原則是決定人類個體運作的主要原則；人類早年愉快與痛苦的經驗，足以深刻影響其人格結構及成長。由於人類童年漫長，必須依賴別人的生活情況之下，受痛苦的經驗也因而延長，可能造成嚴重的後果。

心理分析的重要，在於指示病人認識自我。然而對於病人而言，其精神疾病的根源，以及其痛苦的後果，是無法透過意識去體會的。心理分析專家的目的，在於指示病人其徵候及痛苦，來自內心潛意識的衝突，使得病人不再受潛意識因素的指使。

許多心理治療學派，皆源自於心理分析學派。雖然有許多治療心理疾病的方法，然而只有心理分析學可以透視心理疾病的根源。

心理分析學對於人格之解剖，可以劃分為幾個原則。第一，決定論。認為人類行為思想，皆事出有因；與乎過去之生活經驗密切相關，透過仔細的分析，我們可以瞭解個人現在的行為心態，與過去事跡之關聯。第二，是層次學觀點(Topographic view-point)。認為人類心靈由意識到潛意識可劃分許多不同的層面，心靈之部份內涵無法展現於意識層面者，是為抑止(repression)，抑止是一種意識性的行為，有意忘卻過去的某一些經驗，以避免痛苦。心理分析學派發覺潛意識對於個人的行為、心態影響重大，個人許多重要的決定，均出自於潛意識因素。第三，動力原則。人類行為之兩大生理動力，是為性驅力及攻擊驅力之互動及其發展。第四，始源論(Genetic Approach)。重視童年往事對於成人人格個性及心理困擾之影響；心理分析學派強調人類在兒童時期的依賴性。在高等動物中，似乎生命初期的經驗，對於後期影響甚大。

自從佛洛依德1939年去世以後，心理分析學派開始演變分化。自1940年到1980年代，心理分析學逐漸式微，代之而起的是諸子百家學說。許多當代心理治療學派已擺脫了傳統心理分析學的拘束，而走向更具體社會科學化的範疇。

在心理治療學說中，有所謂「飛行治療」(flight into health)之說法，即病人在短期治療之後而痊癒者。事實上這是有可能的。然而基本上，多數心理醫生不贊成這一種說法，他們相信痊癒是漸次性的。在治療機構中，更有許多病人故意做作、偽裝，以圖早日出院。

第二節　「移情」及「抗拒」(Transference and Resistance)

任何一位從事心理治療工作者都瞭解，心理治療不是單純理性的工作，必須建立在病人與醫生間的特殊情感關係之上。在心理治療的初期，病人對醫生展現親切的情感，是為「移情」，而病人在初期治療時也都會呈現抗拒治療的現象。1914年，佛洛依德出版《心理分析學的歷史》一書；其中他說，「心理分析學理論之重點有二，當醫生探討心理症的根源時，兩件重要的事情發生，第一是『移情』，第二是『抗拒』。心理分析工作必須以此二項觀念為出發點」。然而終其一生，佛洛依德對此二個問題並未作深度的探討，特別是「抗拒」。

心理分析學的三大理念之相關性至為清楚；第一，潛意識觀念涉及個人童年的性生活(infantile sexuality)；第二，個人童年的性心理中有不可忍受的意念，因而被壓抑至潛意識中。這些壓抑的不可忍受的意念及潛意識形成不可抗拒及非理性的動力，迫使個人行為，個人既無法抗拒，也無法瞭解。在這些非理性的驅力之下，一個人成為神經症患，遂而就醫，然而在心理醫生治療的過程中，病人展現同樣的「抗拒」心理，不願揭露其深藏潛意識中的因素。心理醫生如以理性方式來解釋病人的病因，對心理病患無助；因為在理性的處理中，醫生沒有涉及病人入病的整個非理性過程；要有成效，醫生必須使用「移情」及「抗拒」原理。「移情」及「抗拒」因而成為「心理治療」之應用及理論的兩大基石。佛氏認為「心理治療」是無法傳授的，醫生必須從實際治療經驗中體驗、學習；事實上，生活經驗中許多層面也都是無法教導傳授的，也只有從真正的生活經驗中去體驗及學習。

在佛洛依德發現「自由聯想」方法之後不久，他發覺病人在心理治療過程中，時時以各種方式，有意或無意的抗拒透露潛意識的經驗及記憶，病人時時展現種種困擾，有時不參與治療，有時遲到，有時發脾氣，有時忘了自己的問題，有時與醫生產生情感關係，或是與醫生抗爭，使心理治療無法進展。早在1890年，佛洛依德即以

「抗拒」命名這些現象。抗拒又分為有意及潛意識兩種，後者在心理分析學中具重要性，個人如果將過去經驗壓抑入潛意識中，則在治療時也必然會阻止這些經驗重現。當代心理分析學界認為「抗拒」的動力來自「自我」(ego)的自我防禦機制。為了防止焦慮，「自我」乃使用自我防禦，阻止潛意識中被壓抑的經驗重現。因此，根據當代心理分析學的看法，焦慮的壓力形成個人抗拒的動力。日後，佛洛依德及其他心理分析學家又發現，病人在診斷過程中不斷抗拒，其動機是為了維護病人的精神狀況。神經症或是精神病就好像一個病人長了一個大腫瘤，非常的痛苦，然而心理治療則好似開刀割除此一腫瘤，過程是非常痛苦的，而且也很危險。因此，患腫瘤的病人抗拒開刀割除。病人的抗拒更出自於病人徵候之一些功能，例如神經症的依賴個性可以不勞而獲，無須努力奮鬥，即可以得到享受。佛洛依德稱這一類功能為次級功能(secondary gain)，非原先促成病人形成神經症之根源，而是病人得了神經症之後所得到的好處。第三種抗拒為「情緒化行為」(acting out)。病人持續以其習慣的神經質行為來處理心理治療過程中的問題，拒絕接受心理醫生的指示。由於這種現象，佛洛依德又創設了「移情」的概念，認為病人以其童年對待父母的心情行為轉移至心理分析醫生身上。佛洛依德認為「移情」的觀念對心理治療有幫助，幫助病人瞭解其目前之特殊心態行為出自童年，使病人瞭解其目前的特殊個性與童年經驗，童年習慣反應之間的關係。依據佛洛依德的解釋，「移情」產生於肛門期、戀母情結時期。佛洛依德發覺許多病人忘卻了他們的病症，而將注意力放在心理醫生身上；特別是一些女性病人，不論其年齡為何，似乎都期望得到佛洛依德的愛情，以為得到佛洛依德的愛情即可以治癒她的心理病。男性的病人則對他敵視，反抗佛洛依德的權力，與佛洛依德抗爭。佛洛依德認為男女的這種反應分別反映了戀母戀父時期的特徵。佛洛依德在臨床經驗中更發現病人的這種「戀母情結」

的情緒反應似乎是一種刻板式的反應，與心理治療的情境沒有多大關係。因此，佛洛依德解釋病人「移情」的心態行為與心理醫生本人似乎沒有關係。因此，心理醫生必須瞭解，女病人並非真正的愛戀醫生，而男性病人也並非真正的憎恨他，這些都只是象徵性的行為，心理醫生形成了病人的心目中潛意識的父母。因此病人對醫生的這種移情現象，應被詮釋為展現病人的症狀。佛洛依德因而指示心理醫生，在治療的過程中，不得透露醫生本人的生活經驗，並且應坐在病人的背後，不讓病人看見醫生的面部表情，而且與病人不得有任何社交活動。然而以後的心理分析醫生，則以為病人與心理醫生的關係並不是單純的戀母情結之展現。除了童年情慾經驗之外，病人過去的生活經驗都可能投射於心理分析過程中。

依據佛洛依德的看法，有的病人無法產生移情作用，例如自戀狂的病人沒有剩餘的生命慾能夠轉移給別人，因為自戀狂的病人將生命慾的動能投入自戀中。佛洛依德認為這一類的病人陷溺於童年的經驗中，產生「膠著」狀況(fixation)無法治療。然而其他的心理分析醫生則不盡同意此一觀點，因而心理醫生治療自戀症有成效者不乏。1920年代，佛洛依德指示所有心理醫生必須定期自我分析，以瞭解一己之人格、心理問題。

1920年，佛洛依德提出「重複過去行為的強迫症」(Repetition Compulsion)的觀念，使移情的概念再度引起爭議。佛洛依德認為移情是「重複過去經驗強迫症」的明顯例子。而在這個時期，心理分析的效果遭受各方面強烈的批判，批判者認為心理分析治療的過程過分學術化(intellectual)，而且自由聯想方法似乎對解決病人個性的困擾並無幫助。

1927年，心理分析學家瑞曲(Reich)認為病人自我防禦性的個性特徵(defensive character trends)構成心理分析治療時的移情現象，以後的學者則認為移情及自我防禦的意義相似，皆自幼形成的特殊反應，形成習慣，而在以後的生活經驗中時時重現，缺乏理性、缺乏判斷力。心理分析醫生必須指示病人其所展現之特殊行為反應之意義，是其童年期對特殊情況的反應，告訴病人應擺除這種習慣，才能擺除個性中的障礙。

沙里文研究精神分裂症的結果顯示，自戀症患者在心理分析治療過程中亦可以產生移情。而一般精神分裂症在治療過程中所展現的行為心態，也就是這些病患的習慣性自我防禦個性特徵。沙里文及富洛姆、瑞希曼(Reichmann)等人發現精神分裂症患在治療中的心態行為，反映童年所養成的習性，也屬於「移情」作用的一部份。所謂移情，就是將過去童年的特殊情況中產生的反應轉移至成年生活情況中。事實上，精神病患因為生活在過去的情境中，使他們無法掌握當前的現實情境。

瑞曲(Reich)在研究中發現，口腔期性格的人慣於以寄生的方式依附於心理醫生，而肛門期性格的病人則展現頑固及抗拒。瑞曲在治療病人時，不斷的告訴病人他們的特殊性格特徵，瑞曲認為在消除這些障礙之後，乃能從事心理分析，追溯病人童年往事與其病症之間的關聯。當代的心理分析學家，如荷尼及沙里文等，在從事心理分析治療時，都會分析病人的性格特徵，視之為治療的一部份。在日後的治療過程中，瑞曲及沙里文更發現心理治療的效果事實上是心理分析醫生與病人互動的產品，不是佛洛依德所說的，是病人單獨陳述，而醫生從事分析的結果。佛洛依德也體會到心理治療不可能完全擺脫病人與醫生之互動關係，然而佛氏以後的心理分析醫生，為避免情緒投入，或是恐懼在分析中產生反移情作用(counter-transference)，因而刻意維持冷漠的態度及關係；這種冷漠的態度及關係使得1930年代之前的心理分析常常失敗。湯普森認為在心理治療過程中，醫生與病人的關係上，一則涉及病人的病態人格，然而也同時涉及病人的健康人格的部份，只要醫生能夠保持距離，醫生可以採取積極參與的方式，以治療精神疾病。

1929年，沙里文提出「並列扭曲」(parataxic distortions)的概念。在他治療精神症患時，發現病人產生移情作用，將其童年時特殊情況下產生的非理性情緒心態反應應用於心理分析醫生。沙里文對病人解釋這種現象，而這樣的解釋亦可以達到治療的效果。沙里文稱其理論及方法為「心理分析學的人際關係理論」(Interpersonal Theory in Psychoanalysis)。然而沙里文的「並列扭曲」觀念並沒有引用生命慾或是重複過去經驗強迫症的觀念，沙里文認為病人之特殊病態個性反應出自於早年的生活經驗，與其生活中重要人士之互動及關係，然而未必牽涉到性關係。在早年生活經驗中，兒童養成特殊的方式以應付周遭的重要人物（例如：父母），而後則習慣以此特殊方式應用至一般人際關係中。重複過去經驗的強迫性行為，並不如佛洛依德所說的僵化，日後的生活經驗可以透過意識及潛意識，修正過去的特殊心態反應。在心理治療過程中，心理醫生針對病人的特殊心態行為，採取不同的反應；在這樣的人際關係中，使病人覺悟其過去所養成的特殊心態乃是非理性的。1925年之後，心理分析學家將分析的重點落實在心理分析的過程，而不是病人重複過去經驗的層面。重視病人之性格妨礙心理治療之事實，從而改善病人，或使病人瞭解其性格之非理性根源，及其性格之缺陷，及對病人的不利。

心理分析學家瑞阿克(Janet Rioch)發現，如果父母在教養子女時一味以命令的方式，而且在平時與子女相處中也都以命令方式，則父母的指示具有催眠指示的作用。日後子女會養成習慣性的遵從過去父母的指示，這些子女成長之後，會盲目的，潛意識的遵從過去父母的指示。這項發現具有明顯重要的意義。每一個人在成長過程中，特別是在童年，都可能在類似催眠的狀況下，接受某種指示，這些指示在日後會不斷影響此人之心態行為。

心理分析學家荷尼認為佛洛依德在心理治療方面最大的貢獻是

他創立的「移情」(transference)概念。透過移情現象，心理醫生可以瞭解病人在童年時對父母的態度，及病人的性格特徵。同時，病人在治療過程中，感受到醫生的關懷及親切，對病人康復有助。病人為了討好醫生，也會努力掙扎，以求痊癒。在普通狀況之下，病人對於心理醫生病情詮釋，常會產生憤怒的反應，因為醫生的詮釋，觸發了病人的隱私，病人為了維護隱私，為了逃避焦慮，可能對醫生抗拒，拒絕合作，妨礙病情的康復。佛氏認為病人在治療過程中產生情緒反應，也同時會展現於其日常人際關係中。荷尼與佛洛依德不同的地方是，荷尼強調個人童年的生活環境及成長過程對個人人格結構的影響，反對佛氏之戀母結構觀念。佛氏以為治療心理病人，必須使病人回歸到童年的特殊親子關係記憶中，使病人重複過去的感覺，有助於病情之康復。荷尼則強調病人之特殊性格及自我防禦體系，是病人產生困擾的主要因素，因此在治療時，醫生應該使病人瞭解其壓抑的情緒，及病人的自我防禦，都是使得病人困擾的因素。為求康復，病人必須釋放他壓抑的情緒，扭轉其自我防禦。由於「移情」作用，佛氏主張在治療病人時，醫生不應展現其真正的性格，應避免感情用事，避免情緒影響其判斷。病人因移情作用對心理醫生所產生的情緒干擾，是為「反移情作用」。在這一方面，荷尼同意佛氏的看法，也就是說，在治療病人時，醫生應避免反移情作用，避免情感摻入，情緒用事。

第三節　心理分析技巧(Psychoanalysis Technique)

佛洛依德討論心理分析技巧並不多，1890年代，佛氏提出「紓解法」(cathartic method)，化解病人被壓抑的情緒，然而這套觀念逐漸被心理分析法(Psychoanalysis)所取代。1895年，佛氏著作《歇斯底里的研究》，其中論及心理分析技巧。1904年，羅文菲德(Loewenfeld)著〈佛洛依德心理分析手續〉一文，其中佛氏指示以新的心理分析方法取代昔日之紓解法。佛洛依德說：「在治療過程中，心理醫生自然而然地學習到分析方法。」然而事實上卻並非如此，多數的心理分析家無法自治療病人過程中體會、學習。

佛洛依德以自由聯想法，夢的解析及對病人生活史的分析；以揭露病人遺忘之童年重要往事。在這一套技術中，佛氏強調使潛意識變為意識的方法。使用時必須克服病人的「抗拒」，真正實施是很困難的。精神疾病與健康的分界線原本不清，因此治療的目的在於使病人恢復正常，可以過正常生活，可以得到快樂。

在《童年性學三篇論文》中，佛洛依德強調童年性心理通常展現於三至五歲之間，而這一段時間之性心理障礙（戀父、戀母情結）構成神經症之主因。因此，從事心理分析應著重揭露這一時期遺忘的事。

佛氏劃分「心理分析」與「心理治療」❶。在使用心理分析時，病人必須是可以分析的人，此人必須可以追溯童年往事。因此，在診治病人時，佛洛依德挑選病人具有充分的智力、倫理觀念、年歲

❶ 心理治療與心理分析之間的界線難以劃分，二者皆以治療精神病患為目的，後者以自由聯想，夢的解析等抽象方法，探索病人潛意識壓抑的記憶，使之意識化，使壓抑的「挫傷」能夠直接表露其情感。這一項措施之重要性在於使受壓抑的記憶能與個人之「自我」結合。過去，由於壓抑，使這一部份記憶與個人之「自我」分離，使得創傷的情緒不能直接發洩，而必須透過其他方式展現。因而形成各種神經症徵候或是精神病徵候。

心理治療包含心理分析方法以及其他許多不同的方法治療精神病患。早在佛洛依德之前，即已有心理治療存在，由醫生及其他行業，例如神職人士執行。在佛氏同時期及佛氏之後，也有多種不同的心理治療學派並存。1982年，柯西尼著《心理治療》一書，分析當代二百四十七種心理治療方法中之十二種主要學派。

不太老（未超過五十歲者），也不太年輕（佛氏不醫治兒童）。

在1913年的〈治療的開始〉(*On Beginning the Treatment*)一文中，佛氏申述其過去的錯誤。他說「過去在治療時，他強調理性的瞭解，希望病人或其家人，或是其他人能說出病人童年往事中悲痛的經驗。醫生也以此作根據，希望儘速治療神經症。然而事與願違，過去的臨床經驗證明這種作法常是失敗的」；過去之所以失敗，佛洛依德歸因於未能充分瞭解「移情」作用。在其1910年「朵拉氏案例」中，佛氏強調「移情」在心理治療中扮演的重要角色。在診治朵拉(Dora)時，佛洛依德因為未能認清楚移情作用，因而使治療中斷。在其1912年的〈移情動力〉(The Dynamic of Transference)一文中，佛氏強調移情對於化解病人內心衝突的重要性。在1908年至1910年的國際心理分析年會中，佛洛依德數次宣稱將出版有關心理分析技巧的手冊，然而終其生未能完成。

在1911年至1914年間，佛氏出版了六篇「心理分析技術」論文。然而其中對分析技術卻並無明確的指示。佛洛依德也不敢肯定他所使用的方法是否適用於別人。然而他的六篇論文均集中在「移情」及「抗拒」的主題之上。佛氏強調，心理分析是否有成就，端視乎醫生能否處理「移情」及「抗拒」。此後，佛氏指示心理分析醫生在進行分析時必須遵循若干原則：

1. 避免與病人建立任何社交關係。
2. 拒絕回答病人有關醫生的私生活。
3. 不得接近病人的親屬或親友。
4. 詮釋的時機(timing of interpretation)。
5. 如何處理會晤病人的時間及費用。
6. 分析時，醫生必須終止性生活。

這些原則形成日後心理分析醫師所必須遵守的原則，以避免污染「移情」作用。然而事實上，這些原則的運用頗有彈性。1938年，英國心理分析學家葛羅夫(Glover)發覺心理分析實施技巧個別差異很大。

在治療神經症的過程中，一些病人與醫生的關係展現病人在童年與其親人的病態關係，而此種情況為病人康復階段之一。心理分析醫生利用此一階段以瞭解病人、治療病人。當然在心理治療領域之外的人際關係中，我們也時時見到有類似的移情現象。

在治療的過程中，病人「抗拒」日益強烈，明朗化。對心理醫生而言，「抗拒」的意義更重於「移情」。「抗拒」不斷呈現，每一次在分析時都會出現，佛洛依德認為心理治療必須要「化解」(work-through)抗拒。醫生持續不斷的努力，在病人病態的移情中分析，使病人瞭解其神經症，而後乃能克服其困難。在1914年的〈記憶、重複與化解〉一文中，佛洛依德強調心理治療過程中，化解抗拒的重要性。佛氏認為化解抗拒乃心理治療的特色。

在揭露病人童年遺忘的往事之中，1890年時，佛洛依德以為歇斯底里症病人的童年性誘惑(seduction)記憶是事實，而後來才知道這可能是病人的幻想。然而在諸多的研究經驗中，佛洛依德發覺幻想或是真實性的性誘惑(seduction)對病人人格成長之影響是一樣的。在1916年至1917年的《心理分析導論》一書中，他說「神經症患都具有類似的童年經驗，不論是事實也好，是幻想也好，對病人人格成長的影嚮大致是一樣的」。

在1928年致費倫茲(Ferenzi)函件中，佛氏說：「過去我所提議的『心理分析技巧』多數是從消極性的(passive)觀點去建議，只告訴心理分析醫生心理分析中的禁忌，而缺乏了積極性的建議。」一直到了1937年，佛洛依德在自我心理學(Ego-Psychology)的理論之中，乃再次提出有關心理分析技術性的建議。

第四節　神經症之治療

在未討論神經症治療之前，讓我們再次複述「神經症」的本質。

神經症出自童年生活諸多不順遂的條件，使得病人對他們自己以及對別人的關係產生困擾，產生「基本焦慮」(basic anxiety)的現象，病患感覺無力、無助，而視外在世界為一個敵對、危險的世界。病患急於尋求安全，至於他所選擇的特殊管道以維護其安全，則視其所處之環境，及其本身條件、經驗而定。病人形成神經症的個性，其特徵是「強迫性的遵守一些僵化的行為思想模式，以求維護自尊，保障安全，避免危險」。由於受焦慮的限制，病人選擇特殊的心態行為以尋求其自我的滿足及安全，神經症的個性中隱藏著對世界、對世人的怨恨(resentment)，這種個性對病患而言有其功能貢獻，然而對他日後人格成長的限制則極其嚴重。

透過神經症性格及其自我防禦所得到的安全感永遠是不可靠、不穩定的。病患時時因為他的不穩定而感到焦慮，好似一個人在走鋼索。這些個性，這些自我防禦使得病患日趨僵化(rigid)，因為他們已別無他法，為求防止焦慮，他們一再增設自我防禦的機制，而後他們陷溺在其多重自我防禦機制之中，諸種自我防禦機制相互衝突，而同一機制也可能包含內在衝突矛盾。神經質之錯綜複雜自我防禦機制及個性使他們日益缺乏安全感。

神經質的個性也使得病患日益自我疏離；由於其個性結構之僵化，使他們的生產力、工作效率降低。他們仍然具有工作能力，然而他們本性中的自發自動的創造力已經受到了扼制，無法發揮。神經症患亦日益不滿，因為他們能夠得到的滿足有限，而他們得到的滿足也常是局部性的及短暫的。神經症個性的發展是為了對付危險的外在世界，然而由於自我防禦的特殊性質，也使得神經症患的人際關係日益惡化。神經質個性增加病患對外人的依賴，也增加病患對外人之敵意。這些特性構成神經症個性的核心特質。神經症變化多端，然而其核心特性及人格特性包括以下幾項特色：強迫性的努力、追求向上、矛盾的個性、易於出現焦慮症狀、個人自我疏離以及與外人關係的破壞、個人潛能無法發展、實際的成就有限。神經症的徵候雖然很明顯，我們也常是以神經症的徵候來界定神經症，但是神經症的徵候並非神經症的主要決定因素。神經症的徵候包括：恐懼、憂鬱、疲倦感等等，有時出現，有時不出現。如果這些症狀出現，也只是神經症所產生的副作用而已；此外，神經症的害羞也是神經症的必然後果，但是「懼高症」則不是神經症的必然後果，懼高者乃神經症的副產品，神經症將其恐懼轉換為一個特殊的型態。

一、佛洛依德的觀點

佛洛依德自從出版《自我與本我》一書後，修正「自我」觀念，對於「神經症」的觀念也隨而修正，瞭解童年性心理只是神經症眾多原因之一。過去在診治神經症的時候，佛氏強調使潛意識意識化的原則(make unconscious conscious)，現在則改為「本我之所在，自我之所趨」(Where id was, the ego should be)。在心理治療過程中，患者之「自我」部份健康，部份有病。醫生與其部份健康的自我合作，共同對付部份生病的自我。在自我心理學中，佛氏以為「自我」是三面受敵——外在環境、本我，及超我；在此種情況下，個人易於產生焦慮，形成神經症。

在1937年出版的《心理分析之可終止及不可終止》論文中，佛氏提及神經症是否可以治療，由以下三種情形決定：⑴創傷的重要性、⑵本能之強弱、⑶在自我防禦衝突之中「自我」的改變程度(modification)。只有在第一種情況之下，心理分析之結果可以預測，乃是加強病人的「自我」，改變病人童年時所作的決定，而以成熟的方式去處理問題。在其他二種情況之下，則視二種因素之量的多寡而定。總之治療的方向在於改善、加強病患之「自我」，使得病人之自我能有效運作，即達到心理治療的目的。

1937年的論文中，佛氏指示心理治療在以下三種狀況下可以終止，也就是病人已有明顯改善，無須診治：

1. 病人的徵候消除。

2. 病人無法自由聯想。

3. 病人的人格成長達到一定的標準。

就第一種情況而論，自心理分析學成立以來，立場未變。就第二種情況而言，如果病人能夠「自由聯想」，則可以持續醫治，如不能自由聯想，則無法醫治。根據第二項原則，精神分裂症患、兒童、或是智障者均無法行使「自由聯想」。對於精神分裂症患，自由聯想可能導引嚴重後果；對於兒童或智障者，他們無法瞭解自由聯想之意義。第三項原則只是理想，在長期心理治療之下，病人可以擺脫童年生活的陰影，邁向成長、成熟的方向。

佛洛依德及早期（十九世紀）心理醫生，在臨床經驗中發現，當心理病患坦陳其童年往事中隱藏之痛苦感受之後，他的心理病徵候隨而消失。佛洛依德以「釋放」(abreaction)解釋此一現象，病人在陳述童年慘痛經驗之後，得以「釋放」潛意識中壓抑的情緒。情緒的自然紓散、潛意識因素之呈現於意識層面，使得原先與「自我」分離的情感，再次與個人之「自我」結合為一體。神經症之形成就是因為一些情緒被壓抑，與「自我」分離(dissociation)而形成，如果「自我」再度整合壓抑的情緒，則神經症及其徵候也就自然消失。

佛洛依德認為精神疾病與正常人之間的差異只是「量的差異」，而非「質的差異」。在精神醫學或是心理分析學的領域中，這一直是一項重大的爭議。目前，絕大多數的學者及精神醫學專業人員，都同意「量的觀點」(quantitative point of view)，認為精神疾病與正常人，或者各種精神疾病之間的差異，都只是程度上的差異，而非本質性的差異。事實上，精神疾病是錯綜複雜的現象，一般的分類學都只是抽象的概念，刻化精神疾病的特徵，過度簡化現實中的複雜現象。

二、荷尼(Horney)的觀點

依據荷尼的看法，有幾種治療神經症的方法是錯誤的，首先是企圖瞭解神經症患的徵候結構，而未能瞭解其個性結構，如此的做法是錯誤的。在「情況神經症」的狀況下，分析病人的徵候以及其面臨的實際情況是有效的治療方法。然而對長期慢性神經症患而言，瞭解其徵候是無用的，因為其徵候顯現其多年錯綜複雜性格的衝突及後果，我們必須瞭解其徵候所隱藏的性格結構。徵候本身是無意義的，如果心理分析醫生只重視徵候是徒勞無功的；只有分析性格結構之後，乃能瞭解其徵候的意義。

病人在治療過程中，常展現不滿，他們希望醫生能夠迅速判斷他們的徵候，而不希望深入的探討，同時在他們的潛意識內，不希望別人進入他們的心靈深處，因為他們的心靈深處埋藏了他個人焦慮的根源。醫生必須直接了當的告訴病人，其深層探索的目的，同時檢查病人的反應。

心理分析治療的第二項錯誤是很迅速的將病人的特殊症狀與其童年經驗聯結為因果關係。佛洛依德治療神經症的基本原則是以病人的症狀與其本能因素及童年經驗相結合，是為本能分析理論及「始原論」(Genetic Theory)。佛洛依德在診治時，其目標有二個；第一，判斷神經症個性的特性及本質。例如，當個人過度自責時，佛洛依德認為病人擁有過度嚴格的「超我」。佛氏診治的第二項目標是將病人神經症的特性與病人兒童時期(infantile)經驗相接合。以上一案例為例，佛洛依德將嚴厲的「超我」歸溯及於其「戀母情結」期的問題。

依據荷尼的看法，神經症患的症狀皆出自於其神經症的人格結構。因此荷尼在診治神經病時，首先是判斷病人神經症本質以及特性，其次是分析神經症狀對病人的功能，再而分析這一些神經症狀對病人所產生的影響。以追求完美形象的神經症患為例，荷尼認為這種神經症狀之功能首在於化解病人內心中與別人的衝突，增進其表現優越於別人；其次是這種神經症的追求完美形象對病人的生活，及其人格發展的影響。荷尼認為這一類病人急於迎合外在完美的標準，而變成機械化，內心產生反抗、厭倦，形成心神不寧、坐立不安、惰性、因循的生活習性。病人一方面以其表面的獨立而自傲，而實質上則急於配合社會眾人所樹立的標準，配合別人的意見，然而同時他對於別人的期望又產生反抗，又感覺到無助，他內心惶恐，怕別人發覺他的完美主義只是膚淺、偽裝；發覺他的散漫生活習慣，他的裡外不一致。錯綜複雜的心態使他與別人隔絕，以及對外人的批判過度敏感。

依據荷尼的看法，在診治神經症時，佛洛依德著重探索病源，荷尼則重視徵候對病人的功能及徵候的後果。二人的目的均在於降低神經徵候對病人的影響。佛氏以為告訴病人其徵候與其童年經驗的關係，病人可以瞭解其病因，遂而能夠擺脫童年的陰影。荷尼認為這項理論有若干基本的錯誤。佛洛依德依據其理論，解釋心理分析治療的失敗出自於病人「潛意識的內疚」，病人因為自戀而無法與心理分析醫生溝通，及「生物本能的無法改變」等等因素。荷尼認為這些解釋都是出自於佛洛依德理論上的錯誤。

在診治方面，荷尼強調「化解」(work through)病人因神經症而產生的心態行為問題，降低病人的焦慮，使他們改善對自己的態度，及與別人的關係，使他們能夠放棄他們的神經徵候。神經症狀的發生乃出自於病人童年對外人及外在世界的敵視，而產生內心恐懼之後果。如果心理醫生分析病人的神經症結構，幫助病人建立與人友善的關係，而不再一味敵視外人。如果病人的焦慮下降，如果病人能夠增強其自我的能力，建立自信、自尊，建立自己的道德力量，增進自我的活動力，病人可以不再需要他們的「安全措施」，也就是那一套他們自幼建立的、不成熟的、幼稚的自我防禦機制及其特殊的僵化思想行為模式，他們可以依據他們現在，也就是成年的判斷，處理解決他們的問題。從以上荷尼的討論中，我們也可以瞭解要想治療神經症患，化解其困擾及內心危機是非常困難的工作，幾乎是不可能的事。成年人的人格結構好似一棵大樹；底部盤根錯結，蔓延幾百公尺之外，想當初這棵大樹還是幼苗的時候，由於某些原因，某些限制，使得它產生畸形的發展，幾十年以後，我們發覺這棵大樹有問題了，再想修正，似乎是太遲了。

三、洞察心理治療(Insight Psychotherapy)

瞭解患者的各種徵候之外，更須瞭解其自我結構特性。其人際關係是否正常，工作是否穩定，其忍受痛苦之能力，能否與心理醫生溝通，其智力及自省力。瞭解患者潛在的問題，如果他的病與他的個性相關，則必須經長期心理分析治療，如是由外在的情境所導致，則必須化解患者之內心衝突困擾，而後化解其徵候。

四、支助性心理治療(Supportive Psychotherapy)

焦慮症患者通常須要一位可靠而能幫助他的人，傾聽他的困難。最初，須判斷引起焦慮的因素為何，然後決定支助之方式。解釋給病人聽他的過度恐懼，以及要求他面對造成焦慮的情境，並且維持與患者長期經常溝通的關係。如果是外在情境造成，則心理醫生可以會同其家人改變其環境。降低徵候對病人的適應能力有幫助，直接間接對患者的自我有幫助，使他增加信心，更願意繼續醫療。

五、鬆弛治療法(Relaxation Therapy)

利用催眠術或行為學派的放鬆技巧也是有幫助的。在最初施行時，心理醫生應要求病人在診療所內，當面實施，而後乃由患者自行實施。鼓勵患者經常運動，並在必要時使用放鬆技巧。

六、打　坐

佛教禪宗的打坐可以調整患者自律神經體系的習性。

七、藥物治療(pharmacotherapy)

近年，抗拒焦慮及憂鬱症的新藥輩出，效果甚佳。

第五節　中國民俗精神醫療——龍發堂

龍發堂位居臺灣南部，是一所中國傳統式的民俗醫療精神病院，其中七百餘位嚴重精神病患者，在主持僧釋開豐及二十餘位僧侶照應之下，在沒有藥物治療的自然環境中，能夠平靜的工作、生活、念經、拜佛，這真是一件奇蹟。

在龍發堂內，我們見到管理的僧侶與精神病人，在生活作息上打成一片，那一種深切的關懷、投入，愛心與佛心的融匯，又怎能是渺小的世俗人所能做得到的呢？記得有一次筆者與一群東海大學學生去參觀龍發堂時，同學中有三分之一的人拒絕進入嘈雜骯髒的養雞場，三分之一的人拒絕吃晚餐，我想，他們大概是嫌龍發堂太髒了，精神病患太可怕了。說句老實話，能夠與成群的精神病患共起居的人畢竟太少了，龍發堂的這些僧侶，這一份深切的關懷、投入，救人救世的心理，與病人生活在一起，對病人的照顧，是世界上任何醫院都無法見到的。筆者在美國二十年的時期中，參觀過許多精神病院，大致上，美國精神病院的情況與我國相當，有好的，有壞的。然而對於病患之處理，在原則上是一致的，精神病被視為無可挽救的疾病，因此精神病院的目的只是照顧病人，使他們與正常人隔離，在治療方面，都是以藥物治療為主，治標而不是治本。

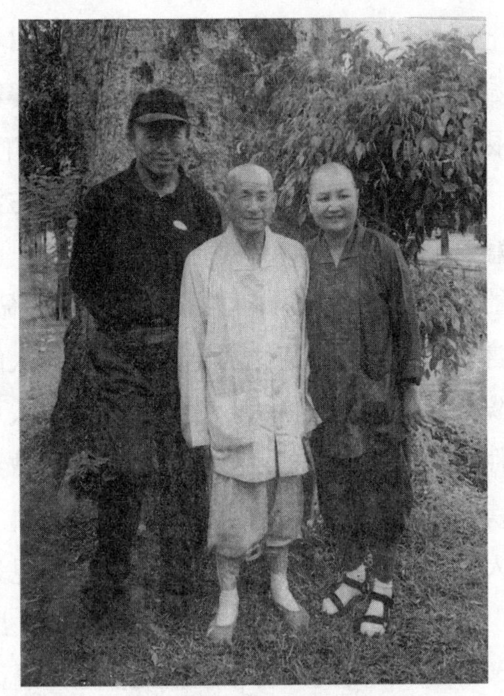

圖二　龍發堂住持釋開豐法師（中）、
龍發堂助理心賢法師（右）及
本書作者（左）（1998年攝）

與一般精神療養院比較，龍發堂內病人的生活環境以及生活方式顯然較為優越。首先，在龍發堂裡，病人的空間較大，自由較多，其次，病人過著自然的生活方式，與外界的團體生活，例如工廠、軍營，沒有多大的區別。第三，龍發堂僧侶對於病人之關懷、投入，龍發堂內親切、真誠的人際關係是外界無法比擬的，這一份真誠親切的人際關係，主持僧侶的關懷愛心是醫治精神病不可或缺的條件。

龍發堂所收容的病人，多是其他醫療機構久醫無效，以及其親屬排斥的病患。在沒有進入龍發堂之前，他們過著非人的生活，多數被家屬鎖在暗室中，一日三餐之外，無所事事，許多病人身體羸弱，病況嚴重，進入龍發堂之後，他們才開始過正常的生活，工作、運動、與人接觸相處。

在龍發堂七百多位精神病人中，大約有70%從事養雞的工作，20%從事其他雜役，另外10%則閒蕩，無所事事。在養雞場工作的五百位病人中，根據我的估計，其中大約50%是真正能工作，其他50%工作效率很低。工作對於精神病是一項有效的治療方法，它給予精神病患以生活意義，製造規律、秩序性的團體生活。

根據個人的觀察，龍發堂的病人中30%～40%情況良好，已恢復正常。依據社會學對於精神病患之界定，凡是一個人能正常工作，維持和平的人際關係，就是正常人。龍發堂內，病人可以接觸多種工具，這些物件都可殘害自己或別人的身體，然而依據龍發堂僧侶的報導，這些病人並沒有作出危害別人或自己的行為。我與幾十位同學與這些病人交談了很久，也沒有任何問題，可見這些病人的情況已相當穩定，如果有社會機構，或是他們的家人，願意收容、照顧，龍發堂內30%～40%的病人可以回到社會裡，過正常的生活。

依據高雄醫學院的報導，龍發堂的病人中80%～90%屬於精神分裂症，如果龍發堂內的30%～40%左右的病人能夠正常工作，與人和睦相處，則我們可以說：龍發堂的治療成效率大約是30%～40%，這是世界上任何大規模精神病院都難以比擬的。

另外，龍發堂還有一項重要的特色，是病人的醫療費用低廉，平均每日每人的生活消費大約是三十餘元新臺幣。龍發堂的這一項特色對於社會以及病人的家屬都是一大貢獻，減少政府的負擔，減少病人親屬的負擔，使得沒有錢的病人也可以接受醫療。在這一方面，如果我們以龍發堂和臺灣中部一間現代龐大的私人精神病療養院比較，就可以瞭解龍發堂的貢獻。這間私人療養院中也有幾百位病人，包括輕度的及嚴重的精神病患。輕度精神病患者的病房生活環境還可以過得去，但是沒有生活自由、沒有空間、沒有工作、沒有正常的人際關係。嚴重精神患者的生活環境則好像監獄、動物園，在藥物的控制下，這些嚴重的病患延續著他們的生命，他們仍舊在呼吸，仍舊在飲食，如此而已。在這間私人療養院中，病人的家屬每月必須負擔幾萬元新臺幣的生活療養費。以臺灣的生活水準而言，對於絕大多數的人，這是一筆龐大的開銷，遺憾的是，這一筆開銷對於精神病人並沒有什麼幫助，只不過使得他們喘延維續他們的痛苦而已。

最後，我們必須回到有關精神醫療的重要問題，究竟精神病是醫學界的問題，還是宗教家及社會科學家的問題。這一項爭論，從佛洛依德開始就沒有肯定的答覆。從後期精神醫學專家對於傳統精神醫學的懷疑及批判，以及現代精神療養院的諸多缺失，使我們深深體會到目前對於精神醫療，政府的政策必須要作慎重徹底的檢討，我們不能用淺薄的科學知識去排斥類似龍發堂的設施，不能因為龍發堂的負責人沒有受過現代醫學的訓練就不准他們開業，我們必須認真的去探討他們的動機以及龍發堂的成效。照顧精神病的工作性質與養育子女有很多相似的地方，我們不能說一個女人沒有受過現代醫學的訓練就不能生孩子，不能養育孩子。我建議政府一方面開放精神病醫療，使得教會、僧侶和私人都可以參與。另一方面，政府可以嚴格管制其品質，並且給予實際的支助。以龍發堂為例，我們政府可以比照美國政府的方式，按病人人數計算，每月給予財力上的支援，另外政府可以派遣醫療人員，幫助龍發堂維護病人身體健康，治療一般性的疾病，更而要求龍發堂維護一定的衛生設備。但是政府的要求必須公正。據我所知，目前許多公立精神病院的衛生維護情況比龍發堂差得多了。對於龍發堂如何處理精神病人，政府可以建議，但不應該干預。

精神疾病主要源自於人際關係的失調，社會適應的障礙困擾。治療精神疾病的方法很多，現代醫學只是其中之一，其他如民俗醫療以及社會科學治療對於精神醫學的貢獻也是不可抹滅的。龍發堂給予我們許多啟示。第一，在理論上，龍發堂開擴了我們的視界，展示精神醫療學術理論的多元性；其次，在實際治療工作方面，龍發堂的僧侶們所表現的偉大愛心是值得我們敬佩學習的，我相信絕大多數的人無法做到龍發堂僧侶的境界。我們應該給予他們以道德及財物的支持。最後我必須說，龍發堂給予我們希望，使我們知道在藥物治療之外，對於精神病人，可以有治本的方法，透過親切的人際關係，透過規律正常的團體生活，精神病人才有真正康復的可能。

龍發堂與精神分裂症之醫療

龍發堂現有七百多名嚴重精神病患，其中多屬精神分裂症。龍發堂是在民國六十年，由佛門子弟釋開豐所創。最初只有一名精神分裂症患，釋開豐法師以其獨創之「感情鍊」，也就是一條繩子，繫於法師與病患之腰際，二人共同起居生活，然而卻在短短的一個多月時間內，患者之病情明顯改進，從此法師之聲名大噪，龍發堂之病患人數迅速成長。目前，龍發堂內有二十多位佛門子弟擔任專職護理工作，另有五十餘位龍發堂內痊癒之病患，自願留任助理。堂內有一間規模龐大的養雞場，由法師帶領弟子及五百餘名病患共同經營管理，養雞場的收入是龍發堂的最主要財源。

筆者自民國七十三年始，以參與觀察方式，研究龍發堂治療精神病患之原理及方法。十餘年來，根據筆者之觀察，認為龍發堂之特殊環境及醫療方法，對慢性精神病，特別是對精神分裂症，產生正面積極的醫療效果。要瞭解龍發堂之精神醫療績效，首先我們要瞭解精神分裂症之特性。

精神分裂症之主要病徵包括：⑴思想、語言及行為之異化；脫離現實，背離邏輯理性。⑵情感之淡化及感覺之鈍化。⑶情緒不穩定，少許之刺激可能產生強烈而不恰當之反應。⑷患者從社會群體及人際關係中退縮出來。⑸患者服飾不整，生活起居散漫。⑹具有獨特怪異的信念。(7)幻聽、幻覺。(8)對人之態度模稜兩可，愛恨交集。對於精神分裂症之治療，可以分為兩個不同的層次。第一是治標的層次，在於壓抑患者之病徵，例如幻聽、幻覺之消除。目前的精神病藥品已經可以降低精神分裂症之病徵。第二是治本的層次，必須從事病患之社會心理復健。

龍發堂一方面是一所精神療養院，同時也是一座寺廟，法師及其他二十幾位專業醫護人員都是佛門子弟，而且入院的病人也都剃度為僧。在龍發堂內，醫護人員與病患之間的關係如同寺廟中住持僧與小和尚的關係。法師們每日二十四小時與病患共起居作業，對待病患一本佛家的精神。博愛、平等、寬大、仁慈而誠懇，對精神病患無懼無忌、視如常人。此外，龍發堂鄉居生活簡單而有規律，不受外來的干擾，病患日夜過著群居的生活，親切而沒有壓力。通常，精神分裂病患最大的困擾來自於他們不能承受的孤單寂寞生活方式，促使他們的病情日益惡化。然而，龍發堂的環境及堂內的人際關係卻化解了精神分裂症患之心靈危機，一方面滿足了他們親切人際關係的需求，又同時消除了他們對人際關係的恐懼及疑慮。

龍發堂的特殊環境及人際關係符合精神醫學「環境治療法」(milieu therapy)的要求，對慢性精神病或是精神分裂症均可產生醫療的效果。此外，龍發堂的每一位病患，都是由於患者及其家人對法師之信心而來到龍發堂，而堂內住持法師也是以對待佛門子弟的心態對待病患，法師與病患之關係也滿足精神醫學「醫患同盟」(therapeutic alliance)之要求，更是治療精神病患之一項重要因素。法師所獨創的感情鍊一則提供精神分裂症最迫切需要之人際感情，又同時帶動精神分裂症患，參與群體生活，參與人際關係，這一切均對精神分裂症患產生積極的社會心理醫療效果。因此，多數進入龍發堂的精神分裂症患，經過一段時間的龍發堂生活後，病情都逐漸好轉。三十多年來，龍發堂的法師們照顧了無數的嚴重精神病患，為社會承擔著一份重大的職責，更難能可貴的是這一份職責，我們普通人做不到。希望政府及社會人士對龍發堂多多鼓勵支持，感謝他們對社會無聲無息的貢獻。

第九章　心理治療(二)：實踐治療法 (Reality Therapy)

在諸多心理治療方法之中，目前在美國戒毒所、精神療養院，及罪犯感化機構中，使用最為廣泛的是「實踐治療法」。實踐治療法始創於1950年代，當時傳統心理分析理論已開始沒落，不論是精神醫生或是普通人，對心理治療之績效都深具疑慮。心理醫生葛拉賽(William Glasser)早年師承佛洛依德心理分析學，而在就讀的過程中，對傳統心理分析方法感到不耐，乃開創其獨特之「實踐治療法」。

實踐治療法在本質上與傳統心理治療不同，後者強調當事人的過去，而前者則重視當事人現在的行為。在治療過程中，治療者擔任教師及模範角色，其目的在於幫助當事人面對現實，在不傷害自己及別人的原則下，實現其基本需求。實踐治療法相信當事人有能力自行負責，解決其困難。實踐治療的關鍵在於使一個人對自己的行為負責；唯有對自己行為負責的人，才是真正心理健康的人。

在《實踐治療法》一書中，葛拉賽駁斥傳統精神醫學理論，強調實際生活之醫療價值。對於治療偏差行為，或是精神病患，他提出三項原則：

1. 現實主義(Reality)：每一位病人或罪犯在日常生活言行中，必須隨時遵循現實主義之指導，不做空泛不切實際之思想言行。

2. 責任原則(responsibility)：葛氏所運用之責任觀，較乎日常所運用的意義更廣泛。葛氏認為個人不僅要對社會群體負責，更必須對自己負責，個人對於一己之責任主要在於培養一己之能力，以滿足個人之需求。人類生而具有無窮盡的慾望，然而「能力」卻是後天培養訓練出來的。許多精神病患及偏差行為之根源出自於無法滿足個人之基本需要。葛氏認為個人必須培養能力，以實現個人之需求，解除精神情緒之困擾。

3. 道德主義(Morality)：葛拉賽主張每個人在日常生活言行中，必須時時遵循傳統道德的指示。傳統道德一則為個人生活準繩，個人如時時遵循，自可免於觸犯法律道德，免於製造精神困擾。傳統道德也同時是個人人格、心靈之支柱；只有在傳統道德基礎之上，個人乃得以建立完整人格，維護內心安寧。

從葛拉賽所提示的原則中可以看出，他的學說及治療精神病與偏差行為之方法，與傳統精神醫學不僅不同，更是背道而馳。葛氏之理論與現代行為科學不謀而合，結合成為新精神醫學之一主要潮流，是為社會精神醫學。

實踐治療法與傳統精神醫學之區別：

1. 實踐治療法排斥心理疾病的概念，也不從事心理診斷的工作。它認為當事人行為錯亂是不負責任的結果，而負責任的行為，就是心理健康。

2. 實踐治療法著重現在的行為，而非情緒或態度。實踐治療法並不否認情緒或態度，而是強調現在行為的重要，因為行為遠較情緒易於控制。我們不必空等情緒的好轉，我們可以行動改善我們的情緒，故「行為」才是治療的重心。

3. 實踐治療法著重「目前」，而非「過去」，因為過去已不可改變，只有現在和未來才可改變，如果在治療中提到過去，這些過去一定是和當事人現在行為有關。治療者強調的是當事人的能力、潛力、成功和價值，而不強調其悲傷和病症。葛拉賽不鼓勵將治療時間放在個人問題或失敗上，而建議治療者在會談中強調當事人的能力。

4. 實踐治療法強調價值判斷。每一個人必須以批判的眼光來看自己的行為，並且判斷其是否具建設性。

5. 實踐治療法不似傳統精神分析學派之強調轉移理論；實踐治

療法認為治療者是一位專家，不應該扮演當事人的父母角色，治療者應該讓當事人認清現實，以幫助當事人建立真正的人際關係。

6.實踐治療法強調意識，而非潛意識，反對傳統心理分析學派之強調潛意識；實踐治療法不允許當事人以潛意識動機作為自己行為誤失的藉口，強調當事人必須接受錯誤行為的責任，並且建立一套切實可行的計畫，切實執行，不得以任何藉口推卸責任。

7.實踐治療法反對懲罰。他們認為懲罰只會增長失敗者的失敗感與破壞治療關係，治療者的任何否定或輕視語言都算是一種懲罰，治療者應當避免施用。

8.實踐治療法強調責任，當事人必須建立責任感。

實踐治療法著重病人當前生活心態，適用於各種精神情緒困擾狀況，包括嚴重精神病患、吸毒罪犯、少年罪犯，及同性戀等。實踐治療學派認為所有人之行為，都是以滿足一己之需要為出發點。當他們不能滿足一己之需要時，會感覺痛苦，同時也可能使別人（包括社會群體）感受痛苦。治療者之功能在於指引病患，使能從事更有效的行為及生活方式。通常每一個人的生活情境中，都具有可行、可用的行為管道，以滿足其需要。

葛拉賽認為所有精神情緒困擾的病患，包括罪犯在內，都是由於不能控制其周遭的情況，無法滿足其一己之需求。因此，不論是精神情緒問題、同性戀，或暴力犯罪，都出自於對外界環境缺乏控制，無法滿足一己之需求所致。實踐治療法在於幫助這些病人適應、控制外在環境，以期滿足一己迫切重要之需求。

當人類某些基本需求未能得到滿足時，即會呈現精神情緒困擾的現象，展現適應不良的行為。治療者之作用，在於指示病人所缺匱的需求，並指引病人如何適應、控制環境，以滿足其需求。例如當我們體內缺乏水份時，身體缺水的狀況會透過副神經體系，傳達及於大腦，促使大腦尋求解決方法。於是大腦轉而指導生物個體，往周遭環境中尋求水份，如果無法取得水份，個人可能會死亡。

人類控制環境的兩大管道，第一是瞭解個體解決滿足需求的方法及物質，第二是如何取得這些物質或服務（例如愛）。

實踐治療理論與其他學說之主要區別在於：前者特別重視人類行為出自於內在需求，而非外在環境之壓力。實踐治療學派之創始人——葛拉賽，最初是心理分析學派的弟子，由於對於傳統精神醫學之不滿，乃創立此一新學派。從他行業開始，葛拉賽強調個人應對一己之行為負責，而不能倚賴、期望別人替他解決問題。在他行醫之初，有一位具有神經質及憂鬱症的婦人來求診，這位婦人認為她的病症是由她已死的祖父導引而起，葛拉賽指示這位病人，她的祖父已死，空談無益，指示她討論她目前的行為以及如何解決她的問題。幾個月以後，這位病人的神經質及憂鬱症狀逐漸消失。

一、實踐治療法實施步驟

實踐治療法之實施可分為八個步驟：

第一步

實踐治療者與患者接觸的第一步，是與病人建立親切、友善的關係，參與病人的狀況。所有求診的病人都感到寂寞，他們急切盼望能自別人得到親切的照顧及關懷，他們期望參與親和的人際關係。由於寂寞及無奈，這些病人產生抑鬱、內疚、焦慮等等心態。治療者必須說服病人，在治療者幫助之下，病人可以建立更有效的生活方式及心態行為，以解決他們的問題，滿足他們的需求。

然而，治療者對於病人之關懷及親切，應該是有限度的，是以專家的身份參與，不為病人病態的心情情緒所左右，不能繼續慫恿病人，維持以往的病態行為。

在建立親切的人際關係之後，治療者必須幫助病人，探索後者內心中迫切而無法滿足的需求為何。然而即使病人能明白表示其內心的迫切需求，這些需求未必是能夠滿足的。例如李先生受他太太排斥，太太離他而去，李先生迫切的需求是贏得他太太的愛；另外一位失職的工作者，最迫切的需求是找回他的工作，這些需求都是合理的。實踐治療法的第一法則，是告訴病人我們只能控制改變自己的行為、生活方式，而不能企圖改變別人。我們的大腦只能支配我們自己，不能支配別人；因此，在不幸的情況中，我們只能改變一己之行為心態，以期給予自己及對方更多的滿足。

因此，治療者詢問病人的問題，不僅是病人心目中迫切的需求，而是在目前情況之下，病人期望能夠實現的願望。所以第一位病人與妻子斷絕關係時會說：「我需要愛與關懷」；而第二位病人（失去職位者）會說：「我需要一個好的工作。」

第二步

徵詢病人目前從事的行為。實踐治療的第二步是徵詢病人目前從事的行為，及與其迫切需要的相關性。例如前例中的李先生會說：「我現在需要的是愛」，治療者追問：「你現在在做什麼，可以使你得到愛?」於是病人可能體會他目前所從事的行為，可能與他迫切需要漠不相關，目前從事的行為不能達到他迫切需求的目標。例如一位神經質的男性，希望得到異性的愛，然而由於自卑、膽小、害羞，無法啟齒、無法直接表達，而陷於單戀的情況；經過治療者解釋之後，乃恍然大悟，改變其行為，不再沈默躲避。前例中的李先生自與妻子離異之後，情緒低落，因而日日悶悶不樂，怨天尤人，然而這種抑鬱、埋怨的心態行為，無法滿足其內心迫切愛的需求。

治療者更必須指示李先生，他之所以悶悶不樂、情緒低落而足不出戶，是他所設計的心態行為，以圖挽回他失去的太太。然而這種方法卻未達到預期的目的。或許李先生無法瞭解這一項答案，他以為他的悶悶不樂是受情況影響所致。實踐治療者在這一階段，必須灌輸病人以大腦功能運作的觀念。人類大腦隨時都在控制我們的心態行為，以期滿足我們迫切的需求，所以治療者必須說服病人，他們之所以悶悶不樂，之所以裹足不前，都是出自於他們大腦的意願、大腦的控制，他們之所以情緒憂鬱，也是受他們大腦的主宰。

以目前病人李先生的生活情況為例，包括三項行為要素，第一是裹足不前，第二是悶悶不樂，第三是失敗主義的意念。治療者必須選擇其行為中最容易改變的一環，以圖改善。在李先生的三項行為因素中，最容易改變的是他裹足不前的行為，是他很少參與社交活動的生活習慣，是他缺乏主動精神的心態，治療者也同時企圖改變病人失敗主義的意念。治療者必須糾正病人的觀念，病人之所以裹足不前，不是由於情況使然，而是出自他個人的意願；病人之失敗主義亦非出自於情境使然，也是出自其意願。治療者更必須指出，坐在家中或是失敗主義，都無法贏得愛或是找到好的工作。

第三步

治療者與病人仔細思考討論，病人目前從事的行為與乎其追求的目的是否相關。例如一位少年罪犯從事吸毒、逃學、打架等等行為，治療者必須追詢這位少年犯，他真正的願望、需求是什麼，目前所從事的行為是否可以達到他的願望。為什麼要違反法律規定，如果說吸毒是因為挫折太深、情緒太壞；治療者應繼續追問，就長期目標來看，吸毒是否可以減低病人的挫折，或者改善病人的心情。

第四步

訂定一項改善病人行為心態的計畫，而切實執行。以前例中的李先生為例，應該告訴他多參與社交活動，結識新人，並且完全忘卻過去的妻子。

第五步

必須使得病人能夠真正參與、執行他預定的計畫。

第六步

無藉口。必須告誡病人，病人亦必須體認，不能以任何藉口，不去執行預定的計畫。治療者可以直接了當告訴病人，不要讓任何理由阻礙他，使他陷溺在舊有的生活習慣中，必須切實實施新的計畫。治療者不討論病人的過去，病人也不能以過去為藉口，逃避責任。從實踐治療法的觀點，病人之所以憂鬱、悶悶不樂、裹足不前，都是出自於他自願，出自於他大腦之指令。病人必須改變意願，改變自己，不要推卸責任於過去的情境。

傳統精神分析，強調病人過去的病因，對於病因的分析或有助，而對於病人的治療則有害無益。病人體認過去的環境壓力是應該的，然而在治療復健的過程中，這只是第一步，分析過去之後，應立即著手於現在及未來的計畫，不要一而再的去回顧過去，而惆悵悲痛。

第七步

無懲罰。葛拉賽強調在實踐治療的過程中，對病人、對問題兒童、或是犯罪少年，不應以懲罰方式來教導病人或青少年。因為施以嚴重懲罰，則病人即使反悔，亦無機會可以補救，最好是給予短暫的「禁閉」，或暫時的懲罰，逼使病人走向更生之途。例如酗酒者，應告誡之，使之參與戒酒會(AA)的活動。

第八步

永不放棄。病人要想從長期惡劣的生活習慣中擺脫出來是不容易的，太多的阻力使得他們無法擺脫積習。治療人員應緊追不捨、不放棄病人，直到病人改善為止。

實踐治療法之重點在於告誡病人運用思考，控制一己之心態行為，以圖解決自己的問題。當治療者與病人面對面交談，企圖解決問題時，常會引起不愉快的衝突。實踐治療的主題是面對現實。在試圖解決病人的困惑及問題時，實踐治療者有一定的時限，在一定的時限之內，期望病患能夠反省自救。許多病人知道有一定的治療時限之後，亦會加速反省。過了治療期限之後，仍可以與病人維持連絡。

實踐治療，顧名思義，既然是以實踐力行為主題，必須針對病人之缺點而糾正之。例如一位從未曾工作的少女告訴治療者說：「下星期我將開始找工作。」治療者不能只是消極的說：「好的，希望在下星期聽到妳的好消息。」必須更積極的追問：「下星期什麼時候妳會去呢?」

女病人回答：我想我現在還不肯定，不是星期一，就是星期二吧?

治療人員說：到底是星期一，或是星期二呢?

女病人：星期二。

醫：星期二幾點?

女：早晨吧。

醫：早晨幾點?

女：好的，九點半。

醫：好的，九點半去找工作是很好的，妳準備穿什麼樣的衣服呢?

女：我倒沒想過，你認為我應該穿什麼樣的衣服呢?

醫：（於是討論幾種應徵者應有的穿著。）你準備去找那一類的工作呢?

女：我想我要在日報的職業欄去找。

醫：（於是提出一些有關找職業的建議，甚至與女病人共同檢查日報的職業欄。）

治療者可以繼續徵詢病人，如果職業機構準備進一步應徵時，將如何處理?治療者可能繼續與病人討論一些應徵對答的注意事項。繼之，治療者可能問：「如果尋職開始幾次都失敗，你將如何處置?」總之，在追詢時，應以病人之計畫、行動為主題，幫助病人處理挫折、抑鬱的情緒。如果是少年犯，則應幫助病人解除忿恨的心情，以積極的方式而非以發洩情緒的方式，來解決問題。

總之，治療者必須很具體的與病人討論可能遭遇的情況，建議以實際的行動解決問題，則有助於病人之康復。

具有建設性的爭論，亦是實踐治療的一部份。應重視的是，在爭論時，應提出有意義的建設性的意見，而非消極、無謂的爭執。

幽默也是實踐治療的一部份，正常心態的人不僅應有開懷大笑的能力，更應有能力透視一己之弱點，而能坦然以視之；以一己之缺陷、弱點，作為幽默的對象。當一個人為情緒所累時，常會喪失幽默的能力，缺乏正視自己缺陷、不能接受自己。「笑」與「幽默」是健康精神生活的一部份，一個正常的人應該保持這一份心理。

在治療的過程中，治療者必須時時正面糾正病人的缺陷，時常與病人發生正面的衝突，不能接受病人的各種推辭、藉口，因為正是這些推辭、藉口，使得病人陷溺在病況中。有時治療者更必須直接了當的告訴病人，不要再沈溺於自設的陷阱中，不要再找藉口，「醒醒吧!」

如果病人問:「你認為我有那一些缺陷?」治療者可能會說:「我認為你是瘋子。」然後加以解釋:「我所謂之瘋子是說：你做事不負責任，常常會損害及自己和別人。」

有一次，心理分析大師哈靈頓與一位病人在交談，而病人則茫無頭緒，不知所云的胡說八道，哈靈頓則顯示毫不注意，目光注視於窗外。病人於是問:「為什麼我跟你說話時，你會看窗外?」哈靈頓回答說:「做任何事情也比聽現在你所說的更為有趣。」

從事實踐治療者，從不分析夢。首先，夢的分析並無治療的功效；其次，夢的分析給予治療者及病人許多無聊的藉口。治療者不妨聽聽病人的傾訴。

總之，在實踐治療中，治療者的目的在於協助病人，解決現實生活中的問題，探討病人當前的行為及計畫，病人與治療者共同商討生活計畫，以解決其面臨的問題。

二、心理治療的要訣(Mechanisms of Psychotherapy)

心理治療的第一要訣是病人來診療所，見到治療者之後，能夠安心暢所欲言，無所顧忌、無所恐懼、無所擔憂。心理分析大師強調心理治療之重點在於「靜心休息」，使病人免於無止盡的掙扎、困擾，這種效果也可以由宗教信仰、醫生、律師、沈思打坐中得到。

在實踐治療診所中，治療者(therapist)協助病人瞭解其所以產生問題，並非出自於別人控制他，而是他自己未能善於控制環境。使病人能夠逐漸瞭解，其命運情況操之於一己之手。治療者必須避免受病人控制，病人將一而再的以各種方式控制治療者，病人也會卸罪於治療者，而治療者亦無須以自我防禦的方式來抵制，仍能以親和的態度接受病人，最後病人或者能體會有問題的是他自己，未能有效的適應環境，未能有效的處理人際關係。

在治療中，治療者不斷的追問病人，是否有進步、是否能夠解決自己的問題，在於啟示病人不能再以往日之病態行為，以圖控制別人，或是以之適應環境。在治療者、病人互動的過程中，治療者一而再的給予病人啟示，是病人以往的行為導致別人的排斥、冷落、鬥爭。治療者接受病人，瞭解病人的狀況，不斷要求病人放棄以往的行為習慣及心態，以圖改善其與周遭之關係，最後行之有年，病人或者能體會他們以往所以有眾多問題，是出自一己錯誤之觀念及行為，徹底覺悟，以後乃得以逐漸改善。

三、實踐治療之應用

實踐治療法可以應用範圍甚廣，可以應用於各種醫治層面。

在實施實踐治療法時，治療者必須檢查病人的三種情況。第一，病人對於一己內心之瞭解程度。病人是否瞭解其真正迫切的需求，病人不能以抽象模糊的觀念，來描述其一己迫切之需求。有時病人很難以面對現實，揭露其真正的需求，病人愈是不願意面對事實，愈是難以處理，愈是難以解救。

第二項重要的事是檢查病人目前的行為心態，是否仍有很高功能效率的成份。即使是身處於精神病院的嚴重精神病患，亦仍然擁有若干有效的行為心態成份。治療者同時探索病人過去所採用的有效適應生存的方法；使病人恢復，比教導病人學習新的適應行為為易，如果病人過去及現在均擁有極少有用的行為心態，則難以協助這位病人康復。

第三，治療者必須探測病人的世界觀。病人的世界觀愈古怪者，愈難以治療。如果一位病人堅持嚴厲的道德觀，認為整個世界都必須遵從這一套嚴格的道德標準，則這一位病人的病況將難以醫治、復原。治療者必須指示病人，由於他們錯誤的世界觀，使得他們陷於困境。

自1935年至1962年之間，哈靈頓(Harrington)醫師在美國榮民醫院，運用實踐治療法於嚴重精神病患。哈靈頓劃分治療期為三階段，第一階段是病人完全由醫護人員負責料理，而至於第三（最後）階段，病人出院受職為止。促使病人不斷降低發狂的行為、言談，逐漸增進病人負責的行為及有意義的交談。

加拿大阿伯塔省(Alberta)少年感化院亦完全採用實踐治療法，以治療少年犯。劃分治療為四階段，亦做效哈靈頓的治療方式。在治療嚴重精神病患的過程中，哈靈頓告誡他的病人：「不要再繼續狂言狂語，不要繼續告訴我你的幻聽、幻覺，我希望你告訴我：你真正希望的是什麼？你希望在那一行業中工作？如果你痊癒之後，你準備做些什麼?」當治療者拒絕接受病人之狂言亂語，或者是少年罪犯之胡言亂語，及其錯誤之人生觀與心態行為時，病人的狂言狂語，發狂的心態行為亦隨之減少。治療者必須不斷強調病人之真正需要，病人現階段的行為、生活方式，如何去滿足一己之迫切需要，如此久而久之，病人或者會將注意力集中於現實生活情況、實際生活方式，以及實際之生活需求，而不再是幻聽、幻覺、幻想，不切實際的發狂言行。

實踐治療可以運用於個人治療，或是群體治療方式。群體治療具有特殊的效果，當一位病人（例如少年罪犯、酗酒狂）在群體中立下誓言，決心改變一己之行為，例如不再說謊、不再偷竊、不再飲酒，簽下誓約時，在眾人目證之下，會加深病人之決心及恆心，為了「面子」、榮譽，必然會更努力，堅持其新的生活計畫。例如戒酒時，個人的誓約不僅自己簽字，並且由群體中每一位人士簽名。

在家庭婚姻糾紛中，治療人士亦以同樣方式處置夫婦雙方。在婚姻治療之初，治療者首先要澄清問題夫婦的目的為何。夫婦問題之癥結，在於一方企圖控制另一方，而另一方不欲被控制，如果雙方堅持己見，則勢必離婚。婚姻指導者必須指導夫婦雙方瞭解：

1. 雙方興趣、生活旨趣之差別及相似處。

2. 雙方如何可以結合為友。

3. 雙方對於另一方之瞭解，雙方對婚姻之指望為何？雙方在某些問題上，對於另一方缺乏實質的瞭解。

在治療病人的過程中，治療者常會見病人之家屬，或其最親近人士，以圖瞭解病人。並且亦希望使病人可以透過其親近人的眼睛，瞭解他自己。在徵詢這些重要人的意見時，亦必須邀請病人同時出席，其主要目的在於使病人瞭解其親切人士對於他的看法，以增進病人的自我瞭解。

㈠參與投入(Involvement)

在實施實踐治療之最初幾次會面交談時，治療人員必須企圖建立彼此的親切、信賴，徵詢病人在追求目標時，所從事的行為，及以何種心態行為達成一己之期望目標。試圖使病人瞭解，必須為其行為負責；他目前的處境都必須由他自己負責。實踐治療強調病人必須體認，其生活目標與其心態行為之關係。以我們參觀臺北戒毒所所見到的實例，吸毒犯都是在被迫的情況下參與戒毒，而不能體認他們的責任，他們的人生目的，無參與、無置身投入的感受(involvement, commitment)。如果毒犯對一己吸毒後果不關懷，又不能體認一己之心態行為與其後果之關係，則企圖戒毒是無效的。雖然勉為其難在戒毒所內可以戒掉毒癮，一旦出獄之後，又恢復常態。

戒毒所與美國戒酒學會之最大區別，是在於後者乃病人自動參與、投入，產生認知及意願，認清一己之錯誤及問題之所在，認清酗酒對於自己未來前途之危害，認清一己之心態行為之後果。在體認個人的情況之後，乃能痛下決心，改變個人心態行為，以期達成人生美好的境界。所以導引病人之參與，介入其病症情況，認識一己之問題所在，承認一己之錯誤，而決心修正，乃解救任何心理病患或罪犯之第一步。

第二，病人必須深切認識一己行為之責任、後果，一己心態行為與一己之疾病間的密切關係。除非個人痛改前非，要希望剷除因個人之錯誤心態行為而產生之病徵，是不可能之事。所以病人必須認清、接受一己行為之責任及後果。

(二)承諾(Commitment)

治療者與病人面對面而坐，治療者必須具備心理學、社會心理學、心理分析學，或醫學之背景知識。治療者必須與病人事先討論及醫療費用問題。治療人員與病人以每週會面一次為宜，每次通常為四十五分鐘至一小時；第一、二次會談可能時間較久，治療人員必須真正參與、介入病人之問題，在需要的情況之下，不妨應用藥物。對於嚴重罪犯及少年犯，其犯罪根源出自於缺乏教養、良知的缺陷、或反社會人格結構者，施以藥物治療則無效，反而更足以減低其責任感。

在實踐治療的過程中，只有重要的治療法則，而無一定的方法，所以治療者必須具備實踐治療的知識及經驗。在個別治療的過程中，則可以採用不同的方針及技巧。

目前，實踐治療理論暢行世界各國，是戒毒機構、犯罪機構，及精神病院運用最多的心理治療方法。據估計，美國軍中戒毒所，美國少年及成人犯罪機構運用實踐治療法的約佔80%～90%左右。實踐治療法的理論簡單，合乎常理，而且施行容易，因此為廣泛大眾所接受。在沒有更新的創見發表之前，實踐治療法是最切實可行的心理治療方法。

第十章　心理治療㈢：病人主體治療法(Client-centered Therapy)

第一節　導　言

羅吉士(Carl Rogers)1940年代創立以病人為主體心理治療學派。根據臨床經驗，羅吉士認為幫助病人恢復正常、建立健全人格，最好的方法是：治療者與病人建立親切、關懷而無批判性的關係。羅吉士的理論是以人性有自求發展、自我實現的願望為基礎(Rogers, 1959)。

在嬰孩及兒童時期，個人自我實現的願望時時與父母及師長的限制相抵觸。只有當兒童遵循父母及師長的指示，他們才受父母及師長所愛、所接受。日久之後，兒童吸取這些經驗，構成其自我觀的一部份，於是兒童自我限制其本能慾望。羅吉士認為心理治療的目的在於輔助病人恢復失去的能力，以實現其自我。在親切真誠的心理治療者與病人關係中，病人得以逐漸擺脫自我限制的境界，而走向自我實現。

在心理治療過程中，治療者第一步驟是切實投入瞭解(empathy)病人的情況，接受並且尊重病人。第二，治療者與病人之間的關係必須是真誠；真誠是心理治療者的一項必備條件。專家必須能夠明白表示其內心之感受，而且使病人也能感受治療者的內心感受。治療者不能作假，或是僅以專家身份出現，治療者必須言行合一，必須裡外如一，他必須將他自己坦白揭露於病人之前。

當治療者坦誠佈公之後，必須努力以身歷其境的方式，試圖瞭解病人的情況。由於真誠、親切的自我經歷，治療者乃能夠體會許多病人無法言傳的心靈境界及情況。其次，治療者必須無條件的接受病人獨特的人格特性，是一種非佔有性、非批判性的接受。治療者必須相信病人潛在自我實現的能力，相信病人能夠發現方法及資源，以解決其己身之問題。治療者既不給予指示，也不給予勸告，而是以直接或間接方式，讚揚病人之獨特風格，作非批判性的體會及真誠反應。

過去許多研究證明，病人之康復主要出自病人感受治療者之關懷、熱誠、同情及瞭解，及治療者接受病人之獨特人格，讚賞病人的能力。在一所精神分裂症醫院中，研究者發覺病患康復之程度，隨著治療者的熱忱、關懷、瞭解及對病人的尊重而增長。羅吉士(1967)發覺病人如果能增進其與治療者之溝通，其康復率亦增加。當病人感受治療者之真誠、關懷及尊重之後，乃得以逐漸康復，逐漸能夠體會其一己內心之感受；內在感覺之動力演變增加，而外在行為與內在思想日趨一致。

羅吉士的以病人為主體的治療方法，強調不得使用「指導式治療」(Directive Therapy)。認為病人有潛在的能力，可以發揮解決自己的問題；治療人員不應該診斷病人，告誡指示病人有關病人的情況及應採取的行為等等。

羅吉士根據多年臨床實驗的經驗，認為每個人（包括心理病人在內）都具有潛在的能力，能夠進行潛在自我分析，解決自己的困擾。他認為心理治療人員干預病人思想行為，足以阻礙後者康復的能力。羅吉士反對治療人員以專家的治療態度，或是以專業術語、專業化的測量來對待病人，認為治療人員之主要功能在於幫助病人發掘其一己內在之潛力，以謀自救之道。羅吉士認為「心理劇」(psychodrama)、完形治療法(Gestalt Psychotherapy)，或是生物機能治療方法(Bioenergetics)，都是以專業人員的姿態治療病人，違反病人自救的原則。羅吉士強調心理治療並非以治療者專家身份來控制被動的病人。

羅吉士以人本主義心理學家(Humanistic Psychology)自居，強調個人人格尊嚴及個人價值的重要，強調個人尋求自我發展，自救的原則。他認為他的「以病人為主體」的治療法與心理分析學基本差別是：

心理分析學派認為人類的本質是非理性的，而非理性的人性如不加以督導管制，將會導致人類個體及群體的毀滅。羅吉士認為人是理性的動物，能持續不斷努力，以具有高度結構的方法，追求其人生目的(Rogers, 1961)。

羅吉士認為人類的自我防衛體系阻礙人類心靈的自由活動，阻礙人類邁向其人生目標，阻礙人類之正常發展。如果沒有自我防禦之障礙，人類可以遵循心靈內在動力的指引，邁向自我實現。羅吉士認為人類之內在本能，對於人格之成長、自我之實現具有積極的貢獻。

心理分析學者強調分析病人的過去，特別是心理病的過去根源，以瞭解病人當前病態心理行為。羅吉士則著重病人自我的分析及當前心態行為；強調個人內在心靈動力，對於病人成長、改進康復之重要性。

在心理分析的領域內，治療者為病人解答其疾病之過去淵源，及目前病況之間的關係。心理分析家在治療過程中，扮演導師的角色，指導病人如何改進其情況。在羅吉士「以病人為主體」的治療方法中，心理治療者則以一己坦誠關懷、傾聽病人的訴怨。

在「以病人為主體」的治療過程中，雖然治療者也以長者的身份出現，然而對於病人的言行並不加以評議，他不對病人的言行加以詮釋，也不追問病人、不褒揚、不批判，不對病人加以肯定，亦不對病人作任何描述。以「病人為主體」的治療法並不認為「移轉」

(transference)是治療的重要條件。

以病人為主體的治療法強調病人心態行為的演變改進來自其內心，源自病人追求自我實現的基本慾望，這與行為主義又有顯著的區別。行為主義強調個人行為來自外來的刺激；此外，行為主義著重去除病人的病徵。而以病人為主體的治療法則強調病人對於其病情之體會。

以病人為主體的治療法淵源於中國的老子思想。同時，禪宗(Zen)強調人之自悟與羅吉士倡導之治療法原則上一致。在近代西方歷史中，羅吉士受杜威哲學影響甚深。羅吉士之立場與完形學派之觀點一致，也與美國立國精神——個人主義一致，強調個人自立自救。

羅吉士出生於1902年，其病人為主體之治療法受蘭克(Rank)之影響頗多。蘭克認為病人之復健源自自我覺悟，而心理治療的目的則在促成病人的自覺。在蘭克的著作中，他強調三項因素決定病人之復健。第一是病人本身，第二是治療者，第三是二者之間的關係。蘭克認為病人具有復原之意志，治療者之功能在於促進病人自識及接受自己。第三項，二者之關係必須是自然的，自動的。在獨特的治療過程中，病人得以逐漸康復。

在《輔導與心理治療》(*Counseling & Psychotherapy*, 1942)一書中，羅吉士表白其以病人為主體的治療方法，強調治療者應以親切的立場，溫柔的態度對待病人，使後者可以暢所欲言。在這種關係之中，病人乃得以體認一己之內心，因而建立一己之行為及生活目標。羅吉士之研究重心不在於心理治療理論之發展，而著重病人在治療中之康復過程。

1945年，羅吉士由俄亥俄州立大學移往芝加哥大學任教，並在後者設立輔導中心，積極從事輔導事業。1954年出版《心理治療及人格變遷》一書，1951年出版《以病人為主體的心理治療》。1957年移往威斯康辛大學任教，並以其在芝加哥大學對待大學生及正常人的心理治療方法，應用於精神病院中的精神分裂病患。

在現階段中，以病人為主體的治療方法強調，如果治療人員能真誠的對待病人，瞭解體會及尊重病人，則病人情況可能會有好轉。羅吉士在他1958年的著作中，描述病人在治療過程中康復的次序。由於以病人為主體的治療法著重治療專業人員之內心動力，及其與病人之關係，因此一切繁複的理論或治療程序均得以免除。如果治療人員能以真誠相待，關懷瞭解，尊重病人，則有助於病人之康復。羅吉士的這套理論改變了自佛洛依德以來的傳統心理治療學說，建立人本主義的心理學及教育學。他的理論及方法，對於幫助別人，不論是在心理治療、輔導、教育、社工、佈道等各方面都極有貢獻。其次，在家庭糾紛的處理、工商人際關係、語言糾正、以及生命線中，都有重大的功能意義。

在以病人為主體的治療理論發展過程中，特別在1940、1950年代曾遭遇甚多嚴格的批評。近年來，羅吉士更擴展其治療方法及於小團體治療及遭遇團體(encounter group)治療法，以幫助一般人重建心理健康。自1960年以後，羅吉士出版了五本著作，皆以正常人心理建設為主體，這五本著作依次為：

1960《個人成長過程》(*On Becoming a Person*)
1969《學習自由》(*Freedom to Learn*)
1970《羅吉士的遭遇群體理論》(*Carl Rogers on Encounter Group*)
1972《婚姻及其他選擇》(*Marriage &Its Alternative*)
1980《生活之道》(*A Way of Being*)

自1964年開始，羅吉士在加州拉荷拉(La Jolla)西部的行為科學研究所工作，更建立個人研究中心。羅吉士的學理曾遭到嚴厲的批評。倫敦大學的彼德士批評羅吉士理論如下：

羅吉士強調思想開放，然而他在教育心理學方面，無視於教育界的許多原則，卻提出一套缺乏理論，無知的整體觀念。

另外一位學者帝倫堡(Tenenbaum, 1969)對於羅吉士的《自由學習》一書，卻極盡褒揚。他說在教育學出版物中，鮮見有如羅吉士的開創啟發性見解者，羅吉士一反傳統教育學之立場，不以教育為傳授知識之管道，更不以專家權威自居；而以教育為個人人格成長之途。在成長過程中，學生及師長均透過自我啟發的方式，以增進學識及生命、生活之道理。

第二節　病人主體治療法的理論結構

羅吉士之以病人為主體的治療法，並不重視人格理論，而重視人格變遷的過程。羅吉士認為人類自有生命之始，即以自我實現為生命目標。嬰孩在其自我發覺的生命境界中，能夠辨識有助成長的生活經驗，以及阻礙個人成長的經驗。在成長的過程中，嬰孩發覺其自我之存在；初期之自我為生物性，與乎人類生物性個體之生存延續密切相關，進而發展尊重自我之情操；久而久之，自愛之情操成為決定個人操守之重要因素。在自我成長過程中，個人逐漸接納父母及其他重要人之價值規範，以作為一己操守之準繩。在生命初期，嬰孩之操守、行為準繩是以一己之生物慾望為出發點。因此，當嬰孩能夠講話，與父母等人溝通之後，所產生的自我觀念是以社會價值規範為基礎。從此嬰孩之自我包含雙重內涵：一為生物性本能慾望，一為社會價值規範。在兒童時期，尋求自我發展，自我實現，由於受周遭影響較大，因此社會價值規範決定一己自我實現之方向及目標。在嬰孩發展之後期的兒童時期，個人受社會文化因素的影響逐漸增加，個人接納社會眾人、乃至於其周遭重要人士的價值規範，以衡量決定其生物性需求之取捨。於是個人的自我實現方向，由早期之生物慾望的滿足，而進展為「好」、「壞」的選擇及發展。

值得重視的是，在尋求自我實現時，「好」、「壞」之分，好壞的抉擇是後天學習得來的。社會價值的重要超越個人生物性需求慾望，然而後者之存在及迫切性，是不可抹滅之事實。羅吉士認為自我實現之二分法（生物性及社會性之自我之分解）為人類病態心理之根源(Rogers, 1963)。

在生物性需求與社會價值規範的衝突過程中，個人依據一己之自我價值觀念來衡量個人之經驗，與自我價值相符合的，則能夠正確的接受；反之則排斥，或是以錯誤、扭曲的方式接受。羅吉士(1962)說：

人類精神疾病的根源出自人類二分人的生物性本能慾望與社會性的價值規範。個人在社會化過程中，接受父母及其他重要人士之價值規範，以之為衡量一己價值之準繩。當個人之本能慾望與社會價值規範衝突矛盾時，個人為追求自我實現、自我價值，而放棄本能慾望，視後者為自我實現之障礙，這種觀念當然是在後天社會化過程中學習而得者。人類本能慾望與社會道德規範衝突矛盾，構成精神疾病以及各種心理障礙的根源。

羅吉士(1959b)繼續說：

在日後的生活經驗中，凡是與自我尊重、自我價值、自我實現相符合的經驗，個人能夠正確的直接接受；凡是與個人自尊相抵觸者，抵觸的經驗則被曲折扭轉，或是被排斥、拒絕……。當個人拒絕排斥或曲折扭轉事實經驗時，個人之自我與事實經驗之間產生不協調，因而產生心理障礙以及心理危機。如果事實經驗與個人自尊相抵觸，即被視為個人尊嚴之威脅，這些事實經驗如果直接的接受，將影響個人心靈之和諧。因此這一類的事實經驗，勾引起個人焦慮，因而引起個人的自我防禦體系之運作，個人自我防禦機能，一則扭曲事實或是排斥事實，以維護個人之自尊自信，為了防護個人之自尊，個人在這些生活經驗中，認知逐漸僵化。

在治療的過程中，治療者干預個人因為生物本能慾望與社會價值規範之間的衝突矛盾而引起的不協調、不和諧。治療者以親切容忍的立場，鼓勵病人接受事實經驗的真象，在親切、關懷的關係中，病人得以再次接納其原有的本能慾望為其自我的一部份。在治療之中，病人在關懷體諒的人際關係之中，暫時放棄「自尊」，而接受其生物本性。

羅吉士認為心理治療是生命之重心。以病人為主體的治療方法強調病人與治療者內在心靈之互動。在這過程中，雙方乃能體會對方的心情、感動對方。羅吉士(1951)強調「心理治療中，病人與治療者精神上、心靈上的溝通」。他認為「心理治療既不是在於喚起病人的過去，也不是為了探索病人的問題，不是徵詢病人的自我內涵，也不是追究其恐懼的潛意識因素；心理治療的進行，是在關懷的人際關係中，病人可以接觸、感受其自我之諸多面目，好的、壞的、完整的、受損傷的、公開的、隱密的。病人或是治療者所發表的語言並無多大意義，這些語言只是內在心靈溝通、心靈活動，病人自我展現以及接受治療者感召的一些表徵而已」。

羅吉士的以病人為主體的心理治療方法，強調心理治療者必須具備的三項條件：

1. 真實，不虛偽做作。

2. 諒解病人，不以嚴厲苛求的態度對待病人。

3. 關懷，肯定病人自信及能力。

羅吉士認為心理治療者不必具備特殊之知識及技巧，以上所強調的三項要素，足以促使病人開放、自救。病人在體認治療者之心態立場後，進而展開一連串自救，自我解危的行動，改變其病態之人格心態。心理治療者必須表白其立場，使病人體會其關懷、體諒的態度。治療者必須以真誠說服病人，在真誠、關懷、體諒的氣氛中，雙方乃能產生心靈上的溝通。以下我們將再詳細討論這三項要素。

一、體諒(Empathy)

心理治療者必須能以病人的觀點、立場，透視其生活經驗及困擾。治療者將己身置身於病人的情況中，以體認病人的心情感受，然後以現身說法的方式與病人討論後者（病人）的經驗及困擾，透過體諒的溝通、交換，以促使病人對其一己內在的本能慾望認知，對於其內在心靈作更深一層的瞭解。治療者之關懷體諒給予病人以動力，推動後者對於自我之認識及反省，使得病人能夠體會、接受其原來之自我。生物性之自我及缺陷並不是很嚴重的事，病人無須焦慮緊張，無須排斥事實真象。治療者在幫助病人體認其困擾時，並非著重於後者之生活經驗，而是在於後者的感受。治療者在溝通的過程中，傳遞其體會病人的心情及信心給病人，如此可以幫助後者改變、改進、增強。

二、尊重病人

以病人為主體的心理治療法重點之一是：無條件的尊重病人，不對病人心態行為加以任何評論，不作無謂的探索，不表示同意或不同意，不作詮釋。治療者必須真誠的接受病人，相信病人有自我反省、自我治療康復的能力。治療者必須盡量任由病人去思索解決其問題；病人自主的機會愈多，則其康復的可能性愈大。病人內心可能產生以下的自我對話：既然治療者如此相信我的能力，相信我能夠自救，則我也應該相信我自己的能力。

無條件的尊重病人，加以正確的判斷，足以促成病人康復的機會；病人得以在其自我反省中，逐漸接納他過去所排斥、防禦的部份。在治療對話的過程中，病人逐漸陳述其內心自我的感受，逐漸容納其以往所排斥拒絕的自我經驗；病人感受到治療者能夠瞭解他的心情，而且接受他的感受而轉變。

三、真　誠

心理治療者必須隨時開放心境與病人溝通，時時以其內心之感受向病人陳述，他以真誠表白他的態度，尊重病人；其真誠自然流露於其對話之間。為了要瞭解病人心理，治療者假想置身於病人的情況中，透過病人的立場去思考，以瞭解病人的心態行為。心理治療者對於病人的瞭解不僅是學術性的，而是生理性的感受，心理治療者應該能夠以親身經歷的心情去體會病人的經驗，然後再以真誠態度，體諒的心情向病人轉告他的感受。

同樣道理，心理治療者對於病人的尊重也並非學術性，或是出自人道主義者，而是真實具體的尊重，如佛家對於所有人的尊重，相信病人自我尋求解決問題的能力。因而在治療過程中，治療者在行為上表現不干預、不置評、不加以指示的姿態。同時心理治療者強調以病人之感受為討論之對象，不斷的將對話的重心放在病人當前感受內涵之上。在真誠關懷的人際關係之中，心理治療者能夠產生生理性的感受反應，直接與病人交往、溝通，如此可使得病人減低疑慮，而可以更自由的流露其內心之思潮，使得病人自我實現的潛能能夠發揮、能夠展現。

第三節　病人主體治療法的運用

羅吉士1967年所寫的《沈默的年輕人》一書中(Rogers,1967)，描述治療一位年輕精神分裂病患的過程，足以透視以病人為主體的治療法過程。

羅吉士認為長篇大論的闡述心理治療過程，常有失實之誤，因此決定以治療一位精神分裂青年（布朗先生）實地過程錄音，作為心理治療之實例。這份錄音存放在美國心理治療學院圖書館檔案中，任何人對於心理治療有興趣者，特別是對以病人為主體的治療法有興趣者，可以直接向美國心理治療學院圖書館借閱。

布朗在接受羅吉士治療時，年二十八歲。他曾經三次入院就醫；第一次入院時二十五歲，入院三個月，他總共在醫院內受醫十九個月。布朗是高中畢業，曾受過若干大學教育，智慧頗高，醫院診斷他是單純的精神分裂症。羅吉士拒絕陳述布朗的個案歷史，認為個案歷史與心理治療無關。認為心理治療是心理治療者與病人在溝通過程之中，所產生的變化，而非對於病人個案的分析。

羅吉士每週接見布朗兩次，治療布朗先生約十一個月之久。布朗雖是精神分裂症患，然而由於神智清醒，醫院容許他自由行動。從治療開始，布朗即對羅吉士有好感，認為二人之間的關係是有意義的，並且對精神病院的醫生說：羅吉士很瞭解他。他每次準時參與治療，布朗說話時欠缺組織，很少講話，只有在談到憤怒、怨恨的經驗時，講話較多、較為自然。在治療之前，他遭遇的困難甚多，他受他的繼母強烈的排斥，同時也受其他親戚，包括他的父親所排斥。在這次錄音的治療會談之前，他很少說話，在兩次會談錄音之中，羅吉士探索他沉默的原因；而在第一次錄音會談之中，他所說的話一共不到五十個字。在兩次錄音會談中，羅吉士希望以同情的立場，去瞭解布朗沉默的原因及其心情；在交談的過程中，羅吉士向布朗陳述其詮釋時，如果是不對的，布朗會搖頭示意；在交談的過程中，羅吉士充分表達其關懷熱忱，希望幫助病人，分擔部份的憂患。以下是兩次會談的實況。

星期二，第一次會談

羅吉士（以後簡稱羅）：抽屜內有香煙，外面的天氣很熱。（沉默了二十五秒鐘）

羅：我覺得你今天很憤怒，或者是我錯誤的感覺。（病人搖頭）那麼你並不是很憤怒吧！（沉默了一分二十五秒）

羅：你願意與我分享你的感受嗎？（沉默十二分五十二秒）

羅：（很輕聲地說）如果我能夠對你有幫助的話，可否告訴我你內心的感覺？如果你不願洩露你內心的感受，也無所謂。不過我們之所以見面，是因為我對於你的問題關懷，希望能有所幫助。我不是來這裡白坐的。（沉默一分十一秒）

羅：我想你的沉默，一則你不願意說出你內心的感受，或是無法說出。我是無所謂的，我並不想麻煩你，然而我希望你知道，我在這裡。（沉默十七分四十一秒）

羅：如果我們再不交談的話，再過幾分鐘，我必須要終止今天的會談。（沉默二十秒）

羅：我無法知道你的感受，我想你是不希望我知道。其實，如果能夠盡情吐露內心的感受，會覺得好得多了。我不知道你的感受，然而我覺得是否最近有許多不幸、不愉快的遭遇。（沉默四十五秒）

羅：或者你今天不希望我參與、打擾你的思索，然而我希望能瞭解你的感受。（沉默二分二十一秒）（布朗打哈欠）

羅：感到很疲倦是嗎？（沉默了四十秒）

病人：不是的，只是心情很惡劣。

羅：整個心情都很惡劣嗎？（沉默三十九秒）

羅：星期五中午十二點，如往常一樣，再來好嗎？

病人：（打哈欠，同時口中自言自語。）（沉默了四十五秒）

羅：是否心情感到非常惡劣，非常的低沉？

病人：不是的。

羅：不是的？（沉默了二十五秒）

病人：似乎我一無是處，從不受任何人的歡迎接受，以後也永不會受別人歡迎。

羅：你真的是如此感覺嗎？覺得一無是處而又不受歡迎嗎？你真的認為你是一無可取嗎？這種感受可真不好受。

病人：是的。前幾天，我與別人進城的時候，他這樣對我說。

羅：那個人真的如此說你嗎？說你是一無可取？一無是處嗎？

病人：是的。

羅：我想這個人士一定跟你關係很深，他告訴你你一無是處，對你打擊很大。（病人開始哭泣）這使得你哭泣對嗎？（沉默了二十秒）

病人：但是我並不在意他所說的。

羅：你雖然是說不在意，然而很顯然你感受很深，否則你不會哭泣。（沉默十九秒）

羅：我相信你的感受是：這個人又給我打擊，正如同以往許多人給予我無數的打擊一樣。這個人我以為他對我不錯，然而仍是打擊我。好了，我不在意，然而卻忍不住哭泣。

病人：我一直都知道他對我的態度。

羅：真的是如此？

病人：我想我早就知道了。

羅：我想你感到難受，是因為這個人告訴你你一無是處，也正是你平時內心的感受。你一直都感到別人看不起你。（沉默了二十三秒）

羅：由於你日常的感受，加以別人一而再的指示，使得你心情惡劣。（沉默了二分一秒）

羅：我現在試圖體會你的感受。這一位對於你比較親近的人，竟然告訴你說一無是處，這對於你的傷害非常深，讓你無法承受。

（沉默三十秒）

羅：今天我們必須終止會談。（沉默一分十八秒）

羅：你感到非常難受是嗎？（因為看到病人流淚，而沉默了二十六秒）

羅：如果你讓你的感受直接流露，你會不停的哭。（沉默一分三秒）

羅：用些面紙擦擦臉，你現在回家好嗎？（沉默二十三秒）

羅：我知道你現在不想回去，但是我現在還要見別人。（沉默二十秒）

羅：我相信你現在一定很難受，對嗎？（沉默二十二秒）

羅：可否告訴我你仍有我的電話及住址，（病人點頭）如果你感到很難受時，不妨立刻打電話給我。我們之所以見面，就是為了幫助你，所以只要你感到需要，即刻打電話給我。

病人：我想我是無藥可救了。

羅：你感到無藥可救。我瞭解你的感受，你真的感覺難受極了，感到絕望。但是我對你卻並不如此想，我瞭解你的感受，你感到無助、沒有人可以幫助你，解決你的困擾。（沉默二分一秒）

羅：我相信你感到極度的抑鬱、沈悶不樂，對嗎？

羅：今天下午我有事要忙到四點鐘，如果你今天下午還想見我，四點以後，可以再來這裡，否則我們星期五中午見面。如果你不願人見到你哭泣的話，你可以在接待室坐一下，看看雜誌再走。我現在必須接見另一位人士了。

病人：我不想回去工作。

羅：你真的不想回去工作？

（這一次會談結束，當天下午羅吉士見到病人在醫院草地上，似乎神色比較輕快。三天後，病人又來羅吉士的診所。）

星期五的會談

羅：我帶了幾本雜誌給你。（沉默了四十七秒）

羅：三天前見到你，你說你要去城裡，你去了沒有？

病人：我去了，我搭貨車的便車去的。

羅：哦！（沉默了二分鐘）（隔壁有聲音，羅站起來關了窗子）（沉默二分二十秒）

羅：我今天覺得特別好，因為你不再以手遮面，我可以更清楚看見你，使得我覺得你在這裡；你不再隱藏自己。（沉默五十秒）

羅：我覺得你每次來到我這裡，都使得你想起過去的不愉快回憶，有的很糟，有的並不太壞。你來到這裡就使得你想起過去的事情。

病人：我要走了。

羅：你要走了？

病人：我要走了。

羅：你真的要走了？離開診所是嗎？為什麼呢？請你告訴我。我猜猜看，我猜想你不喜歡這裡，還有沒有什麼特別的理由呢？

病人：我想離開而死去。

羅：唔！你離開這裡不是為了別的事，而是想去死在街頭的一個角落。（沉默三十秒）

羅：我現在試圖設身處地瞭解你的感受。你是否感覺似一隻受傷的動物，希望躲到一個角落去死掉。你真的是想離開這兒去死掉，不想活下去了？

病人：昨天整天及今天上午，我都想死，昨晚我並且禱告希望死去。

羅：我想我瞭解，這兩天你一直想死，並且祈禱希望死去，不想再活下去了。（沉默一分十二秒）

羅：你一直在想死去，不想活了是嗎？（沉默三十秒）

病人：我最主要的願望就是死去，別的都不重要了。

羅：唔！我相信你一定思考到許多事情，而想死的念頭卻是最強。（沉默一分三十秒）

羅：記得幾天前，你提過你的那位朋友罵你的事，是否因為他而使得你感到特別的消沉。

病人：大概是這樣吧！

羅：唔！（沉默四十七秒）

羅：是否因為這位友人罵你一無是處，而勾想起你一連串不愉快的感覺，使得你想死，是否是如此？

病人：我感覺我一無是處，對任何人、任何事都無意義，所以還是死去好了。

羅：你認為你對所有的人都無價值，所以想死是嗎？（沉默二十一秒）

羅：我試圖猜想你的感受，如果我講得不對，請糾正我。你是說：「我努力好好做事，然而總是無法滿足他的要求，這證明我是一無是處。」你是否如此想？

病人：別人也都告訴過我，說我一無是處。

羅：是嗎？我想你的感覺是如果別人都這麼說你，而你就真的一無可取，對別人一無是處，對嗎？（沉默三分四十秒）

羅：我可以告訴你一些我的經驗，不知是否對你有幫助？我以前有一段時間也曾經想過我是一無是處，一無可取的人，我瞭解那種感受，那種感受真是難受。（沉默十三分鐘）

羅：我們的會談只剩下幾分鐘了。（沉默二分五十一秒）

羅：我想下星期二十二點見，好嗎？（沉默一分三十五秒）

羅：你下星期二來這對嗎？

病人：我現在還不能肯定。

羅：你不肯定？

羅：你現在不能肯定，是因為你感到很難受、很沉悶，無法決定下星期二的事。（沉默一分五秒）

羅：我還是照舊給你約定下星期二見面，我希望到時與你會談。（沉默三十秒）（羅寫下預約單）

羅：如果你感到沉悶、不愉快的時候，打電話給我；如果你決定下星期二不來，也先打電話給我，我希望與你見面，我希望你不要放棄。

病人：我今天就想走了，我不知道要去那裡。我也不在意。

羅：你已經決定要離開了，而且還未決定去那裡，是嗎？（沉默五十三秒）

病人：我覺得無所謂，因為無關緊要，所以我要走了。

羅：哦！你之所以要離開，是因為你對你自己已不再關心，你已對於一切事都感到無所謂。但是我很關心你，我對於你的未來卻感到有所謂。（沉默三十秒）（病人開始哭泣）

羅：這樣可以使得你輕鬆些。（沉默五十三秒）

羅：你一直哭泣，覺得很難受是嗎？（病人不斷哭泣，而且沉重呼吸）

羅：我瞭解你的心情。（病人哭泣得更厲害）

羅：我想幾日來的積鬱都流露出來了，是嗎？（沉默三十二秒）（病人繼續哭泣）

羅：這裡有面紙可以用。你的內心一定難受極了。（沉默一分五十六秒）

病人：我真希望死去。（哭泣）

羅：你真的想死？你感到難受而想死。（羅把手放在病人的手臂上，病人無特別反應，病人情緒上的暴風雨已逐漸消沉，仍舊沉重呼吸）（沉默一分十秒）

羅：你內心的感受一定難過極了，所以才會想死。（沉默三分二

十九秒）

羅：我想有時生命過於艱難，所以你一直想哭，想死掉。（病人沉重呼吸）（沉默六分十四秒）

羅：我不想催你，如果你覺得需要，可以繼續留下來；然而我有另一個約會，而且已經遲了。

病人：是的。（沉默了十幾分鐘）

羅：你一定經歷了許多難過的事，對嗎？（沉默一分十八秒）

羅：星期二我們見面好嗎？

病人：（輕微一聲的反應）

羅：好嗎？

病人：我還未決定。

羅：你還未決定！記得我所說的話，我對你是真心的關懷，我希望星期二能與你見面；如果星期二之前你想見面也可以；如果你覺得有需要，隨時打電話連絡。（沉默一分鐘）

羅：覺得很難受，是嗎？（沉默二十四秒）

病人：是的。

羅：我真替你難過。（病人慢慢起身）（沉默二十九秒）

羅：要不要拿這張預約單？（病人拿了預約單）（沉默二十秒）

羅：外面有一間洗手間，可以去洗洗臉。（病人開門出去）（沉默十八秒）（病人又轉身回到診病室）

病人：你有沒有香煙？（羅找了一枝）

羅：我找到了一枝，但是看起來好像很陳舊。

病人：再見。

羅：好的，星期二再見。

以下是羅吉士對於兩次會談的詮釋：

這兩次會談的意義何在？我相信每個人的看法都不一樣，見仁見智。以下是我的看法，由於我置身其間，所以我的看法可能是有偏見的。

這一位年輕病人在醫院內問題重重，他總是覺得受人虐待、歧視，常與醫院職員打架。他自己說：他對人無親切感，只有怨恨。在這兩次會談中，他清楚的表白他感到自己一無是處，而且想了斷生命；他內心是仇恨、絕望，他從來未曾得到別人的關懷、重視。然而在兩次會談之中，他有了轉變，他是如何轉變呢？又為什麼轉變呢？依我的估計，我的心理治療發生了作用，我對他的關懷及熱忱是自然的，當他絕望的時候，我對他的關懷更是明顯。我一直不斷的在追尋他內心的感受，雖然他表白得很少。我相信我對他內在感受的猜測，正誤都不是很重要的事，重要的是我對他真誠的關懷；在他絕望的時刻，都一直靜心的陪伴著他，我相信我與他的關係是真誠的。我們之間的地位及其他差別，都無關緊要，主要的是我們是以真誠相見。

在這樣的交往關係中，我認為產生了真實的效果。布朗一直自以為是倔強、怨恨、受人虐待，無用、無希望、無人愛憐的，當他感覺到我的關懷，在這一時刻之間，他的自我防禦的外殼開始崩潰，從此開始改變。當他受到別人關懷，而且感受到關懷時，他的原有自我防禦外殼鬆弛，多年來所感受到的怨恨、痛苦，開始以痛哭的方式直接流露。布朗經歷難以言傳的磨折、痛苦，他渴望別人的愛及關懷，而且也只有愛及關懷，乃能使他重新恢復人性。他的改變在這兩節會談的後期，可以看得出來。

羅吉士強調在心理治療過程中之轉變。「轉變」不是偶然的，是由許多特殊的事情導致而成。然而一旦當病人經歷轉變之後，他無法再否定事實，他不能再持續他轉變之前的心態，這就是心理治療的功效。

從以上的兩次心理治療會談過程中，可以見到病人在會談中的表現，未必需要以語言文字來表達，而可以感受心情的轉變。讓我們客觀的分析布朗在參與會談之初的心情。

我感到極為難受、痛苦。
我一無是處。
我無可救藥。
我不想回去工作了。
我只想離開這裡去死掉。
我一無是處，所以何必活下去呢?
我對一切都感到無所謂。
我真希望我能死掉。

然後我們再看看羅吉士治療方法中的幾個步驟、階段。例如在第三階段中，病人開始陳述其過去的感受。在治療過程中，病人的感受仍是以過去為重心，個人之思想觀念仍是很死板。布朗對他自己的觀感，符合第三階段。

治療的第四階段，個人不斷表白自我內在的感受，有時似乎不太願意表白，不太願意承認內在的矛盾痛苦。這時候，病人在掙扎，希望以真實的自我與治療者接觸。布朗在以前兩節交談中所表現的心情，大約是在這一階段。

第五階段，病人開始更自然的表現其感受，流露其內在的情懷。在這一階段中，病人感到痛苦、恐怖，因為他真正的流露他內心真正的感受，他希望真正與他的自我接觸。

第六階段，病人不再排斥，不再恐懼其內在真正的感受、痛苦。這時個人經歷轉變，不再堅持過去的心態，而逐漸走向新的心態。例如布朗在會談的末期，能夠自發自動地走回羅吉士的辦公室內要一枝香煙，而且答應與羅吉士再見面。依據布朗在前兩節心理治療會談中的表現，他仍是在第五階段，而部份是在第四及第六階段。

在分析心理治療的過程時，許多心理治療專家對羅吉士的忍耐力都感到驚訝不已；何以羅吉士能時時沉默一、二十分鐘。羅吉士認為他之所以沉默，是等待病人之心靈活動，希望能使他自動產生反應。羅吉士認為沉默與講話一樣具有意義，羅吉士認為這樣是他治療方法的特色。

如果每一位心理治療者希望心理治療急功見效，那麼他會失望的。布朗以後又回到診所，然而卻一無進展、改變。然而，在以後的數月中，情況逐漸改善，他逐漸的走向改善的途徑，逐漸擺脫舊有的外殼；然而又時時恢復到舊有的防禦體系之中，恢復舊有的自我。數次在他決定離開醫院、返回學校時，每次都因為他與醫院職員打架，再次被拘留。他也向羅吉士敘述他內心的恐懼；恐怕離開醫院後，不能承受外界的壓力。羅吉士告訴他不論是外出或留院，必須自行決定，羅吉士願意繼續與他保持聯絡。最後，布朗在極其恐怖的心情之下，離開了醫院。最先他是住在醫院內，而同時上學；最後，他搬出了醫院。

當他接受別人關懷時，他也開始對人關懷。他與醫院機構的人士關係改善，不再怨恨、憤怒。他搬出之後，在外自行交朋友，不再受醫院及心理治療者的扶持。兩年以後，羅吉士接到布朗的一封信。當布朗離開醫院之後，羅吉士曾為他安排了一些心理治療醫生，告訴布朗如有需要，隨時可以去見醫生。布朗來信的內容大致如下：

醫生你好：

你或者以為我已死去了，然而我仍安在。離別以後我常思念你，也常希望寫信給你。時事變動很多，我已經回學校了。(告訴羅吉士學校情況，他現在修的課程，以及他的兼工。)

暑假我過得很愉快，是多年來最愉快的時光！我真不希望它那麼快的過去。我結識了許多朋友。一個暑假我都沒有去醫院。回想過去，我現在真是在一條不同的道路上，非常愉快。我也沒會見任何心理治療醫生，我現在感覺不見任何醫生、不去醫院最好，可以免去過去不愉快的回憶，感到自由自在。

我必須回學校去複試，這使得我非常不愉快，因為我以為我考得很好。我很希望與你見面，但是並不是因為我有任何病情。能夠不需要去看醫生，是很愉快的感受。

這裡的天氣較冷，我真希望是在南部。我也曾回家，我等待假日再回去，回到我過去熟悉的地方、回到舊有的朋友的地方、回到文明的所在。

我說得夠多了，記得不久以前，都是由你說話。回憶過去，使我現在覺得非常愉快滿足。現在如果有事使我煩悶時，我會對自己說：管它的。能夠如此說，如此擺脫煩惱，真是最愉快的事。

下次有機會再寫信給你，或者我會等你寫回信之後再說。

布朗敬上

自此以後，布朗不再與醫院醫生接觸，拒絕醫生的出院後訪問調查。從心理醫療的觀點來看，這可能是很好的徵候；一個人恢復心理健康之後，就不願再做無謂的探測。

八年之後，布朗再次與羅吉士通話。他說曾經數次試圖與羅吉士接觸而未果，主要是希望告訴羅吉士他現在情況良好，仍在同一公司工作，由於他的個性，被人指責為喜歡挑釁者。他仍寄居在同一所公寓內，是一位很良好的公民，生活圈子不大，然而自足自滿。

第四節　病人主體治療法的評估

羅吉士認為在心理治療的過程中，病人對於心理治療者的態度事關重大，如果病人認為治療者是真誠、關懷，而且尊重別人者，則病人康復之可能率隨之增加(Rogers, 1961b)。

在這一節中，我們將討論在心理治療過程中病人內心之轉變。羅吉士曾針對多次成功的個案作詳盡的分析，探測病人內心轉變、向善的過程。病人之人格由死板而變為活躍，由靜態而轉變為動態。羅吉士指示病人心態人格轉變過程如下：

病人由死板、靜止、無分化、無感覺、非人性的精神狀況，經歷若干階段之後，而進入變動性的、流通的、分化的、差異的反應；能夠親切的、迅速的感受內在的情懷，而且體驗一己深度的感覺。

羅吉士規劃七項行為標準，以測量病人心態人格的轉變，這七項標準分別是：

1. 病人的感情及感受。
2. 病人接受經驗的程度及狀況。
3. 病人不協調的程度。
4. 病人自我對話的情況。
5. 對於病人之經驗及意義。
6. 對於問題的態度。
7. 跟別人的關係。

以下我們將分別討論，在治療過程中病人演變的七個階段：

第一階段

交談限於外界事物，病人無意透露一己的情懷，病人無能力認知個人的情懷(feelings)及其意義。他所運用的概念極其僵化，並且認為親切人際關係是危險的事。

第二階段

開始提及個人情感，然而不承認為一己之物，缺乏個人意義。

個人與其情感似乎無關，對於一己之觀念衝突、矛盾。能夠討論「非自我」的個人特性，也自知有困難及衝突，然而不認為是出自其內在之「自我」。

第三階段

逐漸討論過去的情感及過去感受，而且視這些過去的情感、感受為壞的、不可接受的。逐漸開始討論一己之自我，視之為「物」。個人運用之觀念仍是僵化，然而開始懷疑其真實性，逐漸開始瞭解個人問題並非導因於外在的因素，也許可能是出自於自己的內心。

第四階段

能夠自由的表達個人當前的情感及感受，仍不承認、不接受強烈的情感。逐漸感受到內在隱藏的情感，時時有暴露的可能；而對於隱藏情感之暴露，感到恐懼、驚慌。逐漸感受到內在情感上的衝突矛盾，而且感到關切。個人之觀點逐漸開放。對於各種問題，個人逐漸感到自己應負之責任，而且逐漸願意與人建立親切關係。

第五階段

能夠自然表白、流露情感，承認接受一己之情感。以往排拒之情感逐漸呈現，而病人對此仍有疑慮。對於內在情感上的衝突矛盾，已能接受，企圖接受真實之自我。對於自己的問題逐漸承受責任。

第六階段

能夠接受個人過去的感受，不再拒絕、否定、恐懼，或是掙扎。對於內在的感覺感到生動活躍，感到自我的參與融匯；個人為內在的流動而感到惶恐。坦然與人接觸，建立親切關係，擺脫過去僵化、自我防禦的體系。個人不再以一己為物，而能接受己身為一體。

第七階段

個人在活動的情感中，舒爽的生活著。不斷感受新的生活經驗，以指示個人的行為。情感與行為之間的矛盾衝突很少，而且是短暫的。個人的自我具有自信，感受內在的經驗，個人的感受經驗不斷與外在事實情況相印證。

以病人為主體的治療方法運用廣泛，可以運用於多種人際關係之中。當接觸之雙方人士願意瞭解對方，同時願意指示己身，企圖增進一己之成長。在運用此一治療方法時，需切實注意的是：以真誠相待、設身處地的為別人著想，以及尊重對方，這三者有助於增進健康的人際關係。由於這套治療法簡單、易於瞭解，幾乎任何人均可以運用，而非侷限於受長期專業訓練的人士。雖然這一套治療法很簡單，易於瞭解，然而要想達到治療效果，確非易事。事實上，即使是受過專業訓練，也不容易運用這一套治療法，而達到治療的目的。

自1940年代開始，羅吉士開始運用錄音，記錄治療者與病人對話，以檢驗病人的演變、治療者之反應與二者間之關係。根據這些記錄之分析，羅吉士乃於1954年出版《心理治療與人格變遷》一書，詳細探討「以病人為主體」治療的過程，並且以二十五位病人之經歷為印證。

由於實際應用證明，以病人為主體治療法對於有情緒困擾，或是有心理病的病人具有實效；於是，羅吉士乃決定以之試用於精神分裂症患，在一所州立精神病院施行五年之久。羅吉士根據試用之經驗而編寫《心理治療關係與精神分裂症》(*Therapeutic Relationship and Schizophrenics*)。心理治療者對於精神分裂症患治療時，運用更多己身（治療者）經驗感受。心理治療者在治療過程中，陳述他個人設身處地的感受，這種陳述感受逐漸浸潤病人的心靈，影響其心態行為。在上一節中討論的一位年輕精神分裂症患，治療過程中已經印證：心理治療者誠懇的態度對於治療的重要性。日後許多研究更證明，治療者具真誠態度，則病人康復的比例較大，而康復的程度亦較深。由於這些實證經驗，使得以病人為主體的心理治療者在日後的治療過程中，更強調真誠的態度，以及更主動、積極、自發自動地自身感受報告。

羅吉士更進一層運用以病人為主體治療法於一般正常人士。羅吉士廣泛的推行「遭遇群體」及「小群體」治療法，並且事後訪問五百位曾參與他主持的「遭遇群體」分子。1970年，羅吉士在《遭遇群體》一書中，報告他在這一方面的心得。以後羅吉士更進一步的將以病人為主體的治療法運用及於廣大的機構。

第五節　病人主體治療法的例證

1964年，羅吉士攝製半小時的記錄影片，記載他對一位女病人治療的過程，在《三種不同心理治療法》(1965)一書中，詳細陳述此一過程。由於這一影片可以購買或租借，任何對以病人為主體的心理治療法有興趣者，均可自行採購，以觀察實習。

在電視訪問之前，羅吉士從未接觸過這位女性，只知道會談的時限是半小時。在會談之前，羅吉士曾自我介紹，解釋他將採取的會談方式。首先他要以真實、真誠的方式，表達一己之內在感受，然而並不希望使對方感受任何的壓力。第二，他會接受這位女士，尊重她，關懷她的問題。第三，他將試圖以設身處地的心情瞭解這位女士的心情，不僅是她外在的表現，而且是內在真實的感受。羅吉士認為如果他能夠堅持這三個原則，則病人有改善的可能。根據他以往的經驗及研究，在這三個條件之下，病人可能改善。他希望病人改善的方向將是：

1. 更真確的感受一己之感覺情緒，而不是視一己之感覺情緒為遙遠、身外的異物。

2. 從對自我的不滿而至於接受自己。

3. 從畏懼接觸心理治療者，而至於願意接觸。

4. 從對外界事物僵化、黑白二分的觀點，轉變為具有彈性、伸縮性，而且比較含蓄的觀點。

5. 從過去將責任推卸於外界事物、他人，而轉移至一己內心。

訪問的對象是一位名叫葛樂莉，三十歲的離婚婦女。問題的開始是自離婚之後，葛樂莉與男士發生性關係，而一直對她的九歲女兒隱瞞。葛樂莉以往從未向她的女兒隱瞞過任何事，她因為扯謊而感到衝突矛盾，她希望知道，如果坦誠告訴她的女兒她的性生活，是否會對後者產生不良後果。

在會談之始，葛樂莉直接了當的問羅吉士：「請你告訴我一個答案，如果我對我的女兒說實話，是否會對她產生不良的後果?」在會談中，她數次要求羅吉士指示她。很顯然地，這位女士是在徵詢一位權威人士的意見。羅吉士則回答：他瞭解葛樂莉的問題及困擾，然而希望葛樂莉自行尋求答案。每一次葛樂莉在問答之後，都更進一層的探索她本身的情緒；她懷疑她的女兒是否能接受她的不正當性行為，她並且懷疑她自己是否能接受她自己不正當的私生活。在焦慮、無可奈何的情況之下，她迫切的追問羅吉士：「難道你就坐在這裡不動，讓我受煎熬？我需要你的幫助。」羅回答：「不！我並不是坐在這裡不動，看妳受煎熬。只是因為這是一個私人問題，難以代作決定。然而我一定誠意的幫助妳尋求答案，我希望妳瞭解。」葛樂莉回答說：「我知道你的誠意。」於是更進一步自行探討她的內心有關行為與道德觀念的衝突矛盾。不久，她又要求羅吉士能給予她直接的指引。羅吉士回答：「我想妳會覺得我的回答似乎是迴避性的，但是妳的問題並非出自於妳與妳的女兒的關係，而是妳本人的衝突矛盾。如果妳捫心自問，認為妳一己的私生活是合乎道德規範的，則告訴女兒與否都無所謂。」葛樂莉回答：「對了！我終於聽到你的答案。如果我能夠接受我的行為，而不致於感到衝突矛盾，我就不會考慮是否要告訴我的女兒。」

葛樂莉的回答，顯示她已經產生自我反省的能力，能夠自反省中追求答案，而無須自權威人士處尋求解答。葛樂莉繼續探索她自己內在的感受，她恐懼她與女兒的關係會發生惡劣的變化。羅吉士的回答：「對了！我相信妳現在的問題是妳擔心妳目前的生活方式，會危害妳與妳女兒的親切關係。」葛樂莉回答：「我相信我可以承擔更多的冒險，只要我覺得對，我就去做，不必徵詢專家的意見，我相信我已經解決問題了，已經有了答案。」

葛：「雖然你沒有直接告訴我，但是我相信你的指示是——你知道你自己的行徑，照著你自己的意思去做就好了。」羅：「對了！我相信妳一直是在告訴我，妳知道妳自己的行為，照著妳的意願去做就好了；我的意思與妳的或許有少許的出入。」

葛樂莉表現她已解決了她的問題，展示了她內心的經歷，雖然她的問題並未解決，然而她已經放下了內心的重擔。治療已經開始在她內心產生作用，她覺得羅吉士一直在支持她，感覺到羅吉士的體諒及接受她的品性及行為。這也正是以病人為主體治療法的重心。病人感到他內在情懷已為人所瞭解、體諒而接受；從尋求外在的指導，反求諸己，以一己之判斷，以尋求答案，決定自己的行徑。

葛樂莉繼續探索她內心的感受，她說：「當我遵從我內心的感覺而行為時，感覺非常輕鬆愉快。不論我內心的感覺是好的、是壞的，我都感覺到非常輕快。我喜歡我的這種自我，我內在的情懷。」

葛樂莉所從事的行為，從外在的標準來看，可能是不好的；然而如果她本人感覺到很舒適，覺得是對的、是應該做的，這就是輕快、飄飄然、烏托邦的感覺。羅吉士回答：「在那種情況下，妳必然是感覺心身合一。」葛樂莉聽到這個話以後，開始流淚，因為那種「心身合一」的感受是難得的。

在哭泣中，葛樂莉又說：「你知道嗎？在與你會談之中，我會想到如果我的父親也能夠像你一樣，能夠接納我的心態行為，就好了。我真希望你是我的父親。」羅吉士說：「我覺得妳是一位很好的女兒，很可惜妳不能坦誠佈公的與妳父親交談。」在這樣的情況下，葛樂莉能夠直接與其內在的感受接觸，當她想到飄飄然的一刻時，也淚流滿面，也直接流露她對羅吉士的尊敬、感覺。於是，她繼續說：「當我說到我父親時，我內心感到沉重，我內心感到非常傷心。」

這時候，葛樂莉已從她原有的問題轉到內心深處的另一個問題。探索她與她父親間之悲傷關係。她說她企圖自類似她父親的人際關係中尋求解脫；假想這些人是她的父親，她對待羅吉士也是如此。

羅：我相信這種關係並不是假想的。

葛：但是你並不是我的父親。

羅：不！我指的是親切的關係。

葛：但是因為你我相知不深，我不能期望你真的親切的對待我。

羅：我覺得我與妳很親近。

在此，羅吉士表現他親切的心態，對於葛樂莉真誠的關懷，是葛樂莉自幼無法自她父親處所得到的親切及關懷。

從以上的影片展示，以病人為主體心理治療過程中，治療者之心態及方法，以及病人的反應。

第一，羅吉士決定以他本人的面目出現，與病人交談。以內在真實的感受與病人交談。影片也同時展現羅吉士內心的真誠。其次，羅吉士直接、間接的表達他對於病人的關懷。第三，羅吉士表示不僅希望瞭解病人外在的表現的心態行為，更希望瞭解其內在的意念。

病人在治療過程中的演變發展，亦如羅吉士所預言者；第一，病人更進一步，直接接觸其內在的感受，而且直接表達出來。在會談之中，她能夠直接流露內心的感受，並且直截了當的說：她希望羅吉士是她的父親。她能夠直接表白她內在的情懷，而不須考慮、懷疑。

羅吉士指示，病人會從自我排斥，而演變為接受自我。在會談之時，葛樂莉很明顯的表示她不能接受自己；而在後期，她開始試圖接受她自己。

另外，在會談中的重要演變是：二者的關係。從病人的角度來看，葛樂莉從開始時，對羅吉士採懷疑、恐懼的心態，而後期則坦誠佈公。最初，葛樂莉視羅吉士為一位專家、學者，後期則視羅吉士為她的父親。其次，在尋求答案時，葛樂莉最初是希望專家能給予答案，她以為有簡單的解決方法，她把處理問題的方法看得太單純了。而後，在她的思考過程中，她說：她希望能接受更多的考驗，她並且感到，出自她內在情懷的行為，不論是對、是錯，她都感覺舒適自在，而且也能夠接受。這也是符合羅吉士預先的指示，病人不再向外界尋求行為的標準，而內求諸自己。

整個心理治療會談的過程中，好似建構一曲音樂。從建立第一個音節、樂譜開始，而至於變化多端、複雜的音樂整體。心理治療運用人類的創造力，去尋求答案，正如我們創造音樂、美術是一樣的。

自從這個影片錄製以後，二十年之間，葛樂莉每年都會寫一、二封信給羅吉士，告訴他一些生活近況。她非常感激、懷念心理治療過程中，與羅吉士的真誠關係，以及後者的關懷投入，接受病人的感受、情緒。有一次，一位輔導學生問羅吉士：如果你只有三十分鐘的時間，你將如何處置一位病人？羅吉士回答：我將盡三十分鐘的所能給予病人。

第六節　結　論

以病人為主體的心理治療法是建立在以下的基礎之上。每一個人自我實現的慾望都極其強烈，每一個人自我實現的方式及時間、次序亦各不同。心理治療者的工作是幫助病人瞭解其自我實現的能力及願望，幫助病人自我康復。以病人為主體的治療法在於建立良好的關係，良好的情況，使病人能夠自我實現；以病人的內在自我感受為基礎，而從事自建。

在治療過程中，病人對心理治療者的信賴，是治療之基石。其他社會制度，例如學校、家庭、教會，對於學生、子女、教徒，通常採取不信任的態度。如果這些社會機構也能採用羅吉士的「以病人為主體」治療方法，充分、完全的信賴病人自己的能力，則後果將如何？目前，美國有許多教會及學校已經開始採用羅吉士的治療制度，來對待他們的學生及信徒。

以病人為主體的心理治療方法施行已很多年了，許多的實證及出版都一再揭露這種新的治療方法。這一種理論不僅是心理治療法的一種新的嘗試、新的途徑，也是人際關係、社會制度新的嘗試，新開放的一面。

參考書目

A

Abrahamsen, D. (1985). *Confessions of son of sam.* New York: Columbia University Press.

Adler, A. (1927). *Understanding human nature.* Garden City, New York: Garden City Publishing.

Adler, G. (1985). *Borderline psychopathology and its treatment.* New York: Jason Aronson.

Adorno, T. W., Frenkl-Brunswick, E., Levinson, D. J., & Sanford, R. N. (1950). *The authoritarian personality.* New York: Harper.

Aichhorn, A. (1936). *Wayward youth.* London: Putnam.

Akhtar, S. (1992). *Broken structures: Severe personality disorders and their treatment.* Northvale, NJ: Jason Aronson.

Akhtar S., & Thomsan, J. A. (1982). *Overview: Narcissistic personality disorder.* Am J Psychiatry 139: 12.

Akiskal, H. S. (1983). *Dysthymic disorder: Psychopathology of proposed chronic depressive subtypes.* Am J Psychiatry 140: 11.

Akiskal, H. S. (1984). *Characterologic manifestations of affective disorders: Toward a new conceptualization. Integrative Psychiatry,* 2, 83–88.

Altschul, S. (Ed.) (1988). *Childhood bereavement and its aftermath.* Madison, CT: International Universities Press.

American Psychiatric Association (1968). *Diagnostic and statistical manual of mental disorders* (2nd ed.). Washington, DC: APA.

American Psychiatric Association (1980). *Diagnostic and statistical manual of mental disorders* (3rd ed.). Washington, DC: APA.

American Psychiatric Association (1987). *Diagnostic and statistical manual of mental disorders* (3rd ed., rev.). Washington, DC: APA.

American Psychiatric Association (1995). *Diagnostic and statistical marual of mertal disoders* (4th ed.). Washington, DC: APA.

Angst, J., Baastrup, P., Grof, P., Hippius, H., Pöldinger, W., & Weis, P. (1973). *The course of monopolar depression and bipolar psychoses.* Psychiatr Neurol Neurochir 76: 489.

Angst, J., Felder, W., & Lohmeyer, B. (1979). *Schizo-affective disorders: Results of a genetic investigation*, I J Affective Disord 1: 137.

Arieti, S. (1974). *Interpretation of schizophrenia* (2nd ed.). New York: Basic Books.

Arlow, J. A., & Brenner, C. (1964). *Psychoanalytic concepts and the structural theory.* New York: International Universities Press.

Ashe, S. S. (1985). *The masochistic personality.* In R. Michels & J. Cavenar (Eds.), *Psychiatry 1*, 1–9. Philadelphia: Lippincott.

B

Bach, S. (1985). *Narcissistic states and the therapeutic process.* New York: Jason Aronson.

Bak, R. C. (1946). *Masochism in paranoia. Psychoanalytic Quarterly,* 15, 285–301.

Bateson, G., Jackson, D. D., Haley, J., & Weakland, J. (1956). *Toward a theory of schizophrenia. Behavioral Science,* 1, 251–264.

Baumeister, R. F. (1989). *Masochism and the self.* Hillsdale, NJ:

Lawrence Erlbaum.

Bech, P. (1981). *Rating scales for affective disorders: Their validity and consistency.* Acta Psychiatrica Scand (Suppl.) 295: 5.

Beck, A. T., Rush, A. J., Shaw, B. F., & Emery, G. (1979). *Cognitive therapy of depression.* New York: Guilford Press.

Beech, H. R. (1974). *Obsessional states.* London: Methuen.

Bellack, A. S. (Ed.) (1984). *Treatment and care of schizophrenia.* New York: Grune & Stratton.

Bellack, A. S., Hersen, M., & Himmelhoch, J. S. (1980). *Social skills training for depression: A treatment manual.* Catalog of Selected Documents in Psychology 10: M.S. 2156.

Bellak, L., & Small, L. (1978). *Emergency psychotherapy and brief psychotherapy.*New York: Grune & Stratton.

Belmaker, R. H., & Van Praag, H. M. (Eds.) (1980). *Mania: An evolving concept.* New York: Spectrum Publications.

Bemporad, J (1976). *Psychotherapy of the depressive character.* J Am Acad Psychoanalysis 4: 347.

Bender, M. B. (1952). *Disorders of perception.* Springfield, IL: Charles C. Thomas.

Bergler, E. (1949). *The basic neurosis.* New York: Grune & Stratton.

Berliner, B. (1958). *The role of object relations in moral masochism. Psychoanalytic Quarterly,* 27, 38–56.

Bernstein, D. (1993). *Female identity conflict in clinical practice.* Northvale, NJ: Jason Aronson.

Bernstein, E. M., & Putnam, F. W. (1986). *Development, reliability, and validity of a dissociation scale. Journal of Mental and Nervous Disease,* 174, 727–735.

Bettelheim, B. (1983). *Freud and man's soul.* New York: Knopf.

Bibring, E. (1953). *The mechanism of depression.* In P. Greenacre (Ed.), *Affective disorders*, 13–48. New York: International Universities Press.

Binitie, A. (1981). *The clinical manifestations of depression in Africans.* In T. A. Ban, R. Gonzalez, A. S. Jablensky, N. A. Sartorius, F. E. Vartanian (Eds.), *Prevention and treatment of depression*, p.83. Baltimore: University Park Press.

Bion, W. R. (1959). *Experiences in groups.* New York: Basic Books.

Bion, W. R. (1967). *Second thoughts.* New York: Jason Aronson.

Biondi, R., & Hecox, W. (1992). *The Dracula killer: The true story of California's vampire killer.* New York: Pocket Books.

Blackbuin, R. (1973). *An empirical classification of psychopathic personality*, British J. of Psychiatry, 127: 456–460.

Blanck, G., & Blanck, R. (1974). *Ego psychology: Theory and practice.* New York: Columbia University Press.

Blanck, G., & Blanck, R. (1979). *Ego psychology II: Psychoanalytic developmental psychology.* New York: Columbia University Press.

Blanck, G., & Blanck, R. (1986). *Beyond ego psychology: Developmental object relations theory.* New York: Columbia University Press.

Blanck, R., & Blanck, G. (1968). *Marriage and personal development.* New York: Columbia University Press.

Blatt, S. J. (1974). *Levels of object representation in anaclitic and introjective depression. Psychoanalytic Study of the Child,* 24, 107–157.

Blatt, S. J., & Bers, S. (1993). *The sense of self in depression: A psychoanalytic perspective.* In Z. V. Segal & S. J. Blatt (Eds.), *The self in emotional distress: Cognitive and psychodynamic perspectives,* 171–210. New York: Guilford Press.

Bleuler, E. (1911). *Dementia praecox or the group of schizophrenias* (J. Zinkin, Trans.). New York: International Universities Press, 1950.

Bleuler, M. (1977). *The schizophrenic disorders* (S. M. Clemens, Trans.). New Haven: Yale University Press.

Bollas, C. (1987). *Loving hate. The shadow of the object*, 117–134. New York: Columbia University Press.

Boor, M., & Coons, P. (1983). *A comprehensive bibliography of literature pertaining to multiple personality.* Psychol Rep 53: 295.

Bornstein, B. (1949). *The analysis of a phobic child: Some problems of theory and technique in child analysis. Psychoanalytic Study of the Child,* 3/4, 181–226.

Bowlby, J. (1969). *Attachment and loss: Vol. I. Attachment.* New York: Basic Books.

Bowlby, J. (1973). *Attachment and loss: Vol. II. Separation: Anxiety and anger.* New York: Basic Books.

Boyd, J. H., & Weissman, M. M. (1981). *Epidemiology of affective disorders: A reexamination and future directions.* Arch Gen Psychiatry 38: 1039.

Braude, S. E. (1991). *First person plural: Multiple personality and the philosophy of mind.* New York: Routledge, Chapman & Hall.

Braun, B. G. (1984). *Hypnosis creates multiple personality: Myth or reality? International Journal of Clinical Hypnosis,* 32, 191–197.

Braun, B. G. (1988). *The BASK (behavior, affect, sensation, knowledge) model of dissociation. Dissociation,* 1, 4–23.

Braun, B. G., & Sacks, R. G. (1985). *The development of multiple per-*

sonality disorder: Predisposing, precipitating, and perpetuating factors. In R. P. Kluft (Ed.), *Childhood antecedents of multiple personality*, 37–64. Washington, DC: American Psychiatric Press.

Brazelton, T. B. (1962). *Observations of the neonate. Journal of the American Academy of Child Psychiatry,* 1, 38–58.

Brenner, C. (1955). *An elementary textbook of psychoanalysis.* New York: International Universities Press.

Brenner, C. (1959). *The masochistic character. Journal of the American Psychoanalytic Association,* 7, 197–226.

Brenner, C. (1982). *The calamities of childhood. The mind in conflict*, 93–106. New York: International Universities Press.

Breuer, J., & Freud, S. (1893–1895). *Studies in hysteria. Standard Edition,* 2, 21–47.

Brockington, I. F., & Leff, J. P. (1979). *Schizoaffective psychosis: Definitions and incidence.* Psychol Med 9: 91.

Brody, S., & Siegel, M. (1992). *The evolution of character: Birth to eighteen years. A longitudinal study.* New York: International Universities Press.

Brown, R. (1965). *Social psychology.* New York: The Free Press.

Buckley, P. (Ed.) (1988). *Essential papers on psychosis.* New York: New York University Press.

Bursten, B. (1973a). *The manipulator: A psychoanalytic view.* New Haven: Yale University Press.

Bursten, B. (1973b). *Some narcissistic personality types. International Journal of Psycho-Analysis,* 54, 287–300.

C

Cameron, N. (1959). *Paranoid conditions and paranoia.* In S. Arieti (Ed.), *American handbook of psychiatry*, Vol. 1, 508–539. New York: Basic Books.

Cancro, R. (1970). *A classificatory principle in schizophrenia.* Am J Psychiatry 126: 1655.

Carroll, B. J. (1982). *Use of the dexamethasone suppression test in depression.* J Clin Psychiatry 43: 44.

Casey, J. F. (1991). *The flock: The autobiography of a multiple personality* (with L. Wilson). New York: Knopf.

Cath, S. H. (1986). *Fathering from infancy to old age: A selective overview of recent psychoanalytic contributions. Psychoanalytic Review,* 74, 469–479.

Cattell, J. P., & Cattell, J. S. (1974). *Depersonalization: Psychological and social perspectives.* In S. Arieti (Ed.), *American handbook of psychiatry*, 767–799. New York: Basic Books.

Celani, D. (1976). *An interpersonal approach to hysteria. American Journal of Psychiatry,* 133, 1414–1418.

Chase, T. (1987). *When Rabbit howls.* New York: Jove.

Chasseguet-Smirgel, J. (1971). *Female sexuality: New psychoanalytic views.* Ann Arbor: University of Michigan Press.

Chasseguet-Smirgel, J. (1984). *Creativity and perversion.* London: Free Association.

Chasseguet-Smirgel, J. (1985). *The ego ideal: A psychoanalytic essay on the malady of the idea.* New York: Norton.

Chessick, R. D. (1969). *How psychotherapy heals: The process of in-*

tensive psychotherapy. New York: Jason Aronson.

Chessick, R. D. (1985). *Psychology of the self and the treatment of narcissism.* Northvale, NJ: Jason Aronson.

Chodoff P (1972). *The depressive personality.* Arch Gen Psychiatry 27: 666.

Chodoff, P. (1978). *Psychotherapy of the Hysterical Personality disorder. Journal of the American Academy of Psychoanalysis,* 6, 496–510.

Chodoff, P. (1982). *The hysterical personality disorder: A psychotherapeutic approach.* In A. Roy (Ed.), *Hysteria*, 277–285. New York: Wiley.

Chodorow, N. J. (1989). *Feminism and psychoanalytic theory.* New Haven: Yale University Press.

Clayton, P. J. (1982). *Schizoaffective disorders.* J Nerv Ment Dis 170: 646.

Cleckley, H. (1941). *The mask of sanity: An attempt to clarify some issues about the so-called psychopathic personality.* St. Louis: Mosby.

Cohen, M. B., Baker, G., Cohen, R. A., Fromm-Reichmann, F., & Weigert, E. (1954). *An intensive study of twelve cases of manic-depressive psychosis. Psychiatry,* 17, 103–137.

Colby, K. (1951). *A primer for psychotherapists.* New York: Ronald.

Coleman, M., & Nelson, B. (1957). *Paradigmatic psychotherapy in borderline treatment. Psychoanalysis,* 5, 28–44.

Coons, P. M., Bowman, E. S., & Milstein, V. (1988). *Multiple personality disorder: A clinical investigation of 50 cases. Journal of Nervous and Mental Disease,* 176, 519–527.

Coons, P. M., & Milstein, V. (1986). *Psychosexual disturbances in mul-*

tiple personality. Journal of Nervous and Mental Disease, 174, 106–110.

Coontz, S. (1992). *The way we never were: American families and the nostalgia gap.* New York: Basic Books.

Cooper, A. M. (1988). *The narcissistic-masochistic character.* In R. A. Glick & D. I. Meyers (Eds.), *Masochism: Current psychoanalytic perspectives*, 189–204. Hillsdale, NJ: The Analytic Press.

Curran, J. P., & Monti, P. M. (Eds.) (1982) *Social skills training: A practical handbook for assessment and treatment.* New York: Guilford Press.

D

DaCosta, J. M. (1871). *On irritable heart: A clinical study of a form of functional cardiac disorder and its consequences.* Am J Med Sci 61: 17.

Davanloo, H. (1978). *Basic principles and techniques in short-term dynamic psychotherapy.* New York: Spectrum.

Davanloo, H. (1980). *Short-term dynamic psychotherapy.* New York: Jason Aronson.

Deri, S. (1968). *Interpretation and language.* In E. Hammer (Ed.), *The use of interpretation in treatment.* New York: Grune & Stratton.

Deutsch, H. (1942). *Some forms of emotional disturbance and their relationship to schizophrenia. Psychoanalytic Quarterly,* 11, 301–321.

Deutsch, H. (1944). *The psychology of women: A psychoanalytic interpretation: Vol. 1. Girlhood.* New York: Grune & Stratton.

Deutsch, H. (1955). *The impostor: Contribution to ego psychology of a type of psychopath. Psychoanalytic Quarterly,* 24, 483–503.

Diamond, M. J. (1993, April). *Fathers and sons: Psychoanalytic perspectives on "good-enough" fathering throughout the life cycle.* Paper presented at the Spring Meeting of the Division of Psychoanalysis (39) of the American Psychological Association, New York.

Dinnerstein, D. (1976). *The mermaid and the minotaur.* New York: Harper & Row.

Dorpat, T. (1982). *An object-relations perspective on masochism.* In P. L. Giovacchini & L. B. Boyer (Eds.), *Technical factors in the treatment of severely disturbed patients*, 490–513. New York: Jason Aronson.

E

Easser, B. R., & Lesser, S. (1965). *The hysterical personality: A reevaluation. Psychoanalytic Quarterly,* 34, 390–405.

Edelstein, M. G. (1981). *Trauma, trance, and transformation: A clinical guide to hypnotherapy.* New York: Brunner/Mazel.

Ehrenberg, D. B. (1992). *The intimate edge: Extending the reach of psychoanalytic interaction.* New York: Norton.

Eigen, M. (1986). *The psychotic core.* New York: Jason Aronson.

Ekstein, R., & Wallerstein, R. S. (1958; rev. ed., 1971). *The teaching and learning of psychotherapy.* Madison, CT: International Universities Press.

Ellis, A. (1961). *The treatment of a psychopath with rational emotive psychotherapy. Reason and emotion in psychotherapy*, 288–299. New York: Lyle Stewart.

Erikson, E. H. (1950). *Childhood and society.* New York: Norton.

Erikson, E. H. (1968). *Identity: Youth and crisis.* New York: Norton.

Escalona, S. K. (1968). *The roots of individuality: Normal patterns of development in infancy.* Chicago: Aldine.

F

Fairbairn, W. R. D. (1941). *A revised psychopathology of the psychoses and psychoneuroses. International Journal of Psycho-Analysis,* 22, 250–279.

Fairbairn, W. R. D. (1954). *An object-relations theory of the personality.* New York: Basic Books.

Falloon, I. R. H., Boyd, J. L., McGill, C. W., Razani, J., Moss, H. B., & Guilderman, A. M. (1982.) *Family management in the prevention of exacerbations of schizophrenia.* N Engl J Med 306: 1447.

Falloon, I. R. H., & Liberman, R. P. (1983). *Interactions between drug and psychosocial therapy in schizophrenia.* Schizophr Bull 9: 543.

Faris, R. E. L., & Dunham, H. W. (1939). *Mental disorders in Urban Areas: An ecological study of schizophrenia and other psychoses.* Chicago: University of Chicago Press.

Fast, I. (1990). *Aspects of early gender development: Toward a reformulation. Psychoanalytic Psychology,* 7 (Suppl.), 105–107.

Federn, P. (1952). *Ego psychology and the psychoses.* New York: Basic Books.

Fenichel, O. (1941). *Problems of psychoanalytic technique.* Albany, New York: Psychoanalytic Quarterly.

Fenichel, O. (1945). *The psychoanalytic theory of neurosis.* New York: Norton.

Ferenczi, S. (1913). *Stages in the development of a sense of reality. First contributions to psycho-analysis*, 213–239. New York: Brunner

/Mazel, 1980.

Ferenczi, S. (1925). *Psychoanalysis of sexual habits. Further contributions to the theory and technique of psycho-analysis*, 259–297. New York: Brunner/Mazel, 1980.

Finell, J. (1986). *The merits and problems with the concept of projective identification. Psychoanalytic Review,* 73, 103–120.

Fischer, M. (1973). *Genetic and environmental factors in schizophrenia.* Acta Psychiatr Scand (Suppl.) 238: 1.

Fisher, S. (1970). *Body experience in fantasy and behavior.* New York: Appleton-Century-Crofts.

Fisher, S., & Greenberg, R. P. (1985). *The scientific credibility of Freud's theories and therapy.* New York: Columbia University Press.

Fonda, H. (1981). *My life. As told to Howard Teichmann.* New York: New American Library.

Forster, E. M. (1921). *Howard's End.* New York: Vintage.

Fraiberg, S. (1959). *The magic years: Understanding and handling the problems of early childhood.* New York: Charles Scribner's Sons.

Frances, A., & Cooper, A. M. (1981). *Descriptive and dynamic psychiatry: A perspective on DSM-III. American Journal of Psychiatry,* 138, 1198–1202.

Freud, A. (1936). *The ego and the mechanisms of defense.* New York: International Universities Press, 1966.

Freud, S. (1886). *Observation of a severe case of hemianaesthesia in a hysterical male. Standard Edition,* 1, 23–31.

Freud, S. (1897). *Letter to Wilhelm Fliess. Standard Edition,* 1, 259.

Freud, S. (1900). *The interpretation of dreams. Standard Edition,* 4.

Freud, S. (1901). *The psychopathology of everyday life. Standard Edi-*

tion, 6.

Freud, S. (1905). *Three essays on the theory of sexuality. Standard Edition,* 7, 135–243.

Freud, S. (1908). *Character and anal eroticism. Standard Edition,* 9, 169–175.

Freud, S. (1909). *Notes upon a case of obsessional neurosis. Standard Edition,* 10, 151–320.

Freud, S. (1911). *Psycho-analytic notes on an autobiographic account of a case of paranoia (dementia paranoides). Standard Edition,* 13, 1–162.

Freud, S. (1912). *The dynamics of transference. Standard Edition,* 12, 97–108.

Freud, S. (1913). *The disposition to obsessional neurosis. Standard Edition,* 12, 311–326.

Freud, S. (1914a). *Remembering, repeating and working through (Further recommendations on the technique of psycho-analysis II). Standard Edition,* 12, 147–156.

Freud, S. (1914b). *On narcissism: An introduction. Standard Edition,* 14, 67–102.

Freud, S. (1915a). *Instincts and their vicissitudes. Standard Edition,* 14, 111–140.

Freud, S. (1915b). *Repression. Standard Edition,* 14, 147.

Freud, S. (1916). *Some character types met with in psychoanalytic work. Standard Edition,* 14, 311–333.

Freud, S. (1917a). *Mourning and melancholia. Standard Edition,* 14, 243–258.

Freud, S. (1917b). *On transformations of instinct as exemplified in anal erotism. Standard Edition,* 17, 125–133.

Freud, S. (1918). *From the history of an infantile neurosis. Standard Edition,* 17, 7–122.

Freud, S. (1919). *A child is being beaten: A contribution to the study of the origin of sexual perversions. Standard Edition,* 17, 179–204.

Freud, S. (1920). *Beyond the pleasure principle. Standard Edition,* 18, 7–64.

Freud, S. (1923). *The ego and the id. Standard Edition,* 19, 13–59.

Freud, S. (1924). *The economic problem in masochism. Standard Edition,* 19, 159–170.

Freud, S. (1925a). *Some psychical consequences of the anatomical distinction between the sexes. Standard Edition,* 19, 248–258.

Freud, S. (1925b). *Autobiographical study. Standard Edition,* 20, 32–76.

Freud, S. (1931). *Libidinal types. Standard Edition,* 21, 215–222.

Freud, S. (1932). *Femininity. Standard Edition,* 22, 112–135.

Freud, S. (1937). *Analysis terminable and interminable. Standard Edition,* 22, 216–253.

Freud, S. (1938). *An outline of psycho-analysis. Standard Edition,* 23, 144–207.

Friedenberg, E. Z. (1959). *The vanishing adolescent.* Boston: Beacon.

Friedman, R. C. (1988). *Male homosexuality: A contemporary psychoanalytic perspective.* New Haven: Yale University Press.

Fromm, E. (1947). *Man for himself: An inquiry into the psychology of ethics.* New York: Rinehart.

Fromm-Reichmann, F. (1950). *Principles of intensive psychotherapy.* Chicago: University of Chicago Press.

Frosch, J. (1964). *The psychotic character: Clinical psychiatric considerations. Psychoanalytic Quarterly,* 38, 91–96.

G

Gabbard, G. O. (1990). *Psychodynamic psychiatry in clinical practice.* Washington, DC: American Psychiatric Press.

Gaddis, T., & Long, J. (1970). *Killer: A journal of murder.* New York: Macmillan.

Galenson, E. (1988). *The precursors of masochism: Protomasochism.* In R. A. Glick & D. I. Meyers (Eds.), *Masochism: Current psychoanalytic perspectives,* 189–204. Hillsdale, NJ: The Analytic Press.

Galin, D. (1974). *Implications for psychiatry of left and right cerebral specialization. Archives of General Psychiatry,* 31, 572–583.

Gardiner, M. (1971). *The wolf-man: By the wolf-man.* New York: Basic Books.

Gardner, M. R. (1991). *The art of psychoanalysis: On oscillation and other matters. Journal of the American Psychoanalytic Association,* 39, 851–870.

Gaylin, W. (Ed.) (1983). *Psychodynamic understanding of depression: The meaning of despair.* New York: Jason Aronson.

Georgotas, A., Cooper, T., Kim, M., & Hapworth, W. (1983). *The treatment of affective disorders in the elderly.* Psychopharmacol Bulletin 19: 226.

Georgotas, A., Friedman, E., McCarthy, M., Mann, J., Krakowski, M., Siegel, R., & Ferris, S. (1983). *Resistant geriatric depressions and therapeutic response to monoamine oxidase inhibitors.* Biol Psychiatry 18: 195.

Georgotas, A., & Gershon, S. (1979). *Lithium in manic-depressive illness: Some highlights and current controversies.* In S. Gershon, M. Schou, N. Klein, T. Cooper (Eds.). *Lithium Controversies and Unresolved Issues,* p. 57. Amsterdam: Excerpta Medica.

Georgotas, A. &, Gershon, S. (1981). *Historical perspectives and current highlights on lithium treatment in manic-depressive illness.* J Clin Psychopharmacology 1: 27.

Gershon, E. S. (1983). *The genetics of affective disorders.* In L. Grinspoon (Ed.), *Psychiatry Update,* vol. 2. Washington, DC: American Psychiatric Association Press.

Gershon, E. S., Hamovit, J., Guroff, J. J., Dibble, E., Leckman, J. F., Sceery, W., Targum, S. D., Nurnberger, J. I, Jr., Goldin, L. R., & Bunney, W. E, Jr. (1982). *A family study of schizoaffective, bipolar I, bipolar II, unipolar, and normal control probands.* Arch Gen Psychiatry 39: 1157.

Gershon, E. S., Nurnberger, J. I, Jr., Nadi, S., Berrettini, W., & Goldin, L. R. (1983). *Current status of genetic research in affective disorders.* In Dahlem Konferenzen 1982, J. Angst (Ed.), *The Origins of Depression: Current Concepts and Approaches,* p. 187. Berlin: Springer-Verlag.

Gill, M. M. (1983). *The interpersonal paradigm and the degree of the therapist's involvement. Contemporary Psychoanalysis,* 19, 200–237.

Gill, M. M., Newman, R., & Redlich, F. C. (1954). *The initial interview in psychiatric practice.* New York: International Universities Press.

Gillespie, R. D. (1928). *Hypochondria: Its definition, nosology and psychopathology.* Guy Hosp Rep 78: 408.

Gilligan, C. (1982). *In a different voice: Psychological theory and wom-*

en's development. Cambridge, MA: Harvard University Press.

Giovacchini, P. L. (1979). *The treatment of primitive mental states.* New York: Jason Aronson.

Giovacchini, P. L. (1986). *Developmental disorders: The transitional space in mental breakdown and creative imagination.* Northvale, NJ: Jason Aronson.

Giovacchini, P. L., & Boyer, L. B. (Eds.) (1982). *Technical factors in the treatment of the severely disturbed patient.* New York: Jason Aronson.

Glick, R. A., & Meyers, D. I. (1988). *Masochism: Current psychoanalytic perspectives.* Hillsdale, NJ: The Analytic Press.

Glover, E. (1955). *The technique of psycho-analysis.* New York: International Universities Press.

Goldberg, A. (1990a). *Disorders of continuity. Psychoanalytic Psychology,* 7, 13–28.

Goldberg, A. (1990b). *The prisonhouse of psychoanalysis.* New York: The Analytic Press.

Goldin, L. R., & Gershon, E. S. (1983). *Association and linkage studies of genetic marker loci in major psychiatric disorders.* Psychiatric Dev 4: 387.

Goldstein, K. (1959). *Functional disturbances in brain damage.* In S. Arieti (Ed.), *American handbook of psychiatry*, Vol. 1, 770–794. New York: Basic Books.

Goodwin, D. W., & Guze, S. B. (1984). *Psychiatric diagnosis* (3rd ed.). New York: Oxford University Press.

Gottesman, I. (1991). *Schizophrenia genesis: The origins of madness.* New York: W. H. Freeman.

Green, H. (1964). *I never promised you a rose garden.* New York: Holt, Rinehart & Winston.

Greenacre, P. (1958). *The impostor. Psychoanalytic Quarterly,* 27, 359–382.

Greenberg, J. R., & Mitchell, S. A. (1983). *Object relations in psychoanalytic theory.* Cambridge, MA: Harvard University Press.

Greenson, R. R. (1967). *The technique and practice of psychoanalysis.* New York: International Universities Press.

Greenspan, S. I. (1981). *Clinical infant reports: Number 1: Psychopathology and adaptation in infancy and early childhood: Principles of clinical diagnosis and preventive intervention.* New York: International Universities Press.

Greenwald, H. (1958). *The call girl: A sociological and psychoanalytic study.* New York: Ballantine Books.

Greenwald (1974). *Treatment of the psychopath.* In H. Greenwald (Ed.), *Active psychotherapy*, 363–377. New York: Jason Aronson.

Grinker, R. R., & Spiegel, J. P. (1945). *Men Under Stress.* Philadelphia: Blakiston.

Grinker, R. R., Werble, B., & Drye, R. C. (1968). *The borderline syndrome: A behavioral study of ego functions.* New York: Basic Books.

Grof, P. (1981). *Response to long-term lithium treatment: Research studies and clinical implications.* In J. M. Davis, & J. W. Maas (Eds.), *The affective disorders,* p. 357. Washington, DC: American Psychiatric Press.

Grossman, W. (1986). *Notes on masochism: A discussion of the history and development of a psychoanalytic concept. Psychoanalytic Quarterly,* 55, 379–413.

Groth, A. N. (1979). *Men who rape: The psychology of the offender.* New York: Plenum.

Grotstein, J. (1982). *Newer perspectives in object relations theory. Contemporary Psychoanalysis,* 18, 43–91.

Grunberger, B. (1979). *Narcissism: Psychoanalytic essays* (J. Diamanti, Trans.). New York: International Universities Press.

Gunderson, J. G. (1984). *Borderline personality disorder.* Washington, DC: American Psychiatric Press.

Gunderson, J. G., & Singer, M. T. (1975). *Defining borderline patients: An overview. American Journal of Psychiatry,* 133, 1–10.

Guntrip, H. (1952). *The schizoid personality and the external world.* In *Schizoid phenomena, object relations and the self*, 17–48. New York: International Universities Press, 1969.

Guntrip, H. (1961). *The schizoid problem, regression, and the struggle to preserve an ego.* In *Schizoid phenomena, object relations and the self*, 49–86. New York: International Universities Press, 1969.

Guntrip, H. (1969). *Schizoid phenomena, object relations and the self.* New York: International Universities Press.

Guntrip, H. (1971). *Psychoanalytic theory, therapy, and the self: A basic guide to the human personality in Freud, Erikson, Klein, Sullivan, Fairbairn, Hartmann, Jacobson, and Winnicott.* New York: Basic Books.

Gurman, A. S., & Kniskern, D. P. (Eds.) (1981). *Handbook of family therapy.* New York: Brunner/Mazel.

Guze, S. B. (1976). *Criminality and psychiatric disorders.* New York: Oxford University Press.

H

Hall, C. S. (1954). *A primer on Freudian psychology.* New York: Octagon Books (reprinted 1990).

Halleck, S. L. (1967). *Hysterical personality traits-psychological, social, and iatrogenic determinants. Archives of General Psychiatry,* 16, 750–759.

Hammer, E. (1968). *The use of interpretation in treatment.* New York: Grune & Stratton.

Hammer, E. (1990). *Reaching the affect: Style in the psychodynamic therapies.* New York: Jason Aronson.

Hare, R. (1970). *Psychopathy: Theory and research.* New York: Wiley.

Hare, R. D., & J. W. Jutai. (1983). *Criminal history of the male Psychopath: Some preliminary data.* In K. T. Van Dusan & S. A. Mednick (Eds.), *Prospective studies of Crime and Delinquency.* Netherlands: Kluwer-Nijhoff Publishing.

Harris, D. (1982). *Dreams die hard: Three men's journey through the sixties.* New York: St. Martin's/Marek.

Hartcollis, P. (Ed.) (1977). *Borderline personality disorders: The concept, the syndrome, the patient.* New York: International Universities Press.

Hartmann, H. (1958). *Ego psychology and the problem of adaptation.* New York: International Universities Press.

Hedges, L. E. (1983). *Listening perspectives in psychotherapy.* New York: Jason Aronson.

Hendin, H. (1975). *The age of sensation: A psychoanalytic exploration.* New York: Norton.

Herman, J. L. (1981). *Father-daughter incest.* Cambridge, MA: Harvard University Press.

Herman, J. L. (1992). *Trauma and recovery: The aftermath of violence –from domestic abuse to political terror.* New York: Basic Books.

Herman, J. L., & Schatzow, E. (1987). *Recovery and verification of memories of childhood sexual abuse. Psychoanalytic Psychology,* 4, 1–14.

Herzog, J. (1980). *Sleep disturbance and father hunger in 18-to 28-month-old boys: The Erlkönig syndrome. Psychoanalytic Study of the Child,* 35, 219–236.

Hilgard E R (1977). *Divided Consciousness.* New York: John Wiley & Sons.

Hirsch, S. J., & Hollender, M. H. (1969). *Hysterical psychoses: Clarification of the concept. American Journal of Psychiatry,* 125, p. 909.

Hirschfeld, R. M. A., & Cross, C. K. (1982). *Epidemiology of affective disorders: Psychosocial risk factors.* Arch Gen Psychiatry 39: 35.

Hoch, P. H., & Polatin, P. (1949). *Pseudoneurotic forms of schizophrenia. Psychoanalytic Quarterly,* 23, 248–276.

Hoch, P. H., & Zubin, J. (Eds.) (1961). *Comparative epidemiology of mental disorders.* New York: Grune & Stratton.

Hoenig, J. (1983). *The concept of schizophrenia: Kraepelin-Bleuler-Schneider. British Journal of Psychiatry,* 142, 547–556.

Hollender, M. H. (1971). *Hysterical personality. Comments on Contemporary Psychiatry,* 1, 17–24.

Hollender, M., & Hirsch, S. (1964). *Hysterical psychosis. American Journal of Psychiatry,* 120, 1066–1074.

Horner, A. J. (1979). *Object relations and the developing ego in thera-*

py. New York: Jason Aronson.

Horner, A. J. (1990). *The primacy of structure: Psychotherapy of underlying character pathology*. Northvale, NJ: Jason Aronson.

Horner, A. J. (1991). *Psychoanalytic object relations therapy*. Northvale, NJ: Jason Aronson.

Horney, K. (1926). *The flight from womanhood: The masculinity-complex in women as viewed by men and women. International Journal of Psycho-Analysis,* 7, 324–339.

Horney, K. (1939). *New ways in psycho-analysis*. New York: Norton.

Horowitz, M. J. (Ed.) (1977). *Hysterical personality*. New York: Jason Aronson.

Hughes, J. M. (1989). *Reshaping the psychoanalytic domain: The work of Melanie Klein, W. R. D. Fairbairn, and D. W. Winnicott*. Berkeley, CA: University of California Press.

I、J

Insel, T., Murphy, D., Cohen, R., Alterman, I., Kilts, C., & Linnoila, M (1983). *Obessive-compulsive disorder*. Arch Gen Psychiatry 40: 605.

Isaacs, K. (1990). *Affect and the fundamental nature of neurosis. Psychoanalytic Psychology,* 7, 259–284.

Jacobs, T. J. (1991). *The use of the self: Countertransference and communication in the analytic situation*. Madison, CT: International Universities Press.

Jacobson, E. (1964). *The self and the object world*. New York: International Universities Press.

Jacobson, E. (1967). *Psychotic conflict and reality*. London: Hogarth Press.

Jacobson, E. (1971). *Depression: Comparative studies of normal, neurotic, and psychotic conditions.* New York: International Universities Press.

Janet, P. (1890). *The major symptoms of hysteria.* New York: Macmillan.

Janet, P. (1906). *The major symptoms of hysteria.* New York: Macmillan.

Jaspers, K. (1963). *General psychopathology* (J. Hoenig & M. W. Hamilton, Trans.). Chicago: University of Chicago Press.

Jefferson, J. W., Greist, J. H., & Ackerman, D. L. (1983). *Lithium encyclopedia for clinical practice.* Washington, DC: American Psychiatric Press.

Johnson, A. (1949). *Sanctions for superego lacunae of adolescents.* In K. R. Eissler (Ed.), *Searchlights on delinquency*, 225–245. New York: International Universities Press.

Jones, E. (1913). *The God complex: The belief that one is God, and the resulting character traits. Essays in applied psycho-analysis*, Vol. 2, 244–265. London: Hogarth Press, 1951.

Josephs, L. (1992). *Character structure and the organization of the self.* New York: Columbia University Press.

Jung, C. G. (1945). *The relations between the ego and the unconscious.* In H. Read, M. Fordham, & G. Adler (Eds.), *The collected works of C. G. Jung*, Bollinger Series 20, Vol. 7, 120–239. Princeton, NJ: Princeton University Press, 1953.

K

Kahn, H. (1962). *Thinking about the unthinkable.* New York: Horizon.

Kalafat, J. (1984). *Training community psychologists for crisis intervention. American Journal of Community Psychology,* 12, 241–251.

Kaplan, H. J. & Sadock, B. J. (Eds.) (1985). *Comprehensive textbook of psychiatry* (4th ed.). Baltimore: Williams & Wilkins.

Karasu, T. B. (1990). *Psychotherapy for depression.* Northvale, NJ: Jason Aronson.

Karon, B. P. (1989). *On the formation of delusions. Psychoanalytic Psychology,* 6, 169–185.

Karon, B. P. (1992). *The fear of understanding schizophrenia. Psychoanalytic Psychology,* 9, 191–211.

Karon, B. P., & VandenBos, G. R. (1981). *Psychotherapy of schizophrenia: The treatment of choice.* New York: Jason Aronson.

Karpe, R. (1961). *The rescue complex in Anna O's final identity. Psychoanalytic Quarterly,* 30, 1–27.

Kasanin, J. S. (Ed.) (1944). *Language and thought in schizophrenia.* New York: Norton.

Kasanin, J. S., & Rosen, Z. A. (1933). *Clinical variables in schizoid personalities. Archives of Neurology and Psychiatry,* 30, 538–553.

Katan, M. (1953). *Mania and the pleasure principle: Primary and secondary symptoms.* In P. Greenacre (Ed.), *Affective disorders*, 140–209. New York: International Universities Press.

Katz, M. M., & Klerman, G. L. (1979). *Introduction: Overview of the clinical studies program. Special section: The psychobiology of depression–NIMH-clinical research branch collaborative program.* Am J Psychiatry 136: 49.

Keiser, L. (1968). *The traumatic neurosis.* Philadelphia: J B Lippincott.

Keith, S. J., & Matthews, S. M. (1982). *Group, family, and milieu ther-*

apies and psychosocial rehabilitation in the treatment of the schizophrenic disorders. In L. Grinspoon (Ed.), *Psychiatry 1982 annual review,* p. 166. Washington, DC: American Psychiatric Press.

Kendler, K. S. (1980). *The nosologic validity of paranoia (simple delusional disorder), a review.* Arch Gen Psychiatry 37: 699.

Kernberg, O. F. (1970). *Factors in the psychoanalytic treatment of narcissistic personalities. Journal of the American Psychoanalytic Association,* 18, 51–85.

Kernberg, O. F. (1975). *Borderline conditions and pathological narcissism.* New York: Jason Aronson.

Kernberg, O. F. (1976). *Object relations theory and clinical psychoanalysis.* New York: Jason Aronson.

Kernberg, O. F. (1981). *Some issues in the theory of hospital treatment. Nordisk Tidsskrift for Loegeforen,* 14, 837–842.

Kernberg, O. F. (1982, August). *Conference on treating borderline and narcissistic patients.* MA: Eastham.

Kernberg, O. F. (1984). *Severe personality disorders: Psychotherapeutic strategies.* New Haven: Yale University Press.

Kernberg, O. F. (1988). *Clinical dimensions of masochism. Journal of the American Psychoanalytic Association,* 36, 1005–1029.

Kernberg, O. F. (1989). *An ego psychology object relations theory of the structure and treatment of pathologic narcissism: An overview. Psychiatric Clinics of North America,* 12, 723–729.

Kernberg, O. F. (1991). *Aggression and love in the relationship of the couple. Journal of the American Psychoanalytic Association,* 39, 45–70.

Kernberg, O. F. (1992). *Aggression in personality disorders and per-*

versions. New Haven: Yale University Press.

Kernberg, O. F., Selzer, M. A., Koenigsberg, H. W., Carr, A. C., & Appelbaum, A. H. (1989). *Psychodynamic psychotherapy of borderline patients*. New York: Basic Books.

Ketz, S. S. (1982). *What is schizophrenia?* Schizophr Bull 8: 597.

Keyes, D. (1982). *The minds of Billy Milligan*. New York: Bantam.

Khan, M. M. R. (1963). *The concept of cumulative trauma. Psychoanalytic Study of the Child*, 18, 286–306.

Khan, M. M. R. (1974). *The privacy of the self*. New York: International Universities Press.

Klein, D., & Rabkin, J. (1981) *Anxiety: New research and changing concepts*. New York: Raven Press.

Klein, M. (1932). *The psycho-analysis of children*. London: Hogarth Press.

Klein, M. (1935). *A contribution to the psychogenesis of manic-depressive states. Love, guilt and reparation and other works 1921–1945*, 262–289. New York: The Free Press, 1975.

Klein, M. (1937). *Love, guilt and reparation. Love, guilt and reparation and other works 1921–1945*, 306–343. New York: The Free Press, 1975.

Klein, M. (1940). *Mourning and its relation to manic-depressive states. Love, guilt and reparation and other works 1921–1945*, 311–338. New York: The Free Press, 1975.

Klein, M. (1945). *The oedipus complex in light of early anxieties. Love, guilt and reparation and other works 1921–1945*, 370–419. New York: The Free Press, 1975.

Klein, M. (1946). *Notes on some schizoid mechanisms. International*

Journal of Psycho-Analysis, 27, 99–110.

Klein, M. (1957). *Envy and gratitude. Envy and gratitude and other works 1946–1963*, 176–235. New York: The Free Press, 1975.

Klerman, G. L., Rounsaville, B., Chevron, E., Neu, C., & Weissman, M. W. (1979). *Manual for short-term interpersonal psychotherapy (IPT) of depression.* New Haven: Boston Collaborative Depression Project.

Kline, N. S. (1969). *Depression: Its diagnoses and treatment and lithium: The history of its use in psychiatry.* NY: Brunner/Mazel.

Kline, N. S. (Ed.) (1974). *Factors in depression.* NY: Kaven Press.

Kluft, R. P. (1984). *Treatment of multiple personality disorder: A study of 33 cases. Psychiatric Clinics of North America,* 7, 9–29.

Kluft, R. P. (Ed.) (1985). *Childhood antecedents of multiple personality.* Washington, DC: American Psychiatric Press.

Kluft, R. P. (1987). *Making the diagnosis of multiple personality disorder*. In F. F. Flach (Ed.), *Diagnostics and psychopathology,* 201–225. New York: Norton.

Kluft, R. P. (1989). *Dissociation: The David Caul Memorial Symposium symposium papers: Iatrogenesis and MPD. Dissociation,* 2, 66–104.

Kluft, R. P. (1991). *Multiple personality disorder.* In A. Tasman & S. M. Goldfinger (Eds.), *American Psychiatric Press review of psychiatry*, Vol. 10, 161–188. Washington, DC: American Psychiatric Press.

Kluft, R. P., & Fine, C. G. (Eds.) (1993). *Clinical perspectives on multiple personality disorder.* Washington, DC: American Psychiatric Press.

Knight, R. (1953). *Borderline states in psychoanalytic psychiatry and psychology. Bulletin of the Menninger Clinic,* 17, 1–12.

Kohut, H. (1968). *The psychoanalytic treatment of narcissistic person-*

ality disorders. Psychoanalytic Study of the Child, 23, 86–113.

Kohut, H. (1971). *The analysis of the self: A systematic approach to the psychoanalytic treatment of narcissistic personality disorders.* New York: International Universities Press.

Kohut, H. (1977). *The restoration of the self.* New York: International Universities Press.

Kohut, H. (1984). *How does analysis cure?* (A. Goldberg, Ed., with P. Stepansky). Chicago: University of Chicago Press.

Kohut, H., & Wolf, E. S. (1978). *The disorders of the self and their treatment–an outline. International Journal of Psycho-Analysis,* 59, 413–425.

Kovacs, M. (1983). *Psychotherapies for depression.* In L. Grinspoon (Ed.), *Psychiatry update,* vol 2, Washington, DC: American Psychiatric Association.

Kovacs, M., & Beck, A. T. (1978). *Maladaptive cognitive structures in depression.* Am J Psychiatry 135: 525.

Kraepelin, E. (1913). *Lectures on clinical psychiatry.* London: Bailliere, Tindall, & Cox.

Kraepelin, E. (1915). *Psychiatrie: Ein lehrbuch* (8th ed.). Leipzig: Barth.

Kraepelin, E. (1919). *Dementia praecox and paraphrenia* (R. M. Barclay, Trans.). Huntington, New York: Robert E. Krieger, 1971.

Krafft-Ebing, R. (1900). *Psychopathia sexualis* (F. J. Rebman, Trans.). New York: Physicians and Surgeons Book Company, 1935.

Kretschmer, E. (1925). *Physique and character* (J. H. Sprott, Trans.). New York: Harcourt, Brace & World.

Kris, E. (1956). *On some vicissitudes of insight in psychoanalysis. In-*

ternational Journal of Psycho-Analysis, 37, 445–455.

Krohn, A. (1978). *Hysteria–The Elusive Neurosis.* New York: International Universities Press.

Kuhn, T. S. (1970). *The structure of scientific revolutions* (2nd rev. ed.). Chicago: University of Chicago Press.

Kupfer, D. J., Foster, F. G., & Reich, L. (1976). *EEG sleep changes as predictors in depression.* Am J Psychiatry 133: 622.

Kupperman, J. (1991). *Character.* New York: Oxford University Press.

L

Lachmann, F., & Beebe, B. (1989). *Oneness fantasies revisited. Psychoanalytic Psychology,* 6, 137–149.

Laing, R. D. (1965). *The divided self: An existential study in sanity and madness.* Baltimore: Penguin.

Langness, L. L. (1967). *Hysterical psychosis–the cross-cultural evidence. American Journal of Psychiatry,* 124, 143–151.

Langs, R. J. (1973). *The technique of psychoanalytic psychotherapy: The initial contact, theoretical framework, understanding the patient's communications, the therapist's interventions* (Vol. 1). New York: Jason Aronson.

LaPlanche, J., & Pontalis, J. B. (1973). *The language of psychoanalysis.* New York: Norton.

Lasch, C. (1978). *The culture of narcissism: American life in an age of diminishing expectations.* New York: Norton.

Lasch, C. (1984). *The minimal self: Psychic survival in troubled times.* New York: Norton.

Laughlin, H. P. (1956). *The neuroses in clinical practice.* Philadelphia:

Saunders.

Laughlin, H. P. (1967). *The neuroses.* New York: Appleton-Century-Crofts.

Laughlin, H. P. (1970; 2nd ed., 1979). *The ego and its defenses.* New York: Jason Aronson.

Lax, R. F. (1977). *The role of internalization in the development of certain aspects of female masochism: Ego psychological considerations. International Journal of Psycho-Analysis,* 58, 289–300.

Lax, R. F. (Ed.)(1989). *Essential papers on character neurosis and treatment.* New York: New York University Press.

Lazare, A. (1971). *The hysterical character in psychoanalytic theory: Evolution and confusion. Archives of General Psychiatry,* 25, 131–137.

Levenson, E. A. (1972). *The fallacy of understanding: An inquiry into the changing structure of psychoanalysis.* New York: Basic Books.

Levin, J. D. (1987). *Treatment of alcoholism and other addictions: A self-psychology approach.* Northvale, NJ: Jason Aronson.

Lewin, K. (1950). *The Psychoanalysis of elation.* New York: W W Norton.

Lewis, H. B. (1971). *Shame and guilt in neurosis.* New York: International Universities Press.

Liberman, R. P., Falloon, I. R. H., & Wallace, C. J. (1983). *Drug-psychosocial interactions in the treatment of schizophrenia.* In *The Chronically Mentally Ill: Research and Services.* New York: SP Publications.

Liberman, R. P., Wallace, C. J., Vaughn, C. E., Snyder, K. S., & Rust, C. (1980). *Social and family factors in the course of schizophrenia.*

In J. S. Strauss, M. Bowers, T. W. Downey, S. Fleck, S. Jackson, I. Levine (Eds.), *The Psychotherapy of Schizophrenia,* p.21. New York: Plenum Publishing Corp.

Lichtenberg, J. (Ed.) (1992). *Perspectives on multiple personality disorder. Psychoanalytic Inquiry,* 12 (1).

Lidz, T. (1973). *The origin and treatment of schizophrenic disorders.* New York: Basic Books.

Lidz, T., & Fleck, S. (1965). *Family studies and a theory of schizophrenia.* In T. Lidz, S. Fleck, & A. R. Cornelison (Eds.), *Schizophrenia and the family.* New York: International Universities Press.

Lilienfeld, S. O., Van Valkenburg, C., Larntz, K., & Akiskal, H. S. (1986). *The relationship of histrionic personality disorder to antisocial personality disorder and somatization disorders. American Journal of Psychiatry,* 142, 718–722.

Lindner, R. (1955). *The jet-propelled couch.* In *The fifty-minute hour: A collection of true psychoanalytic tales*, 221–293. New York: Jason Aronson, 1982.

Linton, R. (1956). *Culture and mental disorders.* Springfield, IL: Charles C. Thomas.

Lion, J. R. (1978). *Outpatient treatment of psychopaths.* In W. Reid (Ed.), *The psychopath: A comprehensive study of antisocial disorders and behaviors*, 286–300. New York: Brunner/Mazel.

Lion, J. R. (Ed.) (1986). *Personality disorders: Diagnosis and management* (2nd ed.). Malabar, FL: Robert E. Krieger.

Litman, R. E., & Farberow, N. L. (1970). *Emergency evaluation of suicidal potential.* In E. S. Schneiderman, N. L. Farberow, & R. E. Litman (Eds.), *The psychology of suicide*, 259–272. New York: Science

House.

Little, M. I. (1981). *Transference neurosis and transference psychosis: Toward basic unity.* New York: Jason Aronson.

Little, M. I. (1990). *Psychotic anxieties and containment: A personal record of an analysis with Winnicott.* Northvale, NJ: Jason Aronson.

Livingston, M. S. (1991). *Near and far: Closeness and distance in psychotherapy.* New York: Rivercross.

Loeb, J., & Mednick, S. A. (1977). *A prospective study of predictors of criminality: Three electrodermal response patterns.* In S. A. Mednick & K. O. Christiansen (Eds.), *Biosocial bases of criminal behavior*, 245–254. New York: Gardner.

Loewald, H. W. (1957). *On the therapeutic action of psychoanalysis.* In *Papers on psychoanalysis,* 221–256. New Haven: Yale University Press, 1980.

Loewenstein, R. J. (1988). *The spectrum of phenomenology in multiple personality disorder: Implications for diagnosis and treatment.* In B. G. Braun (Ed.), *Proceedings of the Fifth National Conference on Multiple Personality Disorder/Dissociative States*, p.7. Chicago: Rush University.

Loewenstein, R. J., & Ross, D. R. (1992). *Multiple personality and psychoanalysis: An introduction. Psychoanalytic Inquiry,* 12, 3–48.

Loewenstein, R. M. (1951). *The problem of interpretation. Psychoanalytic Quarterly,* 20, 1–14.

Loewenstein, R. M. (1955). *A contribution to the psychoanalytic theory of masochism. Journal of the American Psychoanalytic Association,* 5, 197–234.

Lothane, Z. (1992). *In defense of Schreber: Soul murder and psychia-*

try. Hillsdale, NJ: The Analytic Press.

Lovinger, R. J. (1984). *Working with religious issues in therapy.* New York: Jason Aronson.

Lykken, D. (1957). *A study of anxiety in the sociopathic personality. Journal of Abnormal and Social Psychology,* 55, 6–10.

Lynd, H. M. (1958). *On shame and the search for identity.* New York: Harcourt, Brace & World.

M

Mackay, A. V. P., Iversen, L. L., Rossor, M., Spokes, E., Bird, E., Arregui, A., Creese, I., & Snyder, S. H. (1982). *Increased brain dopamine and dopamine receptors in schizophrenia.* Arch Gen Psychiatry 39: 991.

MacKinnon, R. A., & Michels, R. (1971). *The psychiatric interview in clinical practice.* Philadelphia: Saunders.

Maheu, R., & Hack, R. (1992). *Next to Hughes.* New York: Harper Collins.

Mahler, M. S. (1968). *On human symbiosis and the vicissitudes of individuation.* New York: International Universities Press.

Mahler, M. S. (1971). *A study of the separation-individuation process and its possible application to borderline phenomena in the psychoanalytic situation. Psychoanalytic Study of the Child,* 26, 403–424.

Mahler, M. S. (1972a). *On the first three subphases of the separation-individuation process. International Journal of Psycho-Analysis,* 53, 333–338.

Mahler, M. S. (1972b). *Rapprochement subphase of the separation-individuation process. Psychoanalytic Quarterly,* 41, 487–506.

Mahler, M. S., Pine, F., & Bergman, A. (1975). *The psychological birth of the human infant.* New York: Basic Books.

Main, T. F. (1957). *The ailment. British Journal of Medical Psychology,* 30, 129–145.

Malan, D. H. (1963). *A study of brief psychotherapy.* New York: Plenum.

Malan, D. H. (1979). *Individual Psychotherapy and the Science of Psychodynamics.* London: Butterworth.

Mandelbaum, A. (1977). *The family treatment of the borderline patient.* In P. Hartcollis (Ed.), *Borderline personality disorders: The concept, the syndrome, the patient*, 423–438. New York: International Universities Press.

Mann, J. (1973). *Time-limited psychotherapy.* Cambridge, MA: Harvard University Press.

Manschreck, T. C. (1979). *The assessment of paranoid features.* Compr Psychiatry 20: 370.

Marks, I. (1981). *Review of behavioral psychotherapy. I: Obsessive-compulsive disorders.* Am J Psychiatry 138: 584.

Marks, I., & Lader, M. (1973). *Anxiety states (anxiety neurosis): A review.* J Nerv Ment Dis 156: 3.

Marks, I. M. (1969). *Fears and phobias.* London: Heinemann.

Marmor, J. (1953). *Orality in the hysterical personality. Journal of the American Psychiatric Association,* 1, 656–671.

Masling, J. (Ed.) (1986). *Empirical studies of psychoanalytic theories* (Vol. 2). Hillsdale, NJ: The Analytic Press.

Masson, J. M. (1984). *The assault on truth: Freud's suppression of the seduction theory.* New York: Farrar, Straus, & Giroux.

Masterson, J. F. (1972). *Treatment of the borderline adolescent: A developmental approach.* New York: Wiley-Interscience.

Masterson, J. F. (1976). *Psychotherapy of the borderline adult: A developmental approach.* New York: Brunner/Mazel.

Maxmen., Jerrold, S., & Ward, N. G. (1995). *Essential Psychopathology and Its Treatment* (2nd ed). New York: W. W. Norton.

McClelland, D. C. (1961). *The achieving society.* Princeton, NJ: Van Nostrand.

McDougall, J. (1980). *Plea for a measure of abnormality.* New York: International Universities Press.

McDougall, J. (1989). *Theaters of the body: A psychoanalytic approach to psychosomatic illness.* New York: Norton.

McFarlane, W. R. (Ed.) (1983). *Family Therapy in Schizophrenia.* New York: Guilford Press.

McGuffin, P., Farmer, A. E., Gottesman, I. I., Murray, R. M., & Reveley, A. M. (1984). *Twin concordance for operationally defined schizophrenia.* Arch Gen Psychiatry 41: 541.

McWilliams, N. (1979). *Treatment of the young borderline patient: Fostering individuation against the odds. Psychoanalytic Review,* 66, 339–357.

McWilliams, N. (1984). *The psychology of the altruist. Psychoanalytic Psychology,* 1, 193–213.

McWilliams, N. (1986). *Patients for life: The case for devotion. The Psychotherapy Patient,* 3, 55–69.

McWilliams, N. (1991). *Mothering and fathering processes in the psychoanalytic art. Psychoanalytic Review,* 78, 526–545.

McWilliams, N., & Lependorf, S. (1990). *Narcissistic pathology of eve-*

ryday life: The denial of remorse and gratitude. Journal of Contemporary Psychoanalysis, 26, 430–451.

McWilliams, Nancy (1994). *Psychoanalytic diagnosis.* New York: The Guilford.

Mednick, S. A., Gabrielli, W., & Hutchings, B. (1984). *Genetic influences in criminal convictions: Evidence from an adoption cohort. Science,* 224, 891–894.

Meehl, P. E. (1962). *Schizotaxia, schizotypy, schizophrenia.* Am Psychol 17: 827.

Meissner, W. W. (1978). *The paranoid process.* New York: Jason Aronson.

Meissner, W. W. (1979). *Narcissistic personalities and borderline conditions: A differential diagnosis. Annual Review of Psychoanalysis,* 7, 171–202.

Meissner, W. W. (1984). *The borderline spectrum: Differential diagnosis and developmental issues.* New York: Jason Aronson.

Meissner, W. W. (1988). *Treatment of patients in the borderline spectrum.* Northvale, NJ: Jason Aronson.

Meissner, W. W. (1991). *What is effective in psychoanalytic therapy: A move from interpretation to relation.* Northvale, NJ: Jason Aronson.

Meloy, J. R. (1988). *The psychopathic mind: Origins, dynamics, and treatment.* Northvale, NJ: Jason Aronson.

Menaker, E. (1942). *The masochistic factor in the psychoanalytic situation. Psychoanalytic Quarterly,* 11, 171–186.

Menaker, E. (1953). *Masochism–A defense reaction of the ego. Psychoanalytic Quarterly,* 22, 205–220.

Menaker, E. (1982). *Otto Rank: A rediscovered legacy.* New York:

Columbia University Press.

Mendels, J., & Amsterdam, J. D. (Eds.) (1980). *The psychobiology of affective disorders.* New York: S Karger.

Mendelson, M. (1974). *Psychoanalytic Concepts of Depression.* New York: John Wiley & Sons.

Mendlewicz, J., & Rainer, J. D. (1977). *Adoption study supporting genetic transmission in manic-depressive illness.* Nature 268: 327.

Menninger, K. (1963). *The vital balance: The life process in mental health and illness* (with M. Mayman & P. Pruyser). New York: Viking.

Michaud, S., & Aynesworth, H. (1983). *The only living witness.* New York: New American Library.

Milgram, S. (1963). *Behavioral study of obedience. Journal of Abnormal and Social Psychology,* 67, 371–378.

Miller, A. (1975). *Prisoners of childhood: The drama of the gifted child and the search for the true self.* New York: Basic Books.

Miller, C. (1941). *The paranoid syndrome.* Arch Neurol Psychiatry 49: 953.

Miller, H., & Stern, G. (1965). *The long-term prognosis of severe head injury.* Lancet 1: 225.

Miller, J. B. (Ed.) (1973). *Psychoanalysis and women: Contributions to new theory and therapy.* New York: Brunner/Mazel.

Miller, J. B. (1984). *The development of women's sense of self.* In J. V. Jordan, A. G. Kaplan, J. B. Miller, I. P. Stiver, & J. L. Surrey (Eds.), *Women's growth in connection: Writings for the Stone Center*, 11–26. New York: Guilford Press.

Millon, T. (1981). *Disorders of Personality: DSM-III Axis II.* New

York: John Wiley & Sons.

Mischler, E., & Waxler, N. (Eds.) (1968). *Family processes and schizophrenia.* New York: Jason Aronson.

Modell, A. H. (1975). *A narcissistic defense against affects and the illusion of self-sufficiency. International Journal of Psycho-Analysis,* 56, 275–282.

Modell, A. H. (1976). *The "holding environment" and the therapeutic action of psychoanalysis. Journal of the American Psychoanalytic Association,* 24, 285–308.

Money, J. (1980). *Love and lovesickness: The science of sex, gender difference, and pair bonding.* Baltimore: Johns Hopkins University Press.

Money, J. (1988). *Gay, straight, and in-between: The sexology of erotic orientation.* New York: Oxford University Press.

Morrison, A. P. (1983). *Shame, the ideal self, and narcissism. Contemporary Psychoanalysis,* 19, 295–318.

Morrison, A. P. (Ed.) (1986). *Essential papers on narcissism.* New York: New York University Press.

Morrison, A. P. (1989). *Shame: The underside of narcissism.* Hillsdale, NJ: The Analytic Press.

Mowrer, O. H. (1950). *Learning theory and personality dynamics.* New York: Ronald.

Mueller, W. J., & Aniskiewitz, A. S. (1986). *Psychotherapeutic intervention in hysterical disorders.* Northvale, NJ: Jason Aronson.

Mullahy, P. (1970). *Psychoanalysis and interpersonal psychiatry: The contributions of Harry Stack Sullivan.* New York: Science House.

Murray, H. A., & members of the Harvard Psychological Clinic (1938).

Explorations in personality. New York: Oxford University Press.

Myers, J. K., Weissman, M. M., Tischler, G. L., Holzer, C. E, III., Leaf, P. J., Orvaschel, H., Anthony, J., Boyd, J. H., Burke, J. D., Kramer, M., & Stoltzman, R. *The prevalence of psychiatric disorders in three communities: 1980–1982.* Arch Gen Psychiatry, in press.

Myerson, P. G. (1991). *Childhood dialogues and the lifting of repression: Character structure and psychoanalytic technique.* New Haven: Yale University Press.

N

Nagera, H. (1976). *Obsessional neuroses: Developmental pathology.* New York: Jason Aronson.

Nannarello, J. J. (1953). *Schizoid. Journal of Nervous and Mental Diseases,* 118, p. 242.

National Institute of Mental Health. *Special Report: Schizophrenia 1980.* Schizophr Bull, DHHS No (ADM) 81: 1981.

Nemiah, J. (1981). *A psychoanalytic view of phobias.* Am J Psychoanal 41: 115.

Nemiah, J. C. (1973). *Foundations of psychopathology.* New York: Jason Aronson.

Niederland, W. (1959). *Schreber: Father and son. Psychoanalytic Quarterly,* 28, 151–169.

Noblin, C. D., Timmons, E. O., & Kael, H. C. (1966). *Differential effects of positive and negative verbal reinforcement on psychoanalytic character types. Journal of Personality and Social Psychology,* 4, 224–228.

Noel, B. (1992). *You must be dreaming* (with K. Watterson). New York:

Poseidon Press.

Nunberg, H. (1955). *Principles of psycho-analysis.* New York: International Universities Press.

Nurnberger, J. I, Jr, & Gershon, E. S. (1984). *Genetics of affective disorders.* In R. Post, J. Ballenger (Eds.), *Neurobiology of Mood Disorders.* Baltimore: Williams & Wilkins.

Nydes, J. (1963). *The paranoid-masochistic character. Psychoanalytic Review,* 50, 215–251.

O

Ogden, T. H. (1982). *Projective identification: Psychotherapeutic technique.* New York: Jason Aronson.

Ostwald, P., & Bittner, E. (1968). *Life adjustment after severe persecution.* Am J Psychiatry 124: 1393.

Ovesey, L. (1955). *Pseudohomosexuality, the paranoid mechanism and paranoia. Psychiatry,* 18, 163–173.

P、Q

Panken, S. (1973). *The joy of suffering: Psychoanalytic theory and therapy of masochism.* New York: Jason Aronson.

Paolino, T. J. Jr. (1981). *Psychoanalytic psychotherapy: Theory, technique, therapeutic relationship and treatability.* New York: Brunner/Mazel.

Pasnau, R. (Ed.) (1983). *Diagnosis and Treatment of Anxiety Disorders.* Washington, DC: American Psychiatric Press.

Patterson, C. H. & C. Edward Watkins (1996). *Theories in Psychotherapy* (5th ed.). New York: Harper Collins.

Paul, G. L., & Lentz, R. J. (1977). *The Psychosocial Treatment of the Chronic Mental Patient.* Cambridge, MA: Harvard University Press.

Paykel, E. S. (Ed.) (1982). *Handbook of affective disorders.* New York: Guilford Press.

Peralta, V., Cuesta, M. J., & de Leon, J. (1991). *Premorbid personality and positive and negative symptoms in schizophrenia. Acta Psychiatrica Scandinavica,* 84, 336–339.

Perry, J. C., & Klerman, G. L. (1980). *Clinical features of the borderline personality disorder.* Am J Psychiatry 137: 165.

Piaget, J. (1937). *The construction of reality in the child.* New York: Basic Books.

Pine, F. (1985). *Developmental theory and clinical process.* New Haven: Yale University Press.

Pine, F. (1990). *Drive, ego, object, and self: A synthesis for clinical work.* New York: Basic Books.

Pope, K. S. (1987). *Preventing therapist-patient sexual intimacy: Therapy for a therapist at risk. Professional Psychology: Research and Practice,* 18, 624–628.

Pope, K. S., Tabachnick, B. G., & Keith-Spiegel, P. (1987). *Ethics of practice: The beliefs and behaviors of psychologists as therapists. American Psychologist,* 42, 993–1006.

Prichard, J. C. (1835). *Treatise on insanity.* London: Sherwood Gilbert & Piper.

Prince, M. (1906). *The dissociation of a personality: A biographical study in abnormal personality.* New York: Longman, Green.

Prince, M. (1924). *The Unconscious.* New York: Macmillan.

Putnam, F. W. (1989). *Diagnosis and treatment of multiple personality disorder.* New York: The Guilford Press.

Quay, H. C. (1965). *Psychopathic personality as pathological stimulation seeking,* Am J Psychiatry 122, 180–183.

R

Racker, H. (1968). *Transference and countertransference.* New York: International Universities Press.

Rado, S. (1928). *The problem of melancholia. International Journal of Psycho-Analysis,* 9, 420–438.

Rank, O. (1929). *The trauma of birth.* Harper & Row, 1973.

Rank, O. (1945). *Will therapy and truth and reality.* New York: Knopf.

Rapoport, J., Elkins, R., Langer, D., Sceery, W., Buchsbaum, M., Gillin, J., Murphy, D., Zahn, T., Lake, R., Ludlow, C., & Mendelson, W. (1981). *Childhood obsessive-compulsive disorder.* Am J Psychiatry 138: 1545.

Rasmussen, A. (1988). *Chronically and severely battered women: A psychodiagnostic investigation.* Unpublished doctoral dissertation. Graduate School of Applied and Professional Psychology, Rutgers University. *Dissertation Abstracts International,* 50, 2634B.

Rawn, M. L. (1991). *The working alliance: Current concepts and controversies. Psychoanalytic Review,* 78, 379–389.

A Recovering Patient (1986). "*Can we talk?*" *The schizophrenic patient in psychotherapy. American Journal of Psychiatry,* 143, 68–70.

Redl, R., & Wineman, D. (1951). *Children who hate.* New York: The Free Press.

Reich, A. (1960). *Pathological forms of self-esteem regulation. Psychoanalytic Study of the Child,* 15, 215–231.

Reich, W. (1933). *Character analysis.* New York: Farrar, Straus, and Giroux, 1972.

Reik, T. (1941). *Masochism in modern man.* New York: Farrar, Straus.

Reik, T. (1948). *Listening with the third ear.* New York: Grove.

Retterstol, N. (1970). *Prognosis in paranoid psychoses.* Springfield, IL: Charles C Thomas.

Rice, J., Reich, T., Andreason, N. C., Endicott, J., Van Eerdewegh, M., Fishman, R., Hirschfeld, R. M., & Klerman, G. L. (1987). *The familial transmission of bipolar illness. Archives of General Psychiatry,* 44, 441–447.

Richfield, J. (1954). *An analysis of the concept of insight. Psychoanalytic Quarterly,* 23, 390–408.

Richman, J., & White, H. (1970). *A family view of hysterical psychosis. American Journal of Psychiatry,* 127, 280–285.

Rinsley, D. B. (1982). *Borderline and other self disorders: A developmental and object-relations perspective.* New York: Jason Aronson.

Robbins, A., with contributors (1980). *Expressive therapy.* New York: Human Sciences Press.

Robbins, A. (1988). *The interface of the real and transference relationships in the treatment of schizoid phenomena. Psychoanalytic Review,* 75, 393–417.

Robins, E., & Guze, S. B. (1972). *Classification of affective disorders: The primary-secondary, the endogenous-reactive and the neurotic-psychotic.* In T. A. Williams, M. M. Katz, J. A. Shield (Eds.), *Recent Advances in the Psychobiology of Depressive Illnesses.* Washington: US Government Printing Office.

Robins, L. N. (1966). *Deviant children grown up: A sociological and psychiatric study of sociopathic personality.* Baltimore: Williams & Wilkins.

Rockland, L. H. (1992). *Supportive therapy: A psychodynamic approach.* New York: Basic Books.

Rogers, C. R. (1951). *Client-centered therapy: Its current practice, implications, and theory.* Boston: Houghton Mifflin.

Rogers, C. R. (1961). *On becoming a person.* Boston: Houghton Mifflin.

Roland, A. (1981). *Induced emotional reactions and attitudes in the psychoanalyst as transference and in actuality. Psychoanalytic Review,* 68, 45–74.

Roland, A. (1988). *In search of self in India and Japan: Toward a cross-cultural psychology.* Princeton, NJ: Princeton University Press.

Rosanoff, A. J. (1938). *Manual of psychiatry and mental hygiene.* New York: Wiley.

Rosenfeld, H. (1947). *Analysis of a schizophrenic state with depersonalization. International Journal of Psycho-Analysis,* 28, 130–139.

Rosenhan, D. L. (1973). *On being sane in insane places. Science,* 179, 250–258.

Rosenthal, D., Wender, P. H., Kety, S. S., Schulsinger, F., Welner, J., & Östergaard, L. (1968). *Schizophrenics' offspring reared in adoptive homes.* In D. Rosenthal, S. S. Kety (Ed.), *The Transmission of Schizophrenia,* p. 293. Oxford: Pergamon Press.

Rosenwald, G. C. (1972). *Effectiveness of defenses against anal impulse arousal. Journal of Consulting and Clinical Psychology,* 39, 292–298.

Ross, C. A. (1989a). *Effects of hypnosis on the features of multiple per-*

sonality disorder. American Journal of Clinical Hypnosis, 32, 99–106.

Ross, C. A. (1989b). *Multiple personality disorder: Diagnosis, clinical features, and treatment.* New York: Wiley.

Ross, D. R. (1992). *Discussion: An agnostic viewpoint on multiple personality disorder. Psychoanalytic Inquiry,* 12, 124–138.

Rosse, I. C. (1890). *Clinical evidences of borderland insanity. Journal of Nervous and Mental Diseases,* 17, 669–683.

Roth, M. (1959). *The phobic anxiety-depersonalization syndrome.* Proc R Soc Med 52: 587.

Rowe, C. E., & MacIsaac, D. S. (1989). *Empathic attunement: The "technique" of psychoanalytic self psychology.* Northvale, NJ: Jason Aronson.

Roy, A. (1982). *Hysteria.* New York: John Wiley & Sons.

Rush, A. J. (Ed.) (1982). *Short-term psychotherapies for depression.* New York: Guilford Press.

Rutter, M. (1981). *Maternal deprivation reassessed.* (2nd ed.). London, England: Penguin Books.

S

Salzman, L. (1960a). *Masochism and psychopathy as adaptive behavior. Journal of Individual Psychology,* 16, 182–188.

Salzman, L. (1960b). *Paranoid state: Theory and therapy. Archives of General Psychiatry,* 2, 679–693.

Salzman, L. (1962). *Developments in psychoanalysis.* New York: Grune & Stratton.

Salzman, L. (1968). *The obsessive personality.* New York: Science

House.

Salzman, L. (1980). *Treatment of the obsessive personality.* New York: Jason Aronson.

Salzman, L., & Thaler, F. (1981). *Obsessive-compulsive disorders: A review of the literature.* Am J Psychiatry 138: 286.

Sampson, H. (1983, May). *Pathogenic beliefs and unconscious guilt in the therapeutic process: Clinical observation and research evidence.* Paper presented at Symposium on Narcissism, Masochism, and the Sense of Guilt in Relation to the Therapeutic Process. Letterman General Hospital, San Francisco.

Sandler, J. (1976). *Countertransference and role-responsiveness. International Review of Psycho-Analysis,* 3, 43–47.

Sandler, J. (1987). *Projection, identification, and projective identification.* Madison, CT: International Universities Press.

Sartorius, N., Davidian, H., Ernberg, G., Fenton, F. R., Fujii, I., Gastpar, M., Gulbinat, W., Jablensky, A., Kielholz, P., Lehmann, H. E., Naraghi, M., Shimizu, M., Shinfuku, N., & Takahashi, R. *Depressive disorders in different cultures: Report on the WHO collaborative study on standardized assessment of depressive disorders.* Geneva, Switzerland: World Health Organization.

Sass, L. A. (1992). *Madness and modernism: Insanity in the light of modern art, literature, and thought.* New York: Basic Books.

Schafer, R. (1968). *Aspects of internalization.* New York: International Universities Press.

Schafer, R. (1983). *The analytic attitude.* New York: Basic Books.

Schafer, R. (1984). *The pursuit of failure and the idealization of unhappiness. American Psychologist,* 39, 398–405.

Schalling, D. (1978). *"Psychopathy-related" personality variables and the psychophysiology of socialization,* in R, D. Hare and D. Schalling (eds.), *Psychopathic Behavior: Approaches to Research,* New York: Wiley.

Scharff, J. S. (1992). *Projective and introjective identification and the use of the therapist's self.* New York: Jason Aronson.

Schenk, L., & Bear, D. (1981). *Multiple personality and related dissociative phenomena in patients with temporal lobe epilepsy.* Am J Psychiat 138: 1311.

Schneider, K. (1950). *Psychoanalytic therapy with the borderline adult: Some principles concerning technique.* In J. Masterson (Ed.), *New perspectives on psychotherapy of the borderline adult*, 41–65. New York: Brunner/Mazel.

Schneider, K. (1958). *Psychopathic Personalities.* London: Cassell and Co. Ltd.

Schneider, K. (1959). *Clinical psychopathology* (5th ed.; M. W. Hamilton, Trans.). New York: Grune & Stratton.

Schrieber, F. R. (1973). *Sybil.* Chicago: Regency.

Schulsinger, F. (1977). *Psychopathy: Heredity and environment.* In S. A. Mednick & K. O. Christiansen (Eds.), *Biosocial bases of criminal behavior*, 109–126. New York: Gardner.

Schulsinger, F., Parnas, J., Petersen, E. T., Schulsinger, H., Teasdale, T. W., Mednick, S. A., Møller, L., & Silverton, L. (1984). *Cerebral ventricular size in the offspring of schizophrenic mothers.* Arch Gen Psychiatry 41: 602.

Searles, H. F. (1959). *The effort to drive the other person crazy–An element in the aetiology and psychotherapy of schizophrenia. British*

Journal of Medical Psychology, 32, 1–18.

Searles, H. F. (1961). *The sources of anxiety in paranoid schizophrenia.* In *Collected papers on schizophrenia and related subjects,* 465–486. New York: International Universities Press, 1965.

Searles, H. F. (1965). *Collected papers on schizophrenia and related subjects.* New York: International Universities Press.

Searles, H. F. (1986). *My work with borderline patients.* New York: Jason Aronson.

Sechehaye, M. A. (1951a). *Autobiography of a schizophrenic girl.* New York: Grune & Stratton.

Sechehaye, M. A. (1951b). *Symbolic realization: A new method of psychotherapy applied to a case of schizophrenia.* New York: International Universities Press.

Segal, H. (1950). *Some aspects of the analysis of a schizophrenic. International Journal of Psycho-Analysis,* 31, 268–278.

Segal, H. (1964). *Introduction to the work of Melanie Klein.* New York: Basic Books.

Shapiro, D. (1965). *Neurotic styles.* New York: Basic Books.

Shapiro, D. (1989). *Psychotherapy of neurotic character.* New York: Basic Books.

Sheehan, D. (1982). *Panic attacks and phobias.* N Engl J Med 307: 156.

Shengold, L. (1987). *Halo in the sky: Observations on anality and defense.* New York: Guilford Press.

Shinefield, W. (1989). *Crisis management of patients with borderline personality disorder: A competency-based training module.* Unpublished doctoral dissertation. Graduate School of Applied and Professional Psychology, Rutgers University. *Dissertation Abstracts Inter-*

national, 50, 4787B.

Sifneos, P. (1992). *Short-term anxiety-provoking psychotherapy.* New York: Basic Books.

Silverman, D. K. (1986). *Some proposed modifications of psychoanalytic theories of early childhood development.* In J. Masling (Ed.), *Empirical studies of psychoanalytic theories*, Vol. 2, 49–72. Hillsdale, NJ: The Analytic Press.

Silverman, K. (1986). *Benjamin Franklin: Autobiography and other writings.* New York: Penguin.

Silverman, L. H. (1984). *Beyond insight: An additional necessary step in redressing intrapsychic conflict. Psychoanalytic Psychology,* 1, 215–234.

Silverman, L. H., Lachmann, F. M., & Milich, R. (1982). *The search for oneness.* New York: International Universities Press.

Singer, M. T., & Wynne, L. C. (1965a). *Thought disorder and family relations of schizophrenics: III. Methodology using projective techniques. Archives of General Psychiatry,* 12, 187–200.

Singer, M. T., & Wynne, L. C. (1965b). *Thought disorder and family relations of schizophrenics: IV. Results and implications. Archives of General Psychiatry,* 12, 201–212.

Sizemore, C. C. (1989). *A mind of my own.* New York: Morrow.

Sizemore, C. C., & Pittillo, E. S. (1977). *I'm Eve.* Garden City, New York: Doubleday.

Slater, P. E. (1970). *The pursuit of loneliness: American culture at the breaking point.* Boston: Beacon.

Slavin, M. O., & Kriegman, D. (1990). *Evolutionary biological perspectiveson the classical-relational dialectic. Psychoanalytic Psy-*

chology, 7, 5–32.

Slavney, P. R. (1990). *Perspectives on "hysteria."* Baltimore: Johns Hopkins University Press.

Smith, S. (1984). *The sexually abused patient and the abusing therapist: A study in sadomasochistic relationships. Psychoanalytic Psychology,* 1, 89–98.

Snyder, S. H., Banerjee, S. P., Yamamura, H. I., & Greenberg, D. (1974). *Drugs, neurotransmitters, and schizophrenia.* Science 184: 1243.

Sorel, E. (1991, September). *First encounters: Joan Crawford and Bette Davis. The Atlantic,* p. 75.

Spence, D. P. (1982). *Narrative truth and historical truth: Meaning and interpretation in psychoanalysis.* New York: Norton.

Spence, D. P. (1987). *The Freudian metaphor: Toward paradigm change in psychoanalysis.* New York: Norton.

Spezzano, C. (1993). *Affect in psychoanalysis: A clinical synthesis.* Hillsdale, NJ: The Analytic Press.

Spiegel, D. (1984). *Multiple personality as a post-traumatic stress disorder. Psychiatric Clinics of North America,* 7, 101–110.

Spiegel, H., & Spiegel, D. (1978). *Trance and treatment: Clinical uses of hypnosis.* Washington, DC: American Psychiatric Press.

Spitz, R. A. (1953). *Aggression: Its role in the establishment of object relations.* In R. M. Loewenstein (Ed.), *Drives, affects, behavior,* 126–138. New York: International Universities Press.

Spitz, R. A. (1965). *The first year of life.* New York: International Universities Press.

Spitzer, R. L., Endicott, J., & Robins, E. (1977). *Research diagnostic criteria (RDC) for a selected group of functional disorders.* New York: New York State Psychiatric Institute.

Spotnitz, H. (1969). *Modern psychoanalysis of the schizophrenic patient.* New York: Grune & Stratton.

Spotnitz, H. (1976). *Psychotherapy of preoedipal conditions.* New York: Jason Aronson.

Spoto, D. (1993). *Marilyn Monroe: The biography.* New York: Harper Collins.

Stanton, A. H., & Schwartz, M. S. (1954). *The mental hospital: A study of institutional participation in psychiatric illness and treatment.* New York: Basic Books.

Steinberg, M. (1991). *The spectrum of depersonalization: Assessment and treatment.* In A. Tasman & S. M. Goldfinger (Eds.), *American Psychiatric Press review of psychiatry*, Vol. 10, 223–247. Washington, DC: American Psychiatric Press.

Steinberg, M. (1993). *Structured clinical interview for DSM-IV dissociative disorders (SCID-D).* Washington, DC: American Psychiatric Press.

Sterba, R. F. (1934). *The fate of the ego in analytic therapy. International Journal of Psycho-Analysis* 15, 117–126.

Sterba, R. F. (1982). *Reminiscences of a Viennese psychoanalyst.* Detroit: Wayne State University Press.

Stern, D. N. (1985). *The interpersonal world of the infant: A view from psychoanalysis and developmental psychology.* New York: Basic Books.

Stern, F. (1961). *The politics of cultural despair.* Berkeley, CA: University of California Press.

Stern, R. S., & Cobb, J. P. (1978). *Phenomenology of obsessive-compulsive neurosis.* Br J Psychiatry 132: 233.

Stewart, J. B. (1991). *Den of thieves: The untold story of the men who plundered Wall Street and the chase that brought them down.* New York: Simon & Schuster.

Stoller, R. J. (1968). *Sex and gender.* New York: Jason Aronson.

Stoller, R. J. (1975). *Perversion.* New York: Pantheon.

Stoller, R. J. (1980). *Sexual excitement.* New York: Simon & Schuster.

Stoller, R. J. (1985). *Observing the erotic imagination.* New Haven: Yale University Press.

Stolorow, R. D. (1975). *The narcissistic function of masochism (and sadism). International Journal of Psycho-Analysis,* 56, 441–448.

Stolorow, R. D. (1976). *Psychoanalytic reflections on client-centered therapy in the light of modern conceptions of narcissism. Psychotherapy: Theory, Research and Practice,* 13, 26–29.

Stolorow, R. D., & Atwood, G. E. (1979). *Faces in a cloud: Subjectivity in personality theory.* New York: Jason Aronson.

Stolorow, R. D., & Atwood, G. E. (1992). *Contexts of being: The intersubjective foundations of psychological life.* Hillsdale, NJ: The Analytic Press.

Stolorow, R. D., Brandchaft, B., & Atwood, G. E. (1987). *Psychoanalytic treatment: An intersubjective approach.* Hillsdale, NJ: The Analytic Press.

Stolorow, R. D., & Lachmann, F. M. (1978). *The developmental prestages of defenses: Diagnostic and therapeutic implications. Psychoanalytic Quarterly,* 45, 73–102.

Stone, L. (1954). *The widening scope of indications for psycho-analy-*

sis. Journal of the American Psychoanalytic Association, 2, 567–594.

Stone L. (1979). *Remarks on certain unique conditions of human aggression (the hand, speech, and the use of fire). Journal of the American Psychoanalytic Association,* 27, 27–33.

Stone, M. H. (1977). *The borderline syndrome: Evolution of the term, genetic aspects and prognosis. American Journal of Psychotherapy,* 31, 345–365.

Stone, M. H. (1980). *The borderline syndromes: Constitution, personality, and adaptation.* New York: McGraw-Hill.

Stone, M. H. (Ed.) (1986). *Essential papers on borderline disorders: One hundred years at the border.* New York: New York University Press.

Strachey, J. (1934). *The nature of the therapeutic action of psychoanalysis. International Journal of Psycho-Analysis,* 15, 127–159.

Strupp, H., & Binder, J. L. (1983). *Time-limited dynamic psychotherapy (TLDP): A treatment manual.* Nashville, TN: Vanderbilt University.

Strupp, H. H. (1989). *Psychotherapy: Can the practitioner learn from the researcher? American Psychologist,* 44, 717–724.

Styron, W. (1990). *Darkness visible: A memoir of madness.* New York: Random House.

Suffridge, D. R. (1991). *Survivors of child maltreatment: Diagnostic formulation and therapeutic process. Psychotherapy,* 28, 67–75.

Sullivan, H. S. (1953). *The interpersonal theory of psychiatry.* New York: Norton.

Sullivan, H. S. (1954). *The psychiatric interview.* New York: Norton.

Sullivan, H. S. (1962). *Schizophrenia as a human process.* New York:

Norton.

Sullivan, H. S. (1973). *Clinical studies in psychiatry.* New York: Norton.

Sulloway, F. J. (1979). *Freud, biologist of the mind: Beyond the psychoanalytic legend.* New York: Basic Books.

Surrey, J. (1985). *The "self-in-relation": A theory of women's development.* In J. V. Jordan, J. B. Miller, A. G. Kaplan, I. P. Stiver, & J. L. Surrey (Eds.), *Women's growth in connection: Writings for the Stone Center*, 51–66. New York: Guilford Press.

Swanson, D. P., Bohnert, P. J., & Smith, J. H. (1970). *The Paranoid.* Boston: Little Brown and Co.

Symington, N. (1986). *The analytic experience.* New York: St. Martin's.

T

Tansey, M. J., & Burke, W. F. (1989). *Understanding countertransference: From projective identification to empathy.* Hillsdale, NJ:The Analytic Press.

Thigpen, C. H., & Cleckley, H. (1957). *The three faces of Eve.* New York: McGraw-Hill.

Thomas, A., & Chess, S. (1977). *Temperament and Development.* New York: Brunner/Mazel.

Thomas, A., Chess, S., & Birch, H. (1970). *The origins of personality. Scientific American,* 223, 102–104.

Thomas, A., Chess, S., & Birch, H. G. (1968). *Temperament and behavior disorders in children.* New York: New York University Press.

Thompson, C. M. (1959). *The interpersonal approach to the clinical problems of masochism.* In M. Green (Ed.), *Clara M. Thompson: In-*

terpersonal psychoanalysis, 183–187. New York: Basic Books.

Thompson, C. M. (1964). *Psychology of women (Part IV) and Problems of womanhood (Part V).* In M. Green (Ed.), *Clara M. Thompson: Interpersonal psychoanalysis,* 201–343. New York: Basic Books.

Tomkins, S. S. (1962). *Affect, imagery, consciousness: Vol. 1. The positive affects.* New York: Springer.

Tomkins, S. S. (1963). *Affect, imagery, consciousness: Vol. 2. The negative affects.* New York: Springer.

Tomkins, S. S. (1964). *The psychology of commitment, part 1: The constructive role of violence and suffering for the individual and for his society.* In S. S. Tomkins & C. Izard (Eds.), *Affect, cognition, and personality: Empirical studies,* 148–171. New York: Springer.

Tomkins, S. S. (1991). *Affect, imagery, consciousness: Vol. 3. The negative affects: Anger and fear.* New York: Springer.

Tomkins, S. S. (1992). *Affect, imagery, consciousness: Vol. 4. Cognition: Duplication and transformation of information.* New York: Springer.

Turner, Samuel M., & Michel Hersen (Eds.) (1997). *Adult Psychotherapy and Diagnosis* (3rd ed.). New York: John Wiley.

Tyson, P., & Tyson, R. L. (1990). *Psychoanalytic theories of development: An integration.* New Haven: Yale University Press.

V

Vaillant, G. (1975). *Sociopathy as a human process. Archives of General Psychiatry,* 32, 178–183.

Vaillant, G. E. (1977). *Adaptation to life.* Boston: Little Brown and Co.

Vandenberg, S. G., Singer, S. M., & Pauls, D. L. (1986). *Hereditary factors in antisocial personality disorder. The heredity of behavior disorders in adults and children*, 173–184. New York: Plenum.

Veith, I. (1965). *Hysteria: The history of a disease.* Chicago: University of Chicago Press.

Veith, I. (1977). *Four thousand years of hysteria.* In M. Horowitz (Ed.), *Hysterical personality*, 7–93. New York: Jason Aronson.

Viscott, D. S. (1972). *The making of a psychiatrist.* Greenwich, CT: Fawcett.

W

Waelder, R. (1960). *Basic theory of psychoanalysis.* New York: International Universities Press.

Walker, J. I., & Cavenar, J. O, Jr. (1983). *Paranoid symptoms and conditions.* In J. O. Cavenar, H. K. H. Brodie (Eds.), *Signs and Symptoms in Psychiatry,* p 483. Philadelphia: J B Lippincott.

Wallerstein, J. S., & Blakeslee, S. (1989). *Second chances: Men, women, and children a decade after divorce.* New York: Ticknor & Fields.

Warner, R. (1978). *The diagnosis of antisocial and hysterical personality disorders: An example of sex bias. Journal of Nervous and Mental Disease,* 166, 839–845.

Weiss J. (1992). *Interpretation and its consequences. Psychoanalytic Inquiry,* 12, 296–313.

Weiss, J. (1993). *How psychotherapy works: Process and technique.* New York: Guilford Press.

Weiss, J., & Sampson, H., & the Mount Zion Psychotherapy Research Group (1986). *The psychoanalytic process: Theory, clinical observa-*

tions, and empirical research. New York: Guilford Press.

Weissberg, M. (1992). *The first sin of Ross Michael Carlson: A psychiatrist's account of murder, multiple personality disorder, and modern justice.* New York: Dell.

Weissman, M. M. (1979). *The psychological treatment of depression: Evidence for the efficacy of psychotherapy alone, in comparison with and in combination with pharmacotherapy.* Arch Gen Psychiatry 36: 1261.

Weissman, M. M., & Klerman, G. L. (1977). *Sex differences and the epidemiology of depression.* Arch Gen Psychiatry 34: 98.

Wender, P. H., Kety, S. S., Rosenthal, D., Schulsinger, F., Ortmann, J., & Lunde, I. (1986). *Psychiatric disorders in the biological and adoptive families of adopted individuals with affective disorders. Archives of General Psychiatry,* 43, 923–929.

Westen, D. (1990). *Psychoanalytic approaches to personality.* In L. Pervin (Ed.), *Handbook of personality: Theory and research*, 21–65. New York: Guilford Press.

Westen, D. (1993). *Commentary. The self in borderline personality disorder: A psychodynamic perspective.* In Z. V. Segal & S. J. Blatt (Eds.), *The self in emotional distress: Cognitive and psychodynamic perspectives*, 326–360. New York: Guilford Press.

Wheelis, A. (1956). *The vocational hazards of psychoanalysis. International Journal of Psycho-Analysis,* 37, 171–184.

Wheelis, A. (1966). *The illusionless man: Some fantasies and meditations on disillusionment.* New York: Norton.

Will, O. A. (1961). *Paranoid development and the concept of the self: Psychotherapeutic intervention. Psychiatry,* 24 (Suppl.), 74–86.

Wills, G. (1970). *Nixon agonistes: The crisis of the self-made man.* Boston: Houghton Mifflin.

Wing, J. K. (1975). *Epidemiology of schizophrenia,* Br J Psychiatry, Spec No 9:25.

Wing, J. K. (1978). *The social context of schizophrenia.* Am J Psychiatry 135: 1333.

Wing, J. K., Kielholz, P., & Zinn, W. M. (1981). *Rehabilitation of Patients with Schizophrenia and with Depressions.* Bern: Hans Huber.

Winnicott, D. W. (1945). *Primitive emotional development.* In *Through paediatrics to psycho-analysis*, 145–156. New York: Basic Books.

Winnicott, D. W. (1949). *Hate in the countertransference.* In *Collected papers*, 194–203. New York: Basic Books, 1958.

Winnicott, D. W. (1960a). *Ego distortion in terms of the true and false self.* In *The maturational processes and the facilitating environment*, 140–152. New York: International Universities Press, 1965.

Winnicott, D. W. (1960b). *The theory of the parent-infant relationship. International Journal of Psycho-Analysis,* 41, 585–595.

Winnicott, D. W. (1965). *The maturational processes and the facilitating environment.* New York: International Universities Press.

Winnicott, D. W. (1967). *Mirror-role of mother and family in child development.* In *Playing and reality*, 111–118. New York: Basic Books.

Winokur, G. (1977). *Delusional disorder (paranoia).* Compr Psychiatry 18: 511.

Wishnie, H. (1977). *The Impulsive Personality: Understanding People with Destructive Character Disorders.* New York: Plenum Press.

Wolf, E. K., & Alpert, J. L. (1991). *Psychoanalysis and child sexual abuse: A review of the post-Freudian literature. Psychoanalytic Psy-*

chology, 8, 305–327.

Wolf, E. S. (1988). *Treating the self: Elements of clinical self psychology.* New York: Guilford Press.

Wolfenstein, M. (1951). *The emergence of fun morality. Journal of Social Issues,* 7, 15–24.

Wolman, B. B. (1986). *The sociopathic personality.* New York: Brunner/Mazel.

Woodruff, R. A, Jr., Goodwin, D. W., & Guze, S. B. (1974). *Psychiatric diagnosis.* New York: Oxford University Press.

Y、Z

Yalom, I. D. (1975). *The theory and practice of group psychotherapy.* New York: International Universities Press.

Yamashita, I. (1981). *Depression in Japan.* In T. A. Ban, R. Gonzalez, A. S. Jablensky, N. A. Sartorius, F. E. Vartanian (Eds.), *Prevention and Treatment of Depression,* p.89. Baltimore: University Park Press.

Yarok, S. R. (1993). *Understanding chronic bulimia: A four psychologies approach. American Journal of Psychoanalysis,* 53, 3–17.

Yolles, S. F., & Kramer, M. (1969). *Vital statistics.* In L. Bellak, L. Loeb (Eds.), *The Schizophrenic Syndrome,* p.66. New York: Grune & Stratton.

Young-Bruehl, E. (1990). *Freud on women: A reader.* New York: Norton.

Zales, M. R. (Ed.) (1983). *Affective and Schizophrenic Disorders.* New York: Brunner/Mazel.

Zetzel, E. (1968). *The so-called good hysteric. International Journal of Psycho-Analysis,* 49, 256–260.

Zitrin, C. M., Klein, D. F., Warner, M. G., & Ross, D. C. (1983). *Treatment of phobias: I. Comparison of imipramine and placebo. II. Behavior therapy and supportive therapy: Are there any specific differences?* Arch Gen Psychiatry 40: 125.

英文中文名詞對照註解

A

Abraham：阿伯拉罕，當代心理學家。

abreaction：釋放潛意識中之情緒，佛洛依德早年診治心理病，以自由聯想方法，勾引病人陳述其童年之創痛，而在病人陳述之後，其神經症徵候亦隨而消失。

acting out：情緒化行為，個人行為反映潛在的情緒，而非當前的情境。例如一位小職員在公司工作時受氣，回家後向妻子發怒，是為情緒化行為。許多暴力犯罪行為都屬於情緒化行為。

Adler：阿德勒。

affect：情感。

aggression：攻擊。

ambivalent：模稜兩可的態度，男童在戀母情結期對父親的心態。

anal character：肛門期性格。

analysis interminable：不可終止之心理分析，指心理分析不順利，無法結束分析、無法治療病人。

analysis terminable：可終止之心理分析，指心理分析進展順利而終止分析。

Animism：萬物有靈論。

Anxiety Attack：急性焦慮症，當一特殊情境促發個人潛意識中危機時，所產生的焦慮反應。

atonement：贖罪，本來是宗教名詞，在天主教會中，個人可以金錢贖罪。在心理分析學中，自虐被視為贖罪的表現。

B

basic anxiety：基本焦慮，出自於童年不良環境，個人喪失安全感而產生的情緒反應，對個人之人格發展及人格結構影響很大。

bifurcation：兩極化，指心理學發展，一方面走向科學實證主義，另一方面走向心理分析，二者極不相容，是為兩極化。

Breuer：布魯爾，十九世紀末精神科醫生，以治歇斯底里症聞名。

Brill：布瑞爾。

C

cathartic method：紓解法，紓解病人被壓抑的記憶及情緒，有助於化解病人的徵候。

cathexis：投入，此為佛洛依德創用的概念，指情感之投入，不論是愛、恨、恐懼。

censor：檢查。

character structure：性格結構，心理分析學慣用「性格結構」一詞，與人類學及社會學之「人格結構」（personality structure）一詞意義相同，然而重點不一樣。心理分析學強調個人性格特徵及特殊成長背景及經驗，社會學及人類學強調人類之共同性、文化與人格之密切關係。

Charcot：沙可，1880年代，巴黎精神科醫生，以催眠術治病。

Classical Neurosis：正統神經症，佛洛依德早年創立的概念，以描述童年性心理出現障礙因而引發的神經症，後期心理分析學家以「性格神經症」稱之。

Clinical Psychology：醫療心理學，興起於二次世界大戰以後，源自心理分析學。

coitus interruptus：中斷式性交。

condensation：濃縮，記憶受壓抑進入潛意識中，有濃縮的現象，許多事件重疊。

conscience：良心。

conversion：精神之肉體化作用，佛氏創造此一概念以解釋歇斯底里症之形成。歇斯底里症源自精神壓力，而以生理癱瘓呈現。

D

day residue：日有所思，佛氏認為夢反映個人白日之思想，但一定是事關重要的，是為“day residue”。

death instinct：死亡慾，佛洛依德在其晚期提出之概念，指出人類乃具有三種本能，是為性慾、生命慾及死亡慾。

defensive character trends：自我防禦性的個性特徵，個人的個性中有的具明顯自我防禦性的功能，是為自我防禦性的個性特徵。個人在童年時為抗禦焦慮而使用自我防禦，久而久之，該自我防禦形成其性格結構的一部份。

delusion：妄想。

diffuseness：迷漫性。

displacement：轉移，個人對甲憤怒，然而因為許多因素，個人不能對甲表示憤怒，他可以將憤怒發洩於第三者身上。在日常生活中，轉移的現象時常發生。某人在公司內受了老板的氣，回到家裡，對老婆子女發怒，是常見的例子。暴力犯罪、人種歧視通常也都是出自「轉移」。

dissociation：分解，精神病患或神經症患在童年時遭遇慘痛的經驗，病人以「壓抑」(repression)，使這項經驗從意識中消失，病人忘卻了這一項經驗，然而這項經驗及其痛苦的情緒仍存在此人的潛意識中，不斷的衝擊此人的人格結構，對此人日後之心態行為影響巨大。這一種由意識層面消失記憶的過程，是為「分解」，也就是說，這一項記憶及情緒與個人之「自我」(ego) 分解了。

distortion：扭曲，在運用自我防禦時，都會對本能或現實情境產生扭曲的現象。

dynamic：動力。

E

ego-alien：自我疏離。

ego-ideal：自我理想，佛洛依德早年提出之概念，為每一個人內心的理想。日後，佛氏以「超我」概念代替之。

electrotherapy：電療法，十九世紀流行以電療法醫治精神病患，然而與二十世紀後期使用之電擊方法不同。

emotion：情緒。

eros：生命慾之總稱，包含性本能及自我維護本能。

erotism：性快感。

excitation：激動。

exploitative character：操縱型性格。

F

fantasy：幻想。

Fechner：費希勒。

Ferenzi：費倫茲。

Fine：費因，當代心理分析學家。

fixation：膠著，在人格成長階段中，如遭遇障礙，可能產生「固著」或稱「滯留」的現象，例如在戀母情結期，如遇障礙，則日後在性格上，會展現許多童年戀母的徵候。。

Fliess：富萊士，柏林精神科醫生，與佛洛依德關係密切。

free association：自由聯想，為心理分析治療通用的方法，由佛洛依德所發明，由病人自由思想其童年往事經驗。自由聯想方法之使用乃建立在一項基本觀念之上，即人的思想具連貫性，並且對自己是有意義的、是重要的，在這樣的構想之下，自由聯想乃能串聯病人現階段的思想行為與過去生活經驗之間的關係。

Fromm：富洛姆。

G

Genetic Theory：始原論，佛洛依德認為所有神經症皆出自童年生活經驗，是為始原論。

genital character：性器期性格。

genuincness：真誠，神經症特性之一是患者之道德感及雄心壯志均缺乏真誠。

H

hoarding character：儲藏型性格。

Horney：荷尼。

hostility：仇視、敵意。

hydrodynamics：水壓，物理學現象，當我們對水施壓力時，水必然順著最容易紓解的方向紓解，如果無處紓解，則造成緊張壓力，過多緊張壓力可以導致水的爆炸，例如山洪爆發、水堤決裂。

Hysteria：歇斯底里症。

I

infantile sexuality：童年性心理，佛洛依德的這個概念很難翻譯為中文，因為中文之中沒有類似的觀念。佛氏認為「性」是自生命之初即出現，以各種不同方式展現。在一歲時是以口腔吸吮為滿足，在二、三歲時，則以控制糞便滿足，在五、六歲時已能瞭解性的意義，主要以手淫及幻想滿足，在五、六歲時期產生戀母（父）情結。

insight：內省。

introjection、internalization：內化，"introjection"是心理分析學名詞，指個人將外在人或物內化為自我的一部份；"internalization"是心理學名詞，指接受抽象之文化觀念。

isolation：孤立。

J

James, William：詹姆士・威廉，十九世紀末美國心理學家。

Jones：瓊斯，當代心理分析學家，以詮釋佛洛依德理論著稱。

Jung：榮格。

K

Kardiner：卡丁勒，當代心理分析學家。

Kraeplin：克里普林，精神症醫生。

L

latency period：潛伏期，心理分析學視六至十二歲為個人人格發展之潛伏期，認為這一段時期沒有明顯的性徵表現。

latent contents：隱性內涵。

Libido Theory：生命慾理論，是佛洛依德理論主題之一。生命慾就是性慾的精神現象。

life instinct：生命慾望，繼「性慾」之後，佛洛依德又提出「生命慾望」概念，皆人類之本能。

Loewenfeld：羅文菲德。

M

Manic-depressive Psychoses：躁鬱症。

manifest contents：顯性內涵。

marketing personality：商業型人格。

Mental Illness：精神疾病，當代美國精神醫學學會劃分精神疾病為四大類型，是為：(1)精神病，(2)神經病，(3)心身症，(4)人格違常。

N

narcissism：自戀。

neurologist：神經科醫生。

Neurology：神經學。

Neuroses：神經症，神經症之主要問題是焦慮。

O

O, Anna：歐安娜，佛洛依德及布魯爾治療的一位歇斯底里症病患，成為佛洛依德理論中出名的案例。

object cathexis：對外物投入情感，佛洛依德理論中，個人對別人發生感情，是為個人對外物投入情感。

Obssession：偏執狂。

obssessional act：強制性的行為，乃神經症徵候。潛意識因素促使個人在特殊情況下，或是廣泛的情況下，展現某種特殊、非理性行為，例如現代都市社會時時發生的「電話性騷擾」，我們瞭解這些騷擾別人的人是神經症患，猜想他們在童年時曾有過被動性的性虐待經驗。

omnipotence：無所不能。

omnipotense of thoughts：思想萬能。

onset：發作，神經症之發作呈現週期性，時好時壞，每一發作期必有其特別的原因。

oral character：口腔期性格。

P、Q

passive homosexual：被動性同性戀，在男性同性戀之中，扮演女性者，是為被動性同性戀。

perception：感覺。

perceptual system：感覺器官。

Perfectionism：完美主義，也是神經症之一種，過度要求完美。

perversion：變態，通常指性變態心理行為。

phallic character：性蕾期個性。

Phobia：恐懼症。

Physiology：生理學。

pregenital stage：性前期。

primal horde：初民群體，指幾十萬年以前之人類社會，類似動物群。

primary process：初級思考程序，其特性：缺乏理性、邏輯，反映本能慾望。

productive character：生產型性格。

projection：投射。

Psychoanalysis：心理分析學。

Psychoses：精神病，病人的思想行為背離現實。

Psychosomatics：心身症，由心理因素造成的生理疾病，例如胃病、高血壓、心臟病等。

Putnam：普蘭，心理分析醫生。

Quack：假醫生，指未受適當訓練的；騙子。

R

Rank：蘭克。

rationalization：理性化。

reaction formation：反向作用，乃自我防禦之一種。

receptive：接受型（性格）。

regression：退化。

repetition compulsion：重複過去行為之強迫個性，神經症患甚至普通人，都有重複童年心態行為的傾向，或許這就是習慣，或是慣性反應。然而這種反應常是非理性的，有時對當事人有害，而當事人無法停止，因而是「強迫性」的。

repression：壓抑。

resistance：抗拒，當心理醫生企圖發掘心理病人潛意識中的病因時，病人一定會以各種方式反抗、拒絕，是為「抗拒」。病人之所以抗拒，是因為潛意識中之病因，如果出現在意識層面，會造成病人嚴重焦慮。病人為了避免焦慮，乃將該項病因壓抑入潛意識中。

reversal：反轉。

rigid：僵化，神經症之一特色，性格、行為僵化。

Rioch：瑞阿克。

S

sadism：虐待狂。

sanity：神智清醒。

secondary process：次級思考程序，其特性：理性、邏輯、反映現實。

seduction：性誘惑。

self-preservation instinct：自我維護本能，佛洛依德最初以為人類只具有性本能，而後他修正，增設自我維護本能。

self-system：自我體系。

sociopathy (psychopathy) (anti-social personality)：人格違常，個人在思想行為上，嚴重違反道德、法律，人格結構中之「超我」有嚴重缺陷。

sublimation：昇華。

Sullivan：沙里文。

symptom：徵候、癥候，神經症所衍生的許多不正常心態行為，例如潔癖。

T

temperament：脾氣，意義與性格近似，惟「脾氣」乃天性本能。

Topography：地層學、層次學，佛洛依德借用地層學的觀念，劃分人類心靈結構為若干層次。

totem：圖騰。

transference：移情。

trauma, shock：創傷，指人生中極其痛苦的經驗，不一定是身體所受的痛苦，主要是心靈上遭受的痛苦。童年的創傷對個人人格發展影響至巨，常會導致不正常人格結構。例：據犯罪學者之估計，80%的謀殺犯在童年時曾遭受虐待。

turning against oneself：自虐。

U、W

unconscious, subconscious：潛意識。

undoing：否定，後來改為denial。

urethral character：尿道型個性。

Wrong, Dennis：汪迪禮，當代社會學家。

三民大專用書書目——心理學

心理學（修訂版）	劉安彥	著	傑克遜州立大學
心理學	溫世頌	著	
心理學	張春興、楊國樞	著	臺灣師大等
怎樣研究心理學	王書林	著	
人事心理學	黃天中	著	朝陽科技大學
人事心理學	傅肅良	著	前中興大學
心理測驗（修訂版）	葉重新	著	臺中師院
青年心理學	劉安彥、陳英豪	著	傑克遜州立大學、考試委員
人格心理學概要	賈馥茗	著	臺灣師大
兒童發展心理學	莊稼嬰、默瑞・湯馬斯、汪欲仙	著	蒙特雷國際研究院

三民大專用書書目——美術

美術	林文昌	著	輔仁大學
國畫（普及本）	林仁傑、江正吉、侯清地	著	臺灣師大、景美女中、內壢高中
水彩畫（普及本）	黃進龍	編著	臺灣師大
油畫（普及本）	馮承芝、莊元薰	編著	銘傳大學、明志技術學院
版畫（普及本）	李延祥	編著	花蓮師範
素描（普及本）	黃進龍、楊賢傑	編著	臺灣師大
廣告學	顏伯勤	著	前輔仁大學
展示設計	黃世輝、吳瑞楓	著	雲林科技大學、臺南女子技術學院

基本造形學	林書堯 著	前臺灣藝術學院
色彩認識論	林書堯 著	前臺灣藝術學院
造形㈠	林銘泉 著	成功大學
造形㈡	林振陽 著	南華大學
構成㈠	林清田 編著	前臺灣藝術學院
畢業製作	賴新喜 著	成功大學
設計圖法	林振陽 編	南華大學
廣告設計	管倖生 著	雲林科技大學
藝術概論（增訂新版）	陳瓊花 著	臺灣師大
藝術批評	姚一葦 著	前國立藝術學院
美術鑑賞（修訂版）	趙惠玲 著	臺灣師大
兒童與青少年如何說畫——在描述、表示喜好、和判斷繪畫作品時的觀念傾向	陳瓊花 著	臺灣師大
舞蹈欣賞	平珩 主編 張中煖 等著	國立藝術大學
戲劇欣賞——讀戲、看戲、談戲	黃美序 著	文化大學
音樂欣賞（增訂版）	陳樹熙 林谷芳 著	中山大學 佛光大學
音樂欣賞	宮芳辰 編著	文藻學院
音樂（五專）	宋允鵬 著	東吳大學
音樂（上）（下）	韋瀚章 林聲翕 著	前珠海學院 前東吳大學